U0245418

中国肝癌多学科诊疗发展之路

主　　编　樊　嘉

执行主编　孙惠川

副 主 编　蔡秀军　陈敏山　秦叔逵

　　　　　任正刚　沈　锋　史颖弘

　　　　　孙惠川　滕皋军　周　俭

学术秘书　唐　政

人民卫生出版社

·北　京·

图书在版编目（CIP）数据

中国肝癌多学科诊疗发展之路 / 樊嘉主编 . —北京：
人民卫生出版社，2023.12
ISBN 978-7-117-35956-6

Ⅰ. ①中… Ⅱ. ①樊… Ⅲ. ①肝癌－诊疗 Ⅳ.
①R735.7

中国国家版本馆CIP数据核字（2023）第249928号

| 人卫智网 | www.ipmph.com | 医学教育、学术、考试、健康，购书智慧智能综合服务平台 |
| 人卫官网 | www.pmph.com | 人卫官方资讯发布平台 |

中国肝癌多学科诊疗发展之路
Zhongguo Gan'ai Duoxueke Zhenliao Fazhan Zhilu

主　　编：樊　嘉
出版发行：人民卫生出版社（中继线 010-59780011）
地　　址：北京市朝阳区潘家园南里 19 号
邮　　编：100021
E - mail：pmph @ pmph.com
购书热线：010-59787592　010-59787584　010-65264830
印　　刷：北京盛通印刷股份有限公司
经　　销：新华书店
开　　本：710×1000　1/16　印张：19
字　　数：319 千字
版　　次：2023 年 12 月第 1 版
印　　次：2024 年 1 月第 1 次印刷
标准书号：ISBN 978-7-117-35956-6
定　　价：98.00 元

打击盗版举报电话：010-59787491　E-mail：WQ @ pmph.com
质量问题联系电话：010-59787234　E-mail：zhiliang @ pmph.com
数字融合服务电话：4001118166　E-mail：zengzhi @ pmph.com

编委名单

（以姓氏拼音为序）

蔡建强　中国医学科学院肿瘤医院

蔡秀军　浙江大学医学院附属邵逸夫医院

陈敏山　中山大学肿瘤防治中心

陈拥军　上海交通大学医学院附属瑞金医院

樊　嘉　复旦大学附属中山医院

冯明杨　四川大学华西医院

郭亚兵　南方医科大学南方医院

韩　晶　复旦大学附属中山医院

韩国宏　西安国际医学中心医院

黄纪伟　四川大学华西医院

纪　元　复旦大学附属中山医院

匡　铭　中山大学附属第一医院

黎　功　北京清华长庚医院

李　秋　四川大学华西医院

李广欣　北京清华长庚医院

李鹏鹏 海军军医大学第三附属医院（东方肝胆外科医院）

梁　萍 中国人民解放军总医院

刘　荣 中国人民解放军总医院

刘连新 中国科学技术大学附属第一医院（安徽省立医院）

刘卫仁 复旦大学附属中山医院

刘秀峰 中国人民解放军东部战区总医院秦淮医疗区

罗　君 浙江省肿瘤医院

马　迪 上海交通大学医学院附属瑞金医院

马婧嵚 复旦大学附属中山医院

齐鲁楠 广西医科大学附属肿瘤医院

秦叔逵 南京天印山医院

任正刚 复旦大学附属中山医院

邵国良 浙江省肿瘤医院

沈　锋 海军军医大学第三附属医院（东方肝胆外科医院）

沈顺利 中山大学附属第一医院

史颖弘 复旦大学附属中山医院

宋丹军 浙江省肿瘤医院

孙惠川 复旦大学附属中山医院

滕皋军 东南大学附属中大医院

王　鲁　复旦大学附属肿瘤医院

王　苗　复旦大学附属肿瘤医院

王　征　复旦大学附属中山医院

王宏伟　北京大学肿瘤医院（北京市肿瘤防治研究所）

王继洲　中国科学技术大学附属第一医院（安徽省立医院）

王坤远　南方医科大学南方医院

向邦德　广西医科大学附属肿瘤医院

邢宝才　北京大学肿瘤医院

颜志平　复旦大学附属中山医院

殷　欣　复旦大学附属中山医院

于　杰　中国人民解放军总医院

曾　勇　四川大学华西医院

张博恒　复旦大学附属中山医院厦门医院

张耀军　中山大学肿瘤防治中心

赵　明　中山大学肿瘤防治中心

周　俭　复旦大学附属中山医院

周伟平　海军军医大学第三附属医院（东方肝胆外科医院）

朱小东　复旦大学附属中山医院

主编简介

樊嘉，1958年3月生，籍贯江苏江都。肝肿瘤外科学家。中国科学院院士，教授、博士生导师，中共党员。现任复旦大学附属中山医院院长、复旦中山厦门医院院长、上海市老年医学中心院长、上海市肝病研究所所长、上海市肝脏肿瘤临床医学中心主任，复旦大学肝癌研究所所长、复旦大学器官移植中心主任、复旦中山肿瘤防治中心主任。国家癌症中心肝癌质控专家委员会主任委员、中国医师协会外科医师分会会长、中国医师协会外科医师分会肝脏外科医师委员会主任委员、中国临床肿瘤协会副理事长、中国抗癌协会副理事长、中华医学会常务理事。原国家卫生和计划生育委员会医政医管局《原发性肝癌诊疗规范（2017年版）》、国家

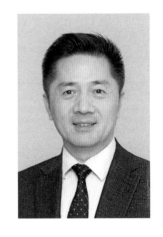

卫生健康委员会医政医管局《原发性肝癌诊疗规范（2019年版）》《原发性肝癌诊疗指南（2022年版、2024年版）》撰写专家委员会主任委员。FACS、ASCO、SSO。

从事肝肿瘤外科临床诊疗与基础研究三十余年，提出我国肝癌肝移植适应证"上海复旦标准"。发表SCI论著580余篇，其中以第一作者和通讯作者发表包括：*Cell*、*Nature*、*Lancet Oncology*、*Cancer Discovery*、*Cancer Cell*、*Journal of Clinical Oncology*、*Gastroenterology*、*Hepatology*、*Gut*等论著200余篇。作为第一完成人获教育部自然科学奖一等奖（2016），国家科技进步奖二等奖（2012、2008）；作为主要参与者曾获2项国家科技进步奖二等奖（2015、2020）和1项国家科技进步奖一等奖（2006）。近年来承担国家科技支撑计划等国家及省部级课题30余项。荣获：谈家桢生命科学奖（2016）、何梁何利基金科学与技术进步奖（2016）、吴阶平－保罗·杨森医学药学奖（2016）、中国医师奖（2016）、全国十佳优秀科技工作者（2012）、全国十大我最喜爱的健康卫士（2012）、上海市劳模（2010）、全国劳模（2010）、世界杰出华人医师霍英东奖（2020）、中国医院协会突出贡献奖（2022）等荣誉称号。

蔡秀军，主任医师，教授、博士生导师。现任全国政协常委、浙江省政协副主席，浙江大学医学院附属邵逸夫医院院长，微创器械创新及应用国家工程研究中心主任、浙江省腔镜技术研究重点实验室主任、中华医学会外科学分会副主任委员、中国医师协会外科医师分会微创外科医师委员会主任委员、中国医学装备协会转化医学分会会长、美国外科学院委员、英国皇家外科学院委员、国际肝胆胰外科协会委员。

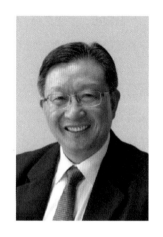

从事临床工作三十余年，擅长肝胆外科、胃肠外科等疾病的诊治，在微创外科领域有很深的造诣。获得国家技术发明二等奖 1 项、国家科技进步奖二等奖 2 项、教育部科技进步奖一等奖 1 项、浙江省科技进步奖一等奖 3 项、浙江省技术发明一等奖 1 项。入选新世纪百千万人才工程国家级人选，是教育部长江学者特聘教授、卫生部有突出贡献中青年专家、国家"万人计划"科技创新领军人才，获浙江省首批特级专家称号，获何梁何利基金科学与技术创新奖、浙江省科学技术重大贡献奖、"吴杨奖"、吴阶平医药创新奖，是"白求恩式好医生"，优秀医院院长，全国创新争先奖状获得者，谈家桢生命科学奖（临床医学奖）获得者，第四届"医学界价值医疗泰山奖－年度医疗管理奖获得者"。

陈敏山，主任医师，教授，博士生导师。现任中山大学肿瘤防治中心肝脏外科主任、肝癌单病种首席专家，中山大学肝癌研究所所长，中国抗癌协会肝癌专业委员会主任委员，国际肝胆胰协会中国分会微创介入专业委员会名誉主任委员，中国医师协会肝癌专业委员会副主任委员，中国临床肿瘤学会（CSCO）肝癌工作委员会副主任委员。广东省医学会肝癌分会前任主任委员，广东省抗癌协会肝癌专业委员会前任主任委员，国家卫生健康委员会医政医管局《原发性肝癌诊疗指南（2022 年版、2024 年版）》撰写专家委员会副主任委员。

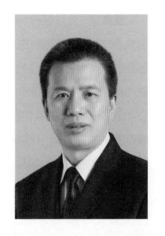

　　从事肝癌的临床和基础研究工作 30 余年，熟练掌握各种复杂肝癌切除术式，在国内首先证实了射频消融治疗小肝癌可达到与手术切除相同的疗效。逐步建立以外科切除为主、射频消融为特色、联合血管介入、放疗、靶向和免疫治疗的肝癌多学科综合治疗模式，并在全国各地推广实施。近年来承担科技部国家重大科技专项和国家自然科学基金等课题 20 余项，研究结果发表在 *Journal of Clinical Oncology*、*Journal of Hepatology*、*Radiology*、*Hepatology* 等高水平期刊。先后获得教育部科技进步奖二等奖（2017 年）、中国抗癌协会科技奖二等奖（2009 年）、中华医学奖三等奖（2009 年）、广东省科技进步奖一等奖（2016 年）等，并获卫生部授予的"全国医药卫生系统先进个人"荣誉称号（2010 年），2015 年荣获"岭南名医"称号，2017 年获评首届十大"广东好医生"，2018 年获荣耀医生专科精英奖肝病奖项。

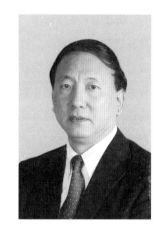

　　秦叔逵，主任医师，教授，博士生导师。现任中国药科大学第一附属医院（南京天印山医院）院长，中央保健委员会和中央军委保健委员会会诊专家。亚洲临床肿瘤学联盟（FACO）前任主席和现任常务理事，国际肿瘤免疫学会（SITC）和亚洲临床肿瘤学会（ACOS）常务理事，美国 NCI 肝胆肿瘤专家组成员，中国临床肿瘤学会（CSCO）前任理事长和现任副理事长，北京 CSCO 基金会前任理事长和现任监事长，国家药监局血液和肿瘤药物咨询委员会核心专家，国家卫健委肿瘤学能力建设与继续教育专家委员会主任委员，江苏省抗癌协会候任理事长等职务，以及上海证券交易所科学委员会成员，国家统计源期刊《临床肿瘤学杂志》主编等。

　　从事临床医疗工作 48 年，特别擅长消化系统肿瘤的诊断、治疗和临床研究。在国内外核心期刊上发表科研论文 820 多篇，其中 SCI 重磅论文 250 多篇，包括 *Lancet*、*NEJM*、*JAMA*、*Nature*、*Science* 和 *JCO* 等全球顶级学术期刊，主编和参编学术专著 124 部。曾牵头承担国家和军地省部级科研课题 30 多项；参加国际、国内抗肿瘤新药临床试验 320 多项，其中担任国际和国家 Leading PI 达 150 多项。获得国家科技进步奖一等奖和二等奖各 1 项，省部级科技成果奖一等奖 8 项、二等奖 4 项、三等奖 10 项及四等奖 2 项。享受国务院政府特殊津贴。

任正刚，主任医师，教授，博士生导师。现任复旦大学肝癌研究所副所长，上海市肝肿瘤临床医学中心副主任，复旦大学附属中山医院肝肿瘤内科主任。中华医学会肿瘤分会委员、上海市医学会肿瘤分会副主任委员、上海市疾病预防控制中心肝癌专业委员会主任委员、中国抗癌协会理事、中国抗癌协会肝癌专业委员会副主任委员、中国临床肿瘤学会肝癌专业委员会常委、中国临床肿瘤学会放射介入治疗专家委员会主任委员、上海市医学会肿瘤介入专科分会主任委员等职。

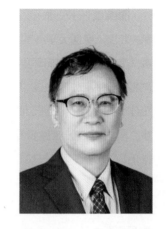

多年从事肝癌的基础研究以及肝癌的非手术治疗。以第一作者或通讯作者（含共同第一作者或共同通讯作者）发表包括 *Lancet Oncology*、*J Clin Oncol*、*Hepatology* 等学术论文 50 余篇。作为主要研究者及牵头 PI，承担了 50 余项国际、国内多中心临床研究。

沈锋，主任医师，教授，博士生导师。现任中国人民解放军海军军医大学第三附属医院临床研究院院长、肝外四科主任，担任国际肝胆胰协会（IHPBA）理事、亚太肝胆胰协会（A-PHPBA）理事兼秘书长、中华医学会肝脏外科学组副组长、中国临床肿瘤学会肝癌专家委员会主任委员、胆道肿瘤专家委员会候任主任委员、全军肝胆外科专业委员会主任委员等。

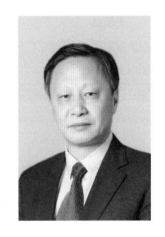

从事肝胆外科临床工作 40 余年，主要研究方向为肝癌和肝内胆管癌的外科治疗。在 *J Clin Oncol*, *Lancet Oncol*, *Lancet GH*, *JAMA Oncol*, *JAMA Surg*, *Cell Res*, *Gut*, *J Hepatol*, *Hepatology*, *Ann Surg* 等国际知名学术刊物发表 SCI 论著 310 余篇。以第一完成人获国家科技进步奖二等奖（2014），上海市科技进步奖一等奖（2013、2018）；作为主要参与者获国家科技创新团队奖（2012）；主编《肝癌》一书，担任《黄家驷外科学》第九版主编，以及 *Int J Surg* 杂志副主编；荣获何梁何利基金科学与技术进步奖（2020），先后被评为全军科技领军人才、上海市十大科技精英、上海市领军人才和上海市优秀学科带头人；获"国之名医·卓越建树"称号。享受国务院政府特殊津贴。

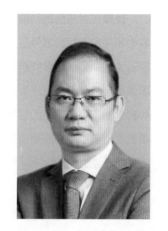

　　史颖弘，主任医师，教授，博士研究生导师。现任复旦大学附属中山医院肝外科副主任，复旦大学肝癌研究所副所长，担任中华医学会肿瘤学分会常委委员，中国抗癌协会肿瘤微环境专委会常务委员，上海抗癌协会青年理事会副理事长，*Frontiers in Oncology* 副主编等。

　　长期从事肝胆肿瘤外科、肝移植及基础研究，擅长肝脏移植、肝门区肝癌、肝门部胆管肿瘤、腹腔镜肝肿瘤切除术等肝胆领域高难手术。近年来以第一作者或通讯作者发表在 *Cell Discovery*、*J Hepatology*、*Hepatology*、*J Immunother Cancer*、*Autophagy* 等杂志发表 SCI 论文 60 余篇。负责国家自然科学基金 5 项及"上海市优秀学术带头人计划""上海市医苑新星杰出医学人才计划"等。曾获复旦大学"十大医务青年"、中山医院"十佳优秀青年导师""明治生命科学奖"等。作为主要参与者，曾获 2020 年上海市科技进步奖一等奖、2015 年教育部自然科学一等奖、2012 国家科技进步奖二等奖等。

孙惠川，主任医师，教授，博士生导师。现任复旦大学附属中山医院肝脏外科副主任、复旦大学肝癌研究所副所长，中国抗癌协会肝癌专业委员会候任主任委员，中国微循环学会肝脏微循环专业委员会副主任委员，中国医师协会肝癌专业委员会常委等。原国家卫生和计划生育委员会医政医管局《原发性肝癌诊疗规范（2017年版）》、国家卫生健康委员会医政医管局《原发性肝癌诊疗规范（2019年版）》《原发性肝癌诊疗指南（2022年版、2024年版）》撰写专家委员会秘书长。

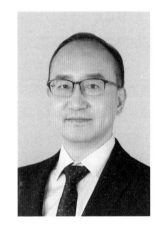

从事肝癌诊疗与研究 30 余年。曾以通讯作者在 *The New England Journal of Medicine*, *Journal of Clinical Oncology*, *Journal of Hepatology*, *Liver Cancer*, *British Journal of Surgery* 等杂志发表论文。曾获上海市优秀学术带头人、上海市领军人才等。作为第一承担人 8 次获得国家自然科学基金资助。曾以第一完成人获上海市科技进步奖二等奖和中华医学奖二等奖。

滕皋军，中国科学院院士，主任医师，教授。现任东南大学附属中大医院院长、介入治疗中心主任。

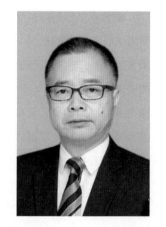

从事医学影像与介入治疗专业，发明和创制多项介入新器械、新技术及新理论，包括建立放射粒子支架的相关技术与理论，提高了中晚期食管癌、肝胆恶性肿瘤等疾病的临床疗效；阐明肝内门腔静脉分流术（TIPS）支架再狭窄机制，为新型支架介入分流术治疗门静脉高压症奠定基础。发现多个分子影像和功能影像新靶点，丰富了相关疾病的机制解析和诊疗方法。发起中国肝癌介入与多学科联盟和 CHANCE 系列研究平台；国际肿瘤介入与多学科学会（ISMIO），发表了系列 CHANCE 研究数据和 ISMIO 指南。获国家科技进步奖二等奖 3 项。获美国、欧洲及亚太三大主流介入学会最高荣誉奖、中国医师奖、卫生部有突出贡献中青年专家等荣誉。

周俭，主任医师，教授，博士生导师。现任复旦大学附属中山医院副院长兼上海徐汇区中心医院院长、复旦大学肝癌研究所常务副所长、肝外科主任，中国医学科学院学部委员，中华医学会肿瘤学分会候任主任委员、亚太原发性肝癌专家联盟（APPLE）候任主席、中国医师协会外科医师分会副会长兼总干事，中国免疫学会移植免疫分会副主任委员，中国抗癌协会肝癌专业委员会名誉主任委员。原国家卫生和计划生育委员会医政医管局《原发性肝癌诊疗规范（2017年版）》撰写专家委员会外科学组组长、国家卫生健康委员会医政医管局《原发性肝癌诊疗规范（2019年版）》撰写专家委员会外科学组组长、《原发性肝癌诊疗指南（2022年版）》撰写专家委员会副主委兼秘书长、《原发性肝癌诊疗指南（2024年版）》撰写专家委员会执行主任委员。

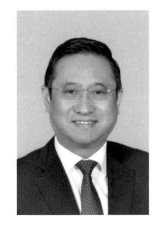

从事肝癌临床和基础研究三十余载，已积累10 000余例肝切除和1 900余例肝移植临床经验。创立基于液体活检和组学平台的肝癌早期诊断新技术和个体化治疗新策略；创建外科新术式，成功主刀国际首例"活体供肝 + 废弃肝"双供肝肝移植、亚洲首例肝脏ALPPS手术。首次提出中国肝癌CNLC分期。在 Cell，Nature，Annals of Surgery，Journal of Clinical Oncology 等发表论文500余篇，以第一或通讯作者（含共同）发表SCI论文127篇，H-index为75。先后主持国家"863"计划、国家自然科学基金重点项目、国家自然科学基金原创探索计划项目、国家重点研发计划等课题26项；获授权发明专利18项，转化18项；5次获国家科技进步奖（其中1次排名第一）。国家杰出青年科学基金获得者，教育部长江学者特聘教授，国家"万人计划"科技创新领军人才，科技部"肝癌转移复发的精准医疗研究创新团队"负责人，上海市科技精英。

　　原发性肝癌（以下简称"肝癌"）是全球最常见的恶性肿瘤之一，是目前我国第 4 位常见恶性肿瘤及第 2 位肿瘤致死病因，严重威胁我国人民的生命和健康。世界卫生组织预测，到 2040 年，将有超过 130 万人死于肝癌。我国每年新发和死亡病例数约占全球一半，疾病负担较重。由于我国大多数患者初诊时已是中晚期，常常失去手术机会，预后较差，5 年生存率仅为 12.1%。近年来随着肝癌诊疗技术不断进步，治疗手段不断增多，更多患者的生存获益得到了提高，但单一疗法存在一定局限性，难以进一步显著提高疗效，无法满足患者期望生存获益更长的临床需求。靶向药物、免疫药物的不断涌现和发展，丰富了肝癌系统治疗选择，同时也为肝癌的综合治疗提供了新的思路，推动了肝癌多学科诊疗的发展。

　　肝癌起病隐匿，早期诊断率低，病情进展迅速，致病因素复杂，而且往往合并慢性肝炎和肝硬化，最佳治疗方案往往需要个体化。近年来不同治疗方式取得了长足的进步，如手术切除、肝移植、介入治疗、放射治疗、靶向治疗、免疫治疗以及中医中药治疗等，在不同分期患者中发挥各自优势，疗效得到了一定程度的提高，但这些治疗方式同时也存在不同的缺陷，适应证有重叠，如何确定最适合患者的治疗方案，为患者带来最佳的生存获益成为肝癌治疗探索的焦点。除此之外，医院中不同科室均能够收治肝癌患者，但由于肝癌治疗个体差异较大，单一学科独立治疗可能无法达到最佳疗效，因此肝癌多学科诊疗团队（multidisciplinary team, MDT）的建立势在必行。MDT 诊疗模式需要肝胆外科、介入科、肿瘤内科、放疗科、肝病内科、影像诊断科以及病理科等多学科的通力协作，避免单科诊疗的局限性，为难以明确诊断或病情复杂的初诊肝癌患者，或经过治疗后病情变化、需要更改治疗方案的肝癌患者提供一站式全套医疗服务，合理选择治疗方案和药物，基于高级别循证医学证据，结合患者意愿、个体差异和经济因素，为患者制订个体化最佳治疗方案，最终实现延长患者总生存期并最大限度地改善患者的生存质量的目的。

我国肝癌患者在发病原因、流行病学特征、分子生物学行为、临床表现与分期、治疗策略以及预后等多个方面，都与欧美国家存在着较大的差异。同时，我国各地区间医疗资源和经济条件差异较大，客观上造成肝癌 MDT 仍存在发展不均衡、规范化程度和规模建设滞后等不足。除此之外，不同医疗中心对于 MDT 模式的理解和执行程度也有所不同，使得肝癌 MDT 的发展及规范化程度受到一定阻碍。因此建立符合中国国情的多学科综合诊疗策略尤为重要。2017 年《原发性肝癌诊疗规范》已提出了肝癌的多学科治疗模式的重要性。此外国内多个学术机构和团体也相继编写了多部肝癌诊疗相关指南或共识，这些规范、指南或共识对我国 MDT 的推广发挥了积极作用。2020 年通过对多个共识、指南在肝癌联合治疗策略中的最新进展进行整合，中国抗癌协会肝癌专业委员会发布了《中国肝癌多学科综合治疗专家共识》，对我国肝癌 MDT 模式的建立及具体操作提供了简便和全面的指导。

本书旨在全面回顾我国肝癌多学科诊疗发展历程，同时为进一步推广和普及 MDT 模式在肝癌诊疗中的应用发挥积极推动作用。全书共分为四章，包括肝癌的早筛早诊、肝癌的外科治疗、肝癌的局部治疗以及肝癌的系统治疗及其他。第一章对目前肝癌的流行病学及我国在肝癌预防方面采取的措施进行了简单的介绍，强调早筛早诊在肝癌诊疗中的重要性。第二章概述了我国肝癌外科治疗的发展，介绍了外科技术的最新应用及进展，同时针对以外科为主的综合治疗策略进行了综述。第三章主要综述了肝癌介入治疗的发展、适用人群及介入联合治疗。同时对消融治疗和放射治疗在肝癌中的应用进行了回顾与展望。近年来，系统药物快速发展对肝癌的治疗产生了巨大的影响，改变了肝癌整体治疗模式，因此在第四章从肝癌的药物治疗历史，免疫治疗前进的方向，到系统治疗药物选择进行了全面的汇总，同时探讨了肝癌精准治疗的方向并回顾了我国 MDT 模式发展历程。在本书的最后专家们对未来我国 MDT 发展方向提出了建议，并进一步强调了多学科诊疗在肝癌治疗中的地位。

  本书由国内肝癌领域多位著名专家共同编写，感谢他们在繁忙的临床工作之余，对本书的顺利出版倾注的大量心血。同时也感谢人民卫生出版社在本书编写过程中给予的大力支持。希望通过本书，与广大临床同道一起分享肝癌多学科诊疗的经验、心得，提高我国肝癌多学科诊疗水平。

2023 年 9 月于上海

目录

第一章
肝癌的早筛早诊

原发性肝癌（primary liver cancer，PLC）简称肝癌，是我国乃至全球常见的恶性肿瘤之一。肝癌根据病理类型主要分为肝细胞癌（hepatocellular carcinoma，HCC）、肝内胆管癌（intrahepatic cholangiocarcinoma，ICC）、混合型肝细胞癌 – 胆管癌（combined hepatocellular-cholangiocarcinoma，cHCC-CCA），其中HCC是最常见的一种病理类型，占PLC的75%~85%。在中国83.9%~93%肝癌病理类型是HCC，其中约85%的HCC患者有乙型肝炎病毒（hepatitis B virus，HBV）感染。2020年我国肝癌发病数为41万例，死亡数为39.1万例，男性发病及死亡病例数远高于女性，均约为女性的3倍。虽然对HBV感染以及黄曲霉菌食品污染等肝癌高危致病因素进行积极且有效控制后，我国肝癌的发病率和死亡率有下降趋势，生存率有逐渐升高趋势，但是肝癌的5年生存率也仅为12.1%。此外，我国肝癌所致的伤残数占全球肝癌负担的近50%。肝癌仍是我国重大疾病负担，如何有效预防肝癌发生，尽早筛查出早期肝癌，提高患者生命质量和预后仍是肝癌诊治的重中之重。

一、肝癌的流行病学

（一）肝癌的发病率和死亡率

根据GLOBOCAN 2020公布的新数据，2020年全球肝癌的新发病例数约905 677例，位居恶性肿瘤发病率第6位，年龄标化率（age-standardized rates，ASR）发病率为9.5/10万，其中男性和女性ASR发病率分别为14.1/10万和5.2/10万，分别位列恶性肿瘤发病率第5位及第9位。2020年全球肝癌死亡病例数为830 180例，居于恶性肿瘤顺位第3位。其中全球肝癌发病率和死亡率前2位的地区均分别是东亚、北非，肝癌发病率分别为

17.8/10 万、15.2/10 万，死亡率分别为 16.1/10 万、14.5/10 万。蒙古国仍然是全球肝癌发病率及死亡率最高的国家，ASR 分别为 85.6/10 万和 80.6/10 万。近 10 年来，欧美地区的肝癌发病率、死亡率呈逐渐上升的趋势，而亚洲地区呈逐渐下降趋势。

我国是肝癌的高发地区，虽然我国人口仅占全球的 18.4%，但是肝癌年新发病例和死亡病例分别占全球的 45.3% 和 47.1%。

1. 发病率

根据 GLOBOCAN 2020 数据显示，2020 年我国肝癌新发病例数为 41.0 万例，ASR 发病率为 18.2/10 万，位居恶性肿瘤发病率的第 5 位，其中男性年新增 30.3 万例，ASR 为 27.6/10 万，女性年新增 10.7 万例，ASR 为 9.0/10 万，明显高于世界平均水平。

近年来，随着乙肝疫苗的接种、抗病毒药物治疗的普及、居民饮食习惯的改变及暴露于危险因素的情况改善，肝癌世标发病率呈下降趋势，在 2000—2011 年间，肝癌世标发病率平均每年以 1.88% 的幅度下降，不同性别的世标发病率均呈下降趋势，其中男性平均每年下降幅度为 1.85%，女性下降幅度为 2.14%。

2. 死亡率

根据 GLOBOCAN 2020 的数据显示，我国肝癌死亡病例数为 39.1 万例，ASR 死亡率为 17.2/10 万，居癌症死亡率的第 2 位，其中男性年死亡 28.8 万例，死亡率为 26.1/10 万，女性年死亡 10.3 万例，死亡率为 8.6/10 万，男性死亡人数明显高于女性，均高出世界平均水平 2 倍以上。我国肝癌世标死亡率呈逐渐下降趋势，一项统计 2000 年—2011 年肝癌死亡情况的结果显示，肝癌世标死亡率平均每年以 2.3% 的幅度下降，其中男性平均每年下降幅度为 2.2%，女性下降幅度为 2.6%。

3. 生存率

HCC—BRIDGE 研究纳入 8 683 例中国肝癌患者，中位生存期约 23 个月。我国 2000—2014 年间 21 个肿瘤登记地区统计结果显示 5 年生存率有逐渐上升趋势，2000—2004 年 5 年生存率为 11.7%（95%CI：10.9，12.5），2005—2009 年间为 11.6%（95%CI：11.1，12.0），2010—2014 年间为 14.1%（95%CI：13.6，14.7）。另一项 2003—2015 年间的统计结果显示，我国肝癌

年龄标化 5 年相对生存率从 2003—2005 年间的 10.1%（男性 10.2%，女性 10.3%）提高至 2012—2015 年间的 12.1%（男性 12.2%，女性 13.1%），远远低于全国所有恶性肿瘤合计 5 年相对生存率（40.5%）。

（二）肝癌的分布

1. 地域分布

不同地区肝癌的发病率和死亡率均存在明显差异，肝癌的标化发病率从 2.2/10 万到 85.6/10 万。根据 2020 全球肿瘤统计数据估算，东亚、北非、密克罗尼西亚、东南亚、美拉尼西亚是全球肝癌发病率位列前 5 的地区，肝癌发病率分别为 17.8/10 万、15.2/10 万、14.6/10 万、13.7/10 万、11.4/10 万。

肝癌发病率和死亡率的地区差别在我国同样明显，按行政区分布，华南地区发病率最高，比如广西壮族自治区、广东省等东南沿海地区，东北和西南地区次之，比如黑龙江省、云南省、贵州省，华北地区最低，代表地区为北京市等地区。2015 年我国统计数据显示，按东、中、西部区域划分，肝癌发病率东部最低，中部次之，西部最高，分别为 24.46/10 万、27.41/10 万、29.56/10 万；肝癌死亡率同样表现为东部地区最低，中部次之，西部最高，分别为 21.98/10 万、24.18/10 万、25.45/10 万。在部分地区出现肝癌的散在高发区，高发与低发相邻，呈不均匀分布的特征。

2. 城乡分布

我国的肝癌发病率和死亡率有显著城乡差异。2016 年我国肿瘤登记中心数据显示，农村地区肝癌发病率高于城市，农村地区肝癌的中标发病率为 19.36/10 万，城市肝癌的中标发病率为 16.48/10 万，其中城乡男性中标发病率分别为 25.04/10 万、29.04/10 万。农村地区肝癌死亡率高于城市地区，中标死亡率分别为 16.61/10 万和 14.01/10 万。其中，城乡地区男性的中标死亡率分别为 21.4/10 万和 25.1/10 万。

3. 年龄

HCC 发病平均年龄存在地区差异。HCC—BRIDGE 研究分析了 14 个国家 18 031 例 HCC 患者，我国平均发病年龄为 52 岁，明显低于韩国（57 岁）、日本（69 岁）、欧洲（65 岁）和北美（62 岁）。肝癌的发生风险随着年龄增长而增加。我国一项研究统计了 2016—2018 年的 14 891 例肝癌患者，≤39 岁年龄段的肝癌患者占比最低，为 2.89%，后随着年龄逐渐增加，60～69 岁最高，为 35.26%。近年来，我国肝癌平均发病年龄亦呈上升趋势。对全国 2000—2014 年间 22 个肿瘤登记点的数据进行分析发现，2000—2014 年间男性肝癌发病平均年龄由 58.80 岁增加至 62.35 岁，女性由 64.02 岁增加至 68.99 岁。按不同地区、性别分组后分析发现，城乡肝癌的发病年龄均呈上升趋势，且农村人群的肝癌发病年龄上升速度快于城市，农村发病年龄小于城市。

4. 性别

全球范围内，相比女性，男性 HCC 的患病率更高，通常比率在（2～4）：1，而且在大多数地区，女性的发病年龄大于男性。我国男性与女性患肝癌比例约为 3.5：1。男女发病率的差异在高发地区特别明显，其原因尚不清楚，可能解释为男性易成为 HBV 的携带者，遗传易感性或体内的雄激素、类固醇和铁存储量水平较高，成为肝癌发病的促进条件。睾酮是一种肝细胞周期的正性调节因子，促进肝癌的发生；而雌二醇是细胞周期负性调节因子，发挥抑制肝癌发展的作用。另外，中国男性的乙醇摄入频率和摄入量均远高于女性，这可能也是一个促进因素。

5. 人种与移民

肝癌具有种族易感性，在肝癌高发地区，各个人种发生肝癌的机会并不均等。在新加坡，华人肝癌的发病率比马来人和印度人高 2 倍；在阿拉斯加的肝癌高发区，土著人的发病率高；在新西兰，毛利人的发病率比其他人种高 3 倍。在美国，2001 年亚洲人 / 太平洋岛民 HCC 发病率最高（11.3/10 万），但亚洲人 / 太平洋岛民的发病率在此后开始下降。这种人种患病率的差异反映了肝癌遗传易感性的不同或 HBV 暴露或易感性的不同。

随着移民的时间越长，肝癌发病率和死亡率逐渐下降。一项美国针对两代亚裔美洲籍人群的研究发现第一代移民中男性、女性的发病率分别为 10.9/10 万、5.2/10 万，第二代移民分别为 2.8/10 万、2.1/20 万。另一项澳大利亚的研究显示亚裔肝癌死亡率随着居住时间的延长而逐渐下降，居住 0～9 年、10～19 年、20～29 年、30 年以上的肝癌死亡率分别为 12.1/10 万、11.9/20 万、5.1/10 万、3.1/10 万，可能与居住环境有关。

6. 家族聚集性

与种族聚集性类似，肝癌有家族聚集性。肝癌的家族聚集性存在环境和遗传两方面的因素。许多肝癌聚集家族，同时也是 HBV 携带者聚集家族。研究显示肝癌具有遗传易感性，但不符合单基因遗传模式，受遗传和环境的综合影响。一项比较蛋白质图谱研究结果示载脂蛋白家族（ApoA1，ApoA2，ApoC3，ApoE）和血清淀粉酶 A（SAA）等相关基因在多个 HCC 家族成员中过表达，这提示遗传因素可能与 HCC 家族聚集性有关。一项病例对照研究显示 TGF-β1 基因多态性（*TGFB1* rs1800469 TT 和 rs2241715 TT 纯合子基因型）与广西壮族、汉族、瑶族人群的肝癌家族聚集性有关，并且环境因素（饮酒、酗酒、HBV-DNA 阳性等）促进家族聚集性发病。

（三）肝癌的病因流行病学

1. 慢性 HBV 感染

WHO 估计全球 3.5% 的人口，约 2.57 亿人感染慢性 HBV。全球估算超过 50% 的 HCC 归因于 HBV 感染。不同地区 HBV 感染分布不均，在美国，不到 20% 的 HCC 与 HBV 感染有关；西欧和北欧国家，约 18% HCC 与 HBV 感染有关；而东欧和南欧，这一比例高达 51%。在我国，慢性 HBV 感染是肝癌最常见的病因，一项对 1 823 例肝癌患者进行病毒感染分析的研究结果显示 HBV 感染者占 86%，HBV 和丙型肝炎病毒（hepatitis C virus，HCV）混合感染占 6.7%。相对于未感染 HBV 者，慢性 HBV 携带者发生 HCC 的风险增加 10～25 倍。隐匿性 HBV 感染者也有发生肝癌的风险，约为正常人的 2.9 倍。

未接受抗病毒治疗者，HBV DNA 高载量、HBeAg 持续阳性等患者发生肝癌的风险增加。20 世纪 90 年代中国台湾一项研究随访了 11 893 名无肝癌男性，共随访 92 359 人年，HBsAg 和 HBeAg 均阳性的男性中，肝癌发病率为 1169.4/10 万，仅 HBsAg 阳性者为 324.3/10 万，两者均阴性者为 39.1/10 万，调整其他危险因素后，单纯 HBsAg 阳性者发生肝细胞癌的相对危险度（relative risk，RR）为 9.6（95%*CI*：6.0，15.2），HBsAg 和 HBeAg 均阳性者的 RR 为 60.2（95%*CI*：35.5，102.1）。另一项中国香港的研究，纳入 1 006 例慢性 HBV 感染患者，中位随访 7.7 年后，86 例（8.5%）发展为 HCC，相对于低水平 HBV DNA（logHBV DNA≤4.5 拷贝数 /ml），中水平 HBV DNA（logHBV

DNA 4.5～6.5 拷贝数/ml）的 HCC 风险比（hazard ratio，HR）为 1.62（95%CI：1.05，2.48，P=0.027）和高水平 HBV DNA（logHBV DNA＞6.5 拷贝数/ml）为 2.73（95%CI：1.76，4.25，P＜0.001）。

此外，HBV 感染患者是否进行抗病毒治疗、感染的 HBV 基因型（C＞B）、HBV 基因突变情况、是否有肝癌家族史均与 HCC 的发生与否密切相关。C 型（68.3%）和 B 型（25.5%）是我国 HBV 主要基因型。亚裔人群中感染 HBV C 型相比 B 型发生肝癌的风险更高，这可能与感染 HBV C 型的患者持续 HBeAg 血清学阳性和 HBV DNA 高载量有关；然而在阿拉斯加土著人中感染 HBV B 型或 F 型发生肝癌的风险更高。

目前乙肝治疗的核苷（酸）类似物［nucleos（t）ide analogues，NAs］药物有恩替卡韦（entecavir，ETV）、富马酸替诺福韦二吡呋酯（tenofovir disoproxil fumarate，TDF）、富马酸丙酚替诺福韦（tenofovir alafenamide fumarate，TAF）等，抗病毒治疗能显著降低 HBV DNA 水平，改善肝细胞内炎症，获得持续性病毒学应答（sustained virologic response，SVR）的乙肝患者发展为终末期肝病及肝癌的风险也随之下降。一项系统性分析纳入 3 881 例经 NAs 治疗的乙肝患者和 534 例未经治疗的乙肝患者，平均随访 46 个月，肝癌发生率分别为 2.8% 和 6.4%，提示经过抗病毒治疗后，肝癌的发生率明显下降。此外，α 干扰素（interferon-α，IFN-α）作为慢性乙肝治疗的另一个选择，相比 NAs 能更显著地降低慢性乙肝患者发生肝癌的风险。一项大型观察性、前瞻性队列研究比较了 IFN-α 与 ETV 治疗中国慢性 HBV 感染患者的临床结局，结果显示，5 年累积 HCC 发生率 IFN-α 与 ETV 组分别为 0% 和 3.8%（P=0.209）。在上海瑞金医院进行的一项回顾性研究表明，慢性乙肝经干扰素治疗对比 NAs 治疗能大大降低肝癌发生风险，两者 10 年肝癌发病率分别为 2.7% 和 8.0%（P＜0.001）。然而，即使接受抗病毒药物治疗，慢性乙肝患者仍不能完全消除慢性乙肝发展为肝癌的风险。

HBV 基因突变、缺失，比如编码 preS1、preS2 蛋白基因的点突变、缺失、插入与乙肝相关性肝癌有关。一项纳入 5 478 例亚洲 HBV 感染患者的基因变异临床研究结果显示编码 preS 蛋白基因缺失的患者发生 HCC 的风险增加（OR=3.28，95%CI：2.32，4.65），编码 preS2 蛋白基因起始密码子突变同样会使肝癌发生风险增加（OR=2.47，95%CI：1.15，5.27）。有肝癌家族史的 HBV 感染者发生肝癌的风险更高，一项 362 268 人年的中国台湾居民随访研究结果示 HBsAg 阴性人群有无肝癌家族史肝癌累计发病率无明显差异，分别为 0.62%、0.65%；HBsAg 阳性而无肝癌家族史人群的肝癌累计发病率为 7.5%，HBsAg 阳性且有肝癌家族史人群这一比例达 15.8%，有显著差异。

2. 慢性 HCV 感染

全球约 7 100 万人感染 HCV，感染率约 1%，其中中亚、中非地区感染率最高（>3.5%），西欧、中欧、北美、南部非洲、安第斯、中拉丁美洲和太平洋亚洲（日本和韩国）最低（<1.5%）。我国目前 HCV 的感染率约为 0.72%，现存约 1 000 万慢性 HCV 感染者。我国 HCC 患者中 HCV 感染者占比约 2.5%，HCV 合并 HBV 感染者占比 6.7%。在非洲中北部有 79%（95%CI：69%，86%）HCC 患病归因于 HCV 感染，北美地区为 59%（95%CI：37%，79%），拉丁美洲地区为 44%（95%CI：29%，59%）。整体上，发达国家约 44%（95%CI：38%，49%）HCC 患病归因于 HCV 感染，而发展中国家为 12%（95%CI：10%，15%）。HCV 合并人免疫缺陷病毒（human immunodeficiency virus，HIV）或 HBV 感染者，发生肝癌的风险增加。此外男性、高龄、饮酒、糖尿病以及有肝癌家族史的 HCV 患者发生肝癌的风险也增加。多个关于以干扰素为基础抗 HCV 治疗后临床转归的研究以及 meta 分析结果提示干扰素抗病毒治疗取得 SVR 的慢性丙型肝炎和 HCV 感染相关肝纤维化甚至肝硬化患者发生 HCC 的风险降低。

3. 肝硬化

肝硬化是我国肝癌的首要病因。目前我国肝硬化患者约 700 万人，每年正以 1%～8% 的速度发展为肝癌，HBV 感染和 HCV 感染相关肝硬化患者的肝癌年发生率分别为 3%～6% 和 2%～4%，5 年肝癌累积发病率分别为 10%～15% 和 17%～30%。一项多病因慢性肝病的 10 年随访研究发现 HBV 和 HCV 感染相关肝硬化患者 10 年肝癌累积发病率分别为 23.2% 和 21.1%；其中 HBV 感染者经抗病毒治疗后获得 SVR 者，肝癌年发病率为 1.5%～2.5%，10 年肝癌累积发生率下降至 7%，而治疗无应答者 10 年肝癌累积发生率仍高达 24.6%。HBV 和 HCV 联合感染肝硬化者发生肝癌的风险是 HBV 感染相关肝硬化的 1.9～2 倍。其他病因肝硬化中，酒精性肝硬化 5 年和 10 年肝癌累积发病率分别为 8% 和 17.7%；原发性胆汁淤积性肝硬化 5 年肝癌累积发病率为

4%；代谢相关脂肪性肝病（metabolic associated fatty liver disease，MAFLD）所致肝硬化者 10 年 HCC 累积发病率为 12.8%；以及其他原因所致肝硬化者则为 8.0%。非酒精性脂肪性肝炎相关肝硬化 7 年肝癌累积发病率为 2.4%，自身免疫性肝炎肝硬化 8 年肝癌累积发病率仅为 0.5%。肝硬化发生肝癌的风险与性别、年龄、糖尿病病史、肝硬化病因、肝癌家族史等多种因素有关，男性、年龄大、血小板减少、门静脉压力高、肝硬度指数高、肝硬化食管 - 胃底静脉曲张的患者发生肝癌的风险更高，HBV 和 HCV 感染患者经抗病毒治疗后获得 SVR 者，肝癌的发生风险下降。

4. 酒精性肝病与 MAFLD

目前认为酒精与肝癌的发生有密切的关系，其机制可能是乙肝代谢过程中产生过多的氧自由基，发生氧化应激导致肝损伤以及肝硬化，诱发肝癌。我国一项长达 10 年的 50 万人前瞻性研究结果显示每周饮酒大于 280g（大约每天 4 个酒精单位）发生肝癌的风险增加 1.44 倍（95%CI：1.23，1.69），饮酒的剂量与发生肝癌风险存在显著相关性。另外，酒精性肝病合并有其他肝癌危险因素，比如 HBV、HCV 感染可能存在协同致肝癌作用。美国一项病例对照研究显示，HCV 感染、HBsAg 阳性、重度酒精依赖、糖尿病进展为肝癌风险的比值比（odds ratio，OR）分别为 15.3（95%CI：4.3，54.4）、12.6（95%CI：2.5，63.1）、4.5（95%CI：1.4，14.8）和 4.3（95%CI：1.9，9.9），与此同时，酒精与肥胖、吸烟、糖尿病之间存在交互增强作用，特别是有病毒性肝炎的患者更加明显。

非酒精性脂肪性肝病（non-alcoholic fatty liver disease，NAFLD）是最常见的肝脏疾病，全球流行率约 25%，全球患者群基数大，是肝癌的主要后备军，我国 40 岁以上的 NAFLD 患病率达 36.9%。国内外肝病专家将因代谢异常如 2 型糖尿病、高脂血症、肥胖等所导致的慢性肝病采用 MAFLD 替代原非酒精性脂肪性肝病。欧洲一项针对 13.6 万人的大型队列研究显示，NAFLD/NASH（non-alcoholic steatohepatitis）患者发生肝癌的风险是正常人的 3.51 倍（95%CI：1.72，7.16）。然而，近期我国一项针对 1.3 万人长达 11 年的随访研究显示代谢相关脂肪性肝病未感染 HCV/HBV 者并无增加肝癌的风险。目前缺乏中国人群饮酒类型和模式与肝癌风险相关性的细化研究。

近年我国大型研究结果显示糖尿病是肝癌高危因素，糖尿病患者发生肝癌的 HR 值接近 1.65。此外，肝硬化合并糖尿病者发生肝癌的风险增高 2～3倍。即使没有糖尿病，高血糖和胰岛素水平也会使肝癌的死亡风险增加。

肥胖症被认为是肝癌的重要危险因素，甘油三酯和总胆固醇升高的人会使脂肪在肝内持久累积，罹患肝癌的风险增加。一项针对亚洲人群的 meta 分析显示，超重者［身体质量指数（body mass index，BMI）≥25kg/m² ］和肥胖者（BMI≥30kg/m²）发生肝癌的相对危险度增加分别为 1.48（95%CI：1.31，1.67）、1.83（95%CI：1.59，2.11）。

5. 致癌物暴露

（1）黄曲霉毒素（aflatoxins，AFs）：是由黄色的曲霉真菌产生的一种真菌毒素，容易污染粮油食品，比如花生、花生油，此外玉米、小麦、大米、豆类、坚果类、肉类、乳及乳制品等都可能受 AFs 污染。AFs 已发现 20 余种亚型，其中 AFB1 具有最强的致癌性，1987 年被列为 I 类致癌物。AFB1 相关性 HCC 主要流行于东南亚和撒哈拉以南的非洲，这些地方气候潮湿有利于真菌的繁殖。上海一项病例对照研究显示 AFs 暴露与 HBV 感染之间存在协同致癌作用，非 HBV 感染者中，AFB1 暴露者发生肝癌风险是非暴露者的 1.9 倍；AFB1 暴露叠加 HBV 感染发生肝癌风险是 AFB1 暴露非 HBV 感染者的 12.5 倍，是正常人（非 AFB1 暴露非 HBV 感染者）的 60.1 倍。我国多项病例对照研究均证实 AFs 高暴露增加肝癌发生风险，并且 AFs 与 HBV 感染存在正向交互增强致癌作用。同时，meta 分析结果显示 AFs 暴露增加肝硬化风险，这也可能是 AFs 致肝癌的原因之一。

（2）马兜铃酸（aristolochic acid，AA）：是中草药中常见的成分，2012年被列为 I 类致癌物。东南亚地区的肝癌患者中有 AA 特征性突变者达 29%，中国达 47%，其中中国台湾地区高达 78%。中国台湾的一项研究发现，在 HBV 感染患者中，马兜铃酸的摄入与 HCC 之间存在显著的剂量－反应关系，提示马兜铃酸可能在 HBV 相关 HCC 的发病中起着重要作用。

（3）微囊藻毒素（microsystin，MC）：是水污染蓝藻产生的污染物，有上百种亚型，其中 MC-LR 性质稳定，污染水体后影响水产品、水生禽类，难以通过常规水处理及烹饪去除，生物富集导致人类暴露。MC-LR 具有强的促癌作用和直接致癌作用，且与黄曲霉素、肝炎病毒存在交互增强致癌作用。20 世纪我国江苏流行病学研究发现饮用受水藻毒素污染的沟塘水者，肝癌的发生率较高，经过改水后消除了这个危险因素。

6. 吸烟

国内外研究均已证实吸烟是肝癌的危险因素之一。meta 分析提示吸烟者发生肝癌的 RR 为 1.51（95%CI：1.37，1.67），戒烟后发生肝癌的风险有所下降，RR 为 1.12（95%CI：0.78，1.60）。此外，另一项 meta 分析结果显示吸烟与 HBV、HCV 感染存在协同致肝癌作用，与无 HBV 感染非吸烟者比较，无 HBV 感染吸烟者、HBV 感染非吸烟者、HBV 感染吸烟者发生肝癌的相对风险分别为 1.87（95%CI：1.30，2.69）、15.8（95%CI：9.69，25.7）、21.6（95%CI：15.2，30.5）；与无 HCV 感染非吸烟者比较，无 HCV 感染吸烟者、HCV 感染非吸烟者、HCV 感染吸烟者发生肝癌的相对风险分别为 1.5（95%CI：1.25，1.80）、7.94（95%CI：4.40，14.3）、23.1（95%CI：9.43，56.8）。

7. 遗传性代谢性肝病

许多遗传性代谢性肝病，如 α1- 抗胰蛋白酶缺乏症（α1-antitrypsin deficiency，A1ATD）、遗传性血色病（hereditary hemochromatosis，HH）、糖原贮积症（glycogen storage disease，GSD）、卟啉症（porphyria）、遗传性酪氨酸血症Ⅰ型（hereditary tyrosinemia type Ⅰ，HT-1）和肝豆状核变性，使发生 HCC 的易感性增加。美国 A1ATD 患病率为 1/5 000～1/4 000，我国尚无相关统计数据。HFE 相关 HH 在美国、欧洲、澳大利亚地区的患病率相似，约 1/400～1/200。据报道，10%～25% 的 HH 患者发生肝硬化，8%～10% 的 HH 患者发生 HCC。与健康人相比，HH 发生 HCC 的风险增加了 20 倍。GSD1 型发病率约 1/10 万，约 8% 的 GSD1 型患者发展为 HCC。急性肝卟啉症（acute hepatic porphyria，AHP）相关 HCC 的发病率为 0.16%～0.35%，AHP 患者发生 HCC 的风险比正常人增加了 35 倍，迟发性皮肤卟啉病（porphyria cutanea tarda，PCT）患者发生 HCC 的风险比正常人增加了 19.7 倍。全球 HT-1 发病率约为 1/10 万，有明显的种族和地区差异，发病率最高的人群是加拿大魁北克省 SLSJ 地区的法裔加拿大人，达 1/1 846。尼替西农联合低酪氨酸饮食治疗可预防 HCC 发生，25%～75% 未经治疗的 HT-1 阳性患儿发展为 HCC。肝豆状核变性又称威尔逊病，是一种铜代谢障碍性的常染色体隐性遗传疾病，全球的发病率 1/10 万～3/10 万，我国的患病率比较高，一项安徽汉族人群的调查研究显示流行率为 5.87/10 万。希腊一项长达 30 年的统计显示，8.7%

（2/23）疾病稳定的肝硬化患者发生 HCC。总体上，遗传性代谢性肝病的发病率低，我国对这些疾病致肝癌的认识尚不充分。

二、肝癌的预防

（一）预防 HBV 感染

HBV 感染主要途径包括血液传播、母婴传播和性接触传播。接种乙肝疫苗是预防 HBV 感染最有效、最经济的办法，自 2002 年起被我国纳入儿童免费计划免疫管理，在新生儿出生 24 小时内尽早接种第 1 针疫苗。随后分别间隔 1 个月和 6 个月接种第 2、3 针。对于 HBsAg 阳性母亲的新生儿，除了按计划接种疫苗外，需要在出生 24 小时内注射乙肝免疫球蛋白，并在第 3 针疫苗接种后 1～2 个月检测 HBsAg、HBsAb，如 HBsAg 阴性、HBsAb<10mAU/ml，还需重新接种疫苗，按间隔 0、1、6 个月接种 3 针乙肝疫苗。有研究表明母亲为 HBsAg 阳性者，在 10～14 岁再接种一针疫苗，HBsAg 阳性率在成人后将进一步下降（从 7.2% 降低至 3.1%）。对于未完成全程免疫的儿童尽早查漏补种乙肝疫苗，成人高风险人群接种疫苗，可有效减少慢性乙肝感染，降低 HCC 发生率。

尽管 HBsAg 阳性母亲的婴儿出生后接种乙肝疫苗联合乙肝免疫球蛋白，仍有 5%～10% 的婴儿阻断失败。HBeAg 阳性孕妇外周血 HBV DNA≥10^6 拷贝/ml 是阻断失败的主要原因。高病毒载量孕妇在孕晚期通过口服 NAs 抗病毒药物，比如替诺福韦（妊娠 B 级药物），可降低母婴传播风险，提高乙肝疫苗阻断效率，且无明显不良反应，没有增加新生儿出生缺陷风险。

其他高危人群建议接种乙肝疫苗，如医务人员、HBsAg 阳性的家庭成员、经常接受输血和血液制品者、经常接触血液的人员、免疫功能低下者等。

（二）预防 HCV 感染

HCV 感染的主要途径为性接触传播和血液传播，包括输血、血液制品，皮肤黏膜破损（使用非一次性针头、针刺、共用剃须刀、文身等）。目前尚无丙肝疫苗，主要通过对丙肝高危人群进行筛查和管理。对静脉药瘾者进行筛查和劝导戒毒；对献血者严格筛选；预防医源性感染，比如对有创、侵入性诊疗的医疗行为进行严格管理、重点诊疗科室进行感染控制管理；加强对文身、文眉等服务行业的针具和用品的卫生消毒管理。预防性接触传播，宣传正确的性教育，对同性伴侣和多个性伴侣者定期筛查。预防母婴传播，对于 HCV RNA 阳性的母亲，通过尽量避免羊膜穿刺，缩短分娩时间等，减少婴儿暴露于母血的机会。对于明确 HCV 感染者，积极抗病毒治疗，降低传播风险和肝癌发生风险。

（三）抗病毒治疗

不管是乙肝还是丙肝，抗病毒治疗是预防肝癌及降低肝癌发生风险的重要措施。对于慢性乙肝患者，NAs 能降低肝癌发生风险，而干扰素抗病毒治疗能更显著得降低这一风险。对于 HCV 感染者，经抗病毒治疗并获得 SVR 者，肝癌发生风险大大下降。同时，抗病毒治疗能降低慢性 HBV 和 HCV 感染相关性肝癌的死亡风险。一项纳入 15.7 万慢性乙肝患者和 6 万余慢性丙肝患者的中国台湾省大样本量研究结果显示，经抗病毒治疗后，肝癌发生和死亡的风险下降［年龄 – 性别标化率分别为 0.86（95%CI: 0.85，0.88，$P<0.005$）、0.76（95%CI: 0.75，0.78，$P<0.005$）］。根据国内慢性乙肝防治指南，目前乙肝的初始治疗 NAs 药物是 ETV、TDF、TAF，干扰素治疗能显著降低肝癌发生风险，符合干扰素治疗的患者可尝试干扰素治疗，HCV 感染者应参照我国的相关指南规范抗病毒治疗。定期复查肝功能、病毒学指标以及药物不良反应。

（四）降低致癌物暴露

我国华东、华南等温暖湿润地区，食物容易发生霉变，是重点监控 AFs 的地区，主要监管食物为花生、花生油、其他植物食用油。防范方法是粮油食品保持干燥通风，避免长时间存储。避免使用容易霉变的餐具，注意餐具的清洗和除霉，减少 AFs 暴露。高暴露危险人群可进食西蓝花、口服叶绿酸预防，必要时口服吡嗪硫酮药物进行干预。

马兜铃酸常见于中草药中，尽量避免自行口服富含马兜铃酸的中草药，服用中药需在医师的指导下进行，并定期检测。

我国指南建议水质常规检测 MC-LR，监控淡水水产品质量，自来水厂深度净化 MC，家庭饮水使用净水器保证用水安全。

（五）戒烟、限酒

吸烟与 HBV、HCV 感染存在正向交互作用，吸烟者感染 HBV 或 HCV，可增加肝癌的发生风险。吸烟者应戒烟，包括认知教育、心理辅导、药物辅助戒烟等，避免吸入二手烟。同时，饮酒与肝炎也存在正向交互作用，避免酗酒，每天饮酒折合成酒精在 12g 内。

（六）控制血糖、保持健康体重

糖尿病是肝癌的高危因素之一，对于肝癌高危险者应定期监测血糖，糖尿病患者应通过饮食控制、合理用药、健康锻炼等控制血糖。肥胖者通过饮食控制、加强体育锻炼等方式控制体重。

（七）其他预防措施

一些药物如阿司匹林、二甲双胍、他汀类药物等可能降低慢性肝病或肝癌高危人群的肝癌发生风险；饮食因素，比如以蔬菜为基础的膳食模式，富含维生素 E 食物、ω-6 多不饱和脂肪酸（omega-6 polyunsaturated fatty acids，ω-6PUFA）等可能降低肝癌发生风险；另外喝咖啡、饮茶也有可能预防肝癌的发生。

三、结语

肝癌是国内外常见的恶性肿瘤之一，发病率居高不下，在男性中尤为高发，死亡率几近发病率，农村肝癌的发病率和死亡率均高于城市。肝癌与肝炎病毒感染、肝硬化、代谢性肝病，致癌物暴露、吸烟、饮酒等密切相关，预防和控制肝炎病毒感染、减少有毒物质暴露、戒烟、限酒等干预手段能有效降低肝癌发生风险。

（张博恒）

参考文献

［1］ FERLAY J, ERVIK M, LAM F, et al. Global Cancer Observatory: Cancer Today [M]. Lyon: International Agency for Research on Cancer, 2020.

［2］ ALLEMANI C, MATSUDA T, DI CARLO V, et al. Global surveillance of trends in cancer survival 2000-14 (CONCORD-3): Analysis of individual records for 37 513 025 patients diagnosed with one of 18 cancers from 322 population-based registries in 71 countries [J]. Lancet, 2018, 391(10125): 1023-1075.

［3］ ZENG H, CHEN W, ZHENG R, et al. Changing cancer survival in China during 2003-15: A pooled analysis of 17 population-based cancer registries [J]. Lancet Glob Health, 2018, 6(5): e555-e567.

［4］ 安澜, 曾红梅, 郑荣寿, 等. 2015 年中国肝癌流行情况分析［J］. 中华肿瘤杂志, 2019, 41（10）: 721-727.

［5］ 郑荣寿, 张思维, 孙可欣, 等. 2016 年中国恶性肿瘤流行情况分析［J］. 中华肿瘤杂志, 2023, 45（3）: 212-220.

［6］ 左婷婷, 郑荣寿, 曾红梅, 等. 中国肝癌发病状况与趋势分析［J］. 中华肿瘤杂志, 2015（9）: 691-696.

［7］ MU X M, WANG W, JIANG Y Y, et al. Patterns of comorbidity in hepatocellular carcinoma: A network perspective [J]. Int J Environ Res Public Health, 2020, 17(9): 3108.

［8］ 曾红梅, 曹毛毛, 郑荣寿, 等. 2000—2014 年中国肿瘤登记地区肝癌发病年龄变化趋势分析［J］. 中华预防医学杂志, 2018, 52（06）: 573-578.

［9］ MCCREDIE M, WILLIAMS S, COATES M, et al. Cancer mortality in east and southeast Asian migrants to New South Wales, Australia, 1975-1995 [J]. Br J Cancer, 1999, 79(7-8): 1277-1282.

［10］ SHI Y, WU Y H, WU W, et al. Association between occult hepatitis B infection and the risk of hepatocellular carcinoma: A meta-analysis [J]. Liver Int, 2012, 32(2): 231-240.

［11］ YANG H I, LU S N, LIAW Y F, et al. Hepatitis B e antigen and the risk of hepatocellular carcinoma [J]. N Engl J Med, 2002, 347(3): 168-174.

［12］ CHAN H L, TSE C H, MO F, et al. High viral load and hepatitis B virus subgenotype ce are associated with increased risk of hepatocellular carcinoma [J]. J Clin Oncol, 2008, 26(2): 177-182.

［13］ PAPATHEODORIDIS G V, LAMPERTICO P, MANOLAKOPOULOS S, et al. Incidence of hepatocellular carcinoma in chronic hepatitis B patients receiving nucleos(t)ide therapy: A systematic review [J]. J Hepatol, 2010, 53(2): 348-356.

［14］ LI S Y, LI H, XIONG Y L, et al. Peginterferon is preferable to entecavir for prevention of unfavourable events in patients with HBeAg-positive chronic hepatitis B: A five-year observational cohort study [J]. J Viral Hepat, 2017, 24(Suppl 1): 12-20.

［15］ REN P, CAO Z, MO R, et al. Interferon-based treatment is superior to nucleos(t)ide analog in reducing HBV-related hepatocellular carcinoma for chronic hepatitis B patients at high risk [J]. Expert Opin Biol Ther, 2018, 18(10): 1085-1094.

［16］ WUNGU C D K, ARIYANTO F C, PRABOWO G I, et al. Meta-analysis: Association between hepatitis B virus preS mutation and hepatocellular carcinoma risk [J]. J Viral Hepat, 2021, 28(1): 61-71.

［17］ LOOMBA R, LIU J, YANG H I, et al. Synergistic effects of family history of hepatocellular carcinoma and hepatitis B virus infection on risk for incident hepatocellular carcinoma [J]. Clin Gastroenterol Hepatol, 2013, 11(12): 1636-1645.e1-e3.

［18］ MAUCORT-BOULCH D, DE MARTEL C, Franceschi S, et al. Fraction and incidence of liver cancer attributable to hepatitis B and C viruses worldwide [J]. Int J Cancer, 2018, 142(12): 2471-2477.

［19］SHARMA S A, KOWGIER M, HANSEN B E, et al. Toronto HCC risk index: A validated scoring system to predict 10-year risk of HCC in patients with cirrhosis [J]. J Hepatol, 2017, S0168-8278(17)32248-1.

［20］IM P K, MILLWOOD I Y, KARTSONAKI C, et al. Alcohol drinking and risks of liver cancer and non-neoplastic chronic liver diseases in China: A 10-year prospective study of 0.5 million adults [J]. BMC Med, 2021, 19(1): 216.

［21］ZENG J, QIN L, JIN Q, et al. Prevalence and characteristics of MAFLD in Chinese adults aged 40 years or older: A community-based study [J]. Hepatobiliary Pancreat Dis Int, 2022, 21(2): 154-161.

［22］CHEN Y, WANG X, WANG J, et al. Excess body weight and the risk of primary liver cancer: An updated meta-analysis of prospective studies [J]. Eur J Cancer, 2012, 48(14): 2137-2145.

［23］CHUANG S C, LEE Y C, HASHIBE M, et al. Interaction between cigarette smoking and hepatitis B and C virus infection on the risk of liver cancer: A meta-analysis [J]. Cancer Epidemiol Biomarkers Prev, 2010, 19(5): 1261-1268.

［24］WANG Y, CHEN T, LU L L, et al. Adolescent booster with hepatitis B virus vaccines decreases HBV infection in high-risk adults [J]. Vaccine, 2017, 35(7): 1064-1070.

［25］陈万青，崔富强，樊春笋，等. 中国肝癌一级预防专家共识（2018）［J］. 临床肝胆病杂志，2018，34（10）：2090-2097.

［26］CHIANG C J, YANG Y W, CHEN J D, et al. Significant reduction in end-stage liver diseases burden through the national viral hepatitis therapy program in Taiwan [J]. Hepatology, 2015, 61(4): 1154-1162.

［27］王贵强，王福生，庄辉，等. 慢性乙型肝炎防治指南（2019 年版）［J］. 中国病毒病杂志，2020，10（1）：1-25.

［28］魏来，段钟平，王贵强. 丙型肝炎防治指南（2019 年版）［J］. 实用肝脏病杂志，2020，23（01）：33-52.

［29］丁惠国，屠红，曲春枫，等. 原发性肝癌的分层筛查与监测指南（2020 版）［J］. 肝癌电子杂志，2021，8（1）：1-15.

　　筛查早诊是提高肝癌五年生存率的最有效的关键措施。肝癌筛查目的是提升早期肝癌发现率，从而提高肝癌五年生存率。我国肝癌主要由慢性乙型肝炎、肝硬化等慢性肝病发展而来，肝癌筛查早诊分三个环节，即慢性肝病筛查、肝癌高危人群分层及肝癌监测随访。除传统 B 超和血清甲胎蛋白肝癌监测外，影像学诊断技术发展及新的分子标志物研发应用，能检测出直径 1cm 的小肝癌，并能对亚临床肝癌进行预警。试点推行借助社区健康小屋增加慢性肝病筛查和肝癌监测内容，逐步增强社区慢性肝病管理和肝癌监测能力，需在社区筛查早诊试点基地探索慢性肝病管理和肝癌筛查早诊的医院社区一体化模式。

　　《"健康中国 2030"规划纲要》提出，到 2030 年总体癌症 5 年生存率提高 15%。近几十年来肝癌诊疗技术进步巨大，但我国肝癌患者 5 年生存率仍然仅为 12.1%，其原因主要是我国肝癌发现时多为中晚期，住院肝癌患者中 5 年生存率较高的早期肝癌患者不足 30%。近十年来晚期肝癌系统抗肿瘤药物开发及综合治疗方案的研究有较大进步，使得晚期肝癌患者中位生存期由不足 1 年延长到 2 年左右，但距达到 5 年生存尚有较大距离。因此，必须在肝癌筛查早诊上下功夫，唯有大幅度提高早期肝癌发现比例，才有可能实现 2030 年提高肝癌 5 年生存率翻倍的目标。由此，肝癌筛查早诊显得尤其急迫和重要。近年来国内专家推出多部肝癌筛查预防指南或共识，包括中华预防医学会肝胆胰疾病预防与控制专业委员会发布的《原发性肝癌的分层筛查与监测指南（2020 版）》、中华医学会肝病学分会发布的《原发性肝癌二级预防共识（2021 年版）》、全国多中心前瞻性肝癌极早期预警筛查项目专家组发布的《中国肝癌早筛策略专家共识》以及国家癌症中心组织撰写的《中国人群肝癌筛查指南（2022 年，北京）》等，为我国肝癌防控提供了重要技术指导参考。肝癌筛查的技术方法和流程相对简单，基本形成专家共识；但肝癌筛查早诊如何融入医院和社区卫生服务机构常规化实施，仍然是个难题，处于模式探索阶段。部分专家正在通过项目试点形式探索肝癌筛查早诊的医院社区一体化医防融合模式。本节结合专家指南的学术理论与医院社区一体化实施模式探索实践，对肝癌筛查早诊方案、实施中的相关问题进行探讨。

一、肝癌筛查及目标人群

疾病筛查是通过有效、简便和经济的检查方法，将可能患病的人群与未患病的人群区别开来。筛查（screening）与监测（surveillance）不同，筛查是对某地区特定人群的疾病普查；监测是对某疾病高危人群的跟踪随访的疾病检查。相比筛查系统更为成熟的癌种，肝癌筛查的人群覆盖率仍相对较低，肝癌筛查对肝癌死亡率的下降效果相对较低或存在争议，肝癌预防需要普通人群筛查与高风险人群监测并重。由此，现阶段肝癌筛查策略应是在肝癌高危人群（而非普通人群）中监测发现早期肝癌患者（简称"早筛"），实现早诊早治，提高肝癌 5 年生存率。

我国肝癌高危人群有其显著特点。我国肝癌发生发展呈现典型的慢性肝炎、肝硬化、肝癌"三部曲"过程，肝癌高危人群主要是慢性肝病患者，包括慢性病毒性肝炎（慢性乙型肝炎和慢性丙型肝炎）、非酒精性脂肪性肝病/代谢相关脂肪性肝病、酒精性肝病、自身免疫性肝病等患者。我国慢性肝病以慢性乙型肝炎（chronic hepatitis B，CHB）与 NAFLD，及其导致的肝硬化为主。我国 86% 肝癌患者伴 HBV 感染，77% 肝硬化由 HBV 感染所致。因此，我国肝癌高危人群主要是 CHB 及乙肝相关性肝硬化患者。中华医学会肝病学分会和中华医学会感染病学分会制订的《慢性乙型肝炎防治指南》也日益将诊疗的硬终点指向肝癌。

我国慢性 HBV 感染者约 8 600 万例，包括 HBV 携带者、CHB（约 2 000 万~3 000 万）患者和肝硬化患者三类，其 5 年累积肝癌发病率依次为 1%、3% 和 17%。慢性 HBV 感染者肝癌发生的高危因素包括性别、年龄、HBV DNA 高水平复制、HBV 基因型（C>B）。HCC 男女风险比约为 3∶1；对比 40 岁以下人群，40~49 岁人群风险增加 3.6 倍，50~59 岁人群增加 5.1

倍，≥60 岁人群增加 8.3 倍。因此，我国推荐肝癌高风险人群监测年龄为 40～74 岁。

我国丙型肝炎病毒（HCV）感染者约 1 000 万，其 HCC 发病率与 HCV 相关肝纤维化程度相关，肝纤维化 1～4 期 HCC 年发病率依次为 0.5%、2.0%、5.3% 和 7.9%。

我国 MAFLD 患病率为 14.1%～29.6%，有日益增高趋势。MAFLD 主要是非酒精性脂肪肝伴超重或肥胖、糖脂代谢紊乱。NAFLD 相关 HCC 发病率为 0.44/1 000 人年。MAFLD 对中国人群 HCC 发病的确切风险度还有待进一步明确。

肝硬化患者肝癌的年发病率为 1%～8%。不同病因所致肝硬化的 5 年累积 HCC 发病率依次为 HCV 感染 30%、HBV 感染 15%～17%、酒精性肝硬化 8%、原发性胆汁淤积性肝硬化 4%。抗乙肝病毒治疗能使乙肝肝硬化患者肝癌发病率降低，但 HCC 年发病率仍达 1.5%～2.5%。丙肝肝硬化患者在抗病毒治疗根除 HCV 感染后，可显著降低但不能消除进展为 HCC 的风险。

肝癌风险模型有益于肝癌高风险人群的分层识别。目前有多种适用于不同人群的肝癌风险评估模型，包括 HBV 相关的 REACH-B 模型，抗乙肝病毒治疗后的 PAGE-B、SAGE-B、CAMD 模型，多伦多肝癌风险指数的 THRI 模型、预测 HCV、酒精性肝病（ALD）或 NAFLD 相关肝硬化的模型，以及适用于多病因肝癌风险评估的 aMAP 模型等。aMAP 模型来源于多病因、多民族的慢性肝病队列分析，纳入年龄、性别、血清白蛋白与胆红素、血小板参数，aMAP 评分大于 60 分者为肝癌高风险人群，约占慢性肝病的 18%，其肝癌 5 年累积发生率近 20%。可依此将慢性肝病患者人群进行分层管理，高风险人群纳入常规肝癌监测和随访管理，对低风险人群（aMAP 小于 50 分者）不进行常规肝癌筛查，以将有限资源集中于肝癌高危人群，提高筛查效率。aMAP 模型已建立小程序，通过扫描专用二维码、输入个人参数后小程序自动完成评分计算，方便居民或患者自我测评肝癌风险。

综上所述，我国肝癌筛查目标人群是 CHB 和各种原因导致的肝硬化患者，尤其是风险模型例如 aMAP 模型评估为肝癌高危人群。代谢相关脂肪性肝病已日益成为我国最主要的慢性肝病，其未来有可能替代 CHB 患者成为肝癌主要危险人群。

二、肝癌筛查与评估方法

肝癌筛查以提高早期肝癌发现率，继而提高肝癌 5 年生存率为目的。因此，肝癌筛查早诊流程包括慢性肝病筛查、肝癌高危人群诊疗分层与肝癌监测随访，简称筛查、诊疗、随访三个环节。

慢性肝病筛查针对我国高发病率的慢性乙肝、肝硬化和脂肪肝进行。手指微量血检测乙肝病毒表面抗原（HBsAg），可用于现场快速筛查出 HBV 感染者；B 型超声（type-B ultrasonic，US）或肝瞬时弹性扫描可以现场筛出肝硬化或脂肪肝。目前肝瞬时弹性扫描仪可同时定量检测肝硬度值（LSM）和脂肪肝，稳定可靠、操作简单易学，尤其适宜于基层医疗机构或现场进行肝硬化和脂肪肝定量筛查。LSM 扫描检测已在三级医疗机构常规用于肝病的诊断。

对肝癌高危人群的肝癌筛查技术方法仍沿用每 6 个月一次上腹部 B 型超声和甲胎蛋白（alpha-fetoprotein，AFP）检查。肝癌血清标志物除 AFP 外，联合异常凝血酶原（des-gamma carboxy prothrombin，DCP/protein induced by vitamin K absence/antagonist-Ⅱ，PIVKA-Ⅱ）与甲胎蛋白异质体（AFP-L3），可提高早期肝癌筛出率。AFP 对早期 HCC 的灵敏度为 45.3%～62%，DCP≥40mAU/ml 诊断早期肝癌的灵敏度和特异度分别为 64% 和 89%。AFP-L3≥10% 为肝癌诊断界值，诊断 HCC 的灵敏度和特异度分别为 48.3% 和 92.9%。

日本利用 AFP、DCP 和 AFP-L3 三联检结合定期 MRI 进行肝癌筛查，使早期肝癌发现率提高到 60%。日本肝癌筛查早诊模式有借鉴意义，但因我国人群数量巨大、经济发展水平相对较低、基层医院 MRI 普及率及医保政策等差异大，不能照搬日本模式。中国大陆地区与日本肝癌筛查早诊现状比较见表 1-2-1。我国人群开展肝癌筛查的经济学证据仍有限，初步提示 AFP 或 HBsAg 检测初筛评估出高风险人群后再行 US 可能具有成本效果，但整体经济性有待进一步明确。

US+AFP 肝癌筛查技术模式，其成本和技术门槛决定了肝癌筛查不能采取在社区人群中无差别整群体筛查方式。从实施可行性考虑需要分步骤、精准分层、医院社区一体化实施。

表 1-2-1　日本与中国大陆肝癌筛查早诊现状比较

项目	日本	中国大陆
病因	HCV 70%；HBV 15%～20%	HBV 85%；HCV 10%
政府筛查项目	大于 40 岁 HCV 或 HBV 感染者	无
高危人群	高风险：慢性 HBV 或 HCV 感染，非肝炎病毒性肝硬化 极高风险：HBV 或 HCV 相关肝硬化	慢性 HBV 或 HCV 感染、肝硬化、糖尿病、肝癌家族史、酗酒人群
筛查工具	US+AFP+DCP+AFP-L3/MRI	US+AFP
筛查间隔	高风险人群：每 6 个月一次 极高风险人群：每 3～4 个月一次	每 6 个月一次
早期肝癌发现率	60%	20%
5 年生存期	42.7%	14%

三、肝癌筛查早诊实施

由于慢性肝病发病和疾病进展的隐匿性特点，仅 20% 左右患者在医院发现并接受诊疗，80% 慢性肝病患者在社区未被发现呈隐匿性发展。因此，肝癌筛查早诊的实施分为医院和社区两部分。

医院内肝癌筛查早诊的实施有两个重点人群和两个步骤。两个重点人群，一是术前经过 HBsAg 和 HCV 抗体常规筛查阳性的患者；二是医院肝病专科日常诊疗的慢性肝病患者。医院已筛查出的慢性肝病患者，目前缺乏后续诊疗和随访环节的机制。术前常规筛查出的 HBsAg 或 HCV 抗体阳性者，需要医院建立统一导诊流程，督促乙肝或丙肝阳性者到相应专科（感染科或肝病科）进行诊疗。已有部分综合医院在探索开展以上慢性肝病患者的导诊流程，包括医院门诊、住院及检验信息系统的肝病阳性患者的信息便捷汇总收集，肝病阳性患者的导诊通知送达，专科接诊记录，医院专人负责管理督导。也有项目开展医院内肝病患者的家庭陪护人的肝病筛查。肝病专科日常诊疗的慢性肝病患者，需要按肝癌高危风险分层建立队列随访、开展常规肝癌筛查。以上探索试点的成功经验，需要借助相关学（协）会、医疗行政部门或肝病专业科室督促医院推广实施，建立院内肝病患者统一规范化的导诊、诊疗与随访流程，开展肝癌高危肝病患者的随访管理。

社区肝癌筛查早诊工作目前处于模式探索阶段。我国 80% 慢性肝病或早期肝癌患者"静默"在社区中,相较于医院来说,社区才是肝癌筛查工作的重点。我国社区卫生服务机构多建有"健康小屋",用于建立居民健康档案,开展社区慢病管理。目前我国社区卫生服务机构承担政府委托的慢病管理服务包,主要包括老年居民体检,以及高血压、糖尿病(简称"老高糖")和精神病患者的健康和疾病管理,并得到国家财政支持。慢性肝病尚未纳入国家社区卫生服务包,如何在健康小屋中加入慢性肝炎等慢性肝病筛查,并建立医院社区一体化的肝癌高危人群诊疗、慢病随访管理和肝癌监测早诊的分级诊疗,需要试点探索。广东省化州市和东莞市、江西于都县人民医院、福建省和海南省等地已先后启动以上试点工作。实施流程简介如下。

1. 政府主导,包括地区政府发文确定方案、匹配经费、督导实施。

2. 当地(区域医联体)的牵头医院相关科室负责实施。例如,江西于都县人民医院专门成立慢病随访科(12 名专职人员),负责健康教育、下乡指导或现场筛查、导诊、随访管理,承接全国相关社区筛查项目;于都县人民医院感染科负责筛查出的肝病患者的诊疗,参与肝癌监测随访。

3. 筛查阳性者导诊到牵头医院进行肝病诊疗,完善包括血液、B 超或 CT 等检查,明确慢性肝病诊断,予以规范抗乙肝病毒等治疗。

4. 肝癌高危风险评估分层(例如 aMAP 评分),对高危人群建立疾病档案,由肝病专科或感染科医生进行肝癌监测随访。

5. 肝癌监测模式 高危人群(肝硬化、aMAP 评分大于 60 分),基线增强 CT 或 MRI 检查;其后每 6 个月一次 B 超 +AFP 监测。怀疑有癌变(AFP 增高或肝 DN 结节明显增大)时进行增强 CT 或 MRI 检查。高度异型增生结节(high grade dysplastic nodule,HGDN)极高危人群,每 3~4 个月一次 B 超 +AFP 监测,每年一次增强 CT 或 MRI,有条件者推荐用 Gd-EOB-DTPA 造影剂增强 MRI。

四、肝癌早诊

肝硬化常有肝内再生结节(regenerative nodule,RN)、异型增生结节(dysplastic nodule,DN),包括低度异型增生结节(low grade dysplastic nodule,

LGDN）及 HGDN。LGDN、HGDN 患者 HCC 的年发病率分别约为 10%、20%，HGDN 在 1 年、2～3 年和 5 年内发展为 HCC 的转化率分别为 46.2%、61.5% 和 80.8%，因此，HGDN 可被认为是癌前病变。DN 向早期 HCC（early HCC，eHCC）转变过程中，肝结节内的血液供应、细胞膜分子表达及细胞生物代谢特征均有渐进式变化。

肝癌临床诊断依据包括影像学特征＋慢性肝病史＋肝癌分子标志物，主要依赖动态增强 CT 或 MRI 影像学特征，尤其肝动脉供血的"快进快出"特征。但早期肝癌肝动脉供血特征不明显，需要肝细胞特异性造影剂（Gd-EOB-DTPA）增强 MRI 鉴别，其诊断直径≤1.0cm 肝癌的灵敏度为 69%～83%，特异度为 46%～93%，结合 MRI 的 DWI 序列可鉴别肝硬化结节、LGDN、HGDN 和 eHCC，已成为肝硬化患者肝癌早诊的重要方法。

肝结节经皮肝穿刺活检获得病理诊断，但受到多方面限制，比如结节小，位置不易穿刺定位引导等因素，肝小结节穿刺活检假阴性率较高，临床实践中多不作为常规应用。

肝癌血液分子标志物检测及液体活检。AFP+DCP+AFP-L3 三联检对早期肝癌灵敏度达 77%，较 AFP 明显提高；但 DCP 与 AFP-L3 尚未在国内医院普及。血液中循环肿瘤 DNA（ctDNA）检测技术，被称为"液体活检"技术，包括 miRNA、cfDNA、甲基化 DNA 等，已逐渐试用于早期肝癌预警，在肝癌筛查早诊中的应用及价值有待研究。

五、肝癌筛查早诊相关问题和解决思路

肝癌筛查存在以下问题：高风险人群界定，筛查方案及筛查时间间隔，筛查和监测的概念混淆，缺少系统的卫生经济学评价及筛查质控等。

（一）社区筛查实施难点

社区卫生服务站（中心）、区（镇）医院、市（县）医院，构成区域三级医疗服务机构，其任务分级从以疾病预防控制为主，到以疾病诊疗为主。但三级机构间各自独立，包括承担任务独立，人员管理独立，支付独立，医疗电子病历系统与健康管理档案独立，疾病防和治呈独自分割管理的"两张

皮"。社区卫生服务机构包括社区卫生服务中心、社区卫生服务站点或村卫生站，是由当地政府负责建立和管理，执行国家统一布置的公卫任务，包括疫苗接种、"老高糖"（老人体检、高血压、糖尿病）慢病管理，以及临时性的防疫、疾病筛查等任务，并获得政府委托任务的支付。为实现医防（卫）融合，各地开展区域医联体机制探索，包括牵头医疗机构负责各级机构的医务人员调度及待遇统一管理、地区医保资金使用交由地区牵头医院管理、医疗与预防任务统一管理。但以上机制目标尚未落实到慢病管理实际操作中，也无顶层设计和实施动力。目前可以慢性肝病社区管理项目形式推动区域医联体内的医防融合落地，建立可支付、可持续的长效机制。

（二）肝癌筛查效果评估

筛查效果评估包括筛查实施效果评估和终极目标 5 年生存率的评估。广东省中山市研究筛查评估生存率或死亡率，基线为 35～64 岁的 17 966 人，HBsAg 阳性者 2 848 人每隔 6 个月进行 US 和 AFP 检测，入组 50 544 名居民作为对照，随访 4 年后肝癌死亡率未观察到有统计学意义的改变。样本量小的肝癌筛查对肝癌死亡率影响小，提示肝癌筛查的生存率获益需要扩大筛查人群覆盖率，以及筛查与早诊早治需良好衔接（医防融合）。社区肝癌筛查实施的绩效评估包括目标人群筛查覆盖率、筛查阳性人群到医院诊治率和高危人群肝癌随访监测率。

（三）液体活检在亚临床肝癌的预警

有研究显示，液体活检技术能在临床诊断前 3～6 个月预警肝癌。临床诊断前的肝癌不妨称为"亚临床肝癌"，是指发生微小癌变，目前临床影像学诊断技术无法确诊的阶段。液体活检技术对 AFP 阴性或亚临床肝癌的诊断或预警，可以进一步加强对该类人群的肝癌监测，以提高早期肝癌的诊断发现率。目前肝癌临床诊断定位、治疗和治疗后评估主要依赖临床影像学技术，而亚临床肝癌尚不能定位肝癌病灶，继而难以实施提早治疗。因此，液体活检技术在肝癌筛查早诊的价值与地位尚待进一步研究，其高昂的价格也限制了其仅能应用于肝癌极高危人群。

（四）肝癌筛查的卫生经济学考虑

一项杭州市研究结果显示，每筛查出 1 例阳性者成本为 8.4 万元，成本效用比为每获得 1 个质量调整寿命年花费 0.6 万元。2012 年金昌市研究显示，每筛查出 1 例可疑肝癌患者的成本为 3 万元。有 2 项初筛评估出高危人群后再行超声检查的研究，结果显示每检出 1 例肝癌患者的成本为 8 万元。

假设 10 万名 20～70 岁社区成人居民，采取 HBsAg 快速筛检，阳性者进一步诊断及肝癌风险分层评估（aMAP 模型），仅对高危人群进行肝癌监测（每 6 个月一次 B 超 +AFP）。按此方案筛出每 1 例肝癌患者的成本约 2.25 万元，可使肝癌患者 5 年生存率从 13% 提升到 45%，医疗花费减少近一半。以上假设（理想计算）数据需要在社区筛查早诊基地验证。

（郭亚兵　王坤远）

参考文献

［1］ALLEMANI C, MATSUDA T, DI CARLO V, et al. Global surveillance of trends in cancer survival 2000-14 (CONCORD-3): Analysis of individual records for 37 513 025 patients diagnosed with one of 18 cancers from 322 population-based registries in 71 countries [J]. Lancet, 2018, 391(10125): 1023-1075.

［2］WANG M, WANG Y, FENG X, et al. Contribution of hepatitis B virus and hepatitis C virus to liver cancer in China north areas: Experience of the Chinese National Cancer Center [J]. Int J Infect Dis, 2017, 65: 15-21.

［3］FATTOVICH G, STROFFOLINI T, ZAGNI I, et al. Hepatocellular carcinoma in cirrhosis: Incidence and risk factors [J]. Gastroenterology, 2004, 127(5 Suppl 1): S35-S50.

［4］AKINYEMIJU T, ABERA S, ALAM N, et al. The burden of primary liver cancer and underlying etiologies from 1990 to 2015 at the global, regional, and national level: Results from the global burden of disease study 2015 [J]. JAMA Oncol, 2017, 3(12): 1683-1691.

［5］FAN R, PAPATHEODORIDIS G, SUN J, et al. aMAP risk score predicts hepatocellular carcinoma development in patients with chronic hepatitis [J]. J Hepatol, 2020, 73(6): 1368-1378.

［6］ZHANG B H, YANG B H, TANG Z Y. Randomized controlled trial of screening for hepatocellular carcinoma [J]. J Cancer Res Clin Oncol, 2004, 130(7): 417-422.

［7］HAO X, FAN R, GUO Y B, et al. Establishing an integrated hospital-community pyramid for screening and achieving hepatocellular carcinoma early diagnosis and treatment. Zhonghua Gan Zang Bing Za Zhi, 2021, 29(4): 289-292.

［8］KOBAYASHI M, IKEDA K, HOSAKA T, et al. Dysplastic nodules frequently develop into hepatocellular carcinoma in patients with chronic viral hepatitis and cirrhosis [J]. Cancer, 2006, 106(3): 636-647.

中国肝癌多学科诊疗发展之路

［9］RENZULLI M, BISELLI M, BROCCHI S, et al. New hallmark of hepatocellular carcinoma, early hepatocellular carcinoma and high-grade dysplastic nodules on Gd-EOB-DTPA MRI in patients with cirrhosis: A new diagnostic algorithm [J]. Gut, 2018, 67(9): 1674-1682.

［10］ZHOU J, HUANG A, YANG X R. Liquid biopsy and its potential for management of hepatocellular carcinoma [J]. J Gastrointest Cancer, 2016, 47(2): 157-167.

［11］王悠清，王乐，汪祥辉，等. 杭州城市居民常见癌症筛查成本分析［J］. 中国公共卫生，2020，36（1）：12-15.

第二章
肝癌的外科治疗

肝癌外科治疗的发展概述

1888 年，第 1 例肝癌切除术由德国外科医师 Langenbuch 成功实施，自此，肝癌的外科治疗开始了其 100 多年的历史。我国的肝脏外科开展较晚，肝脏一度被认为是外科治疗的"禁地"。20 世纪 50 年代，夏穗生和裘法祖教授报道了肝部分切除术治疗肝癌患者，填补了我国肝癌外科治疗的空白。

一、探索与追赶，艰难的 50—70 年代

一个系统外科治疗的基础，永远是人们对其解剖学的认识。以往人们一直将肝脏依照镰状韧带分为左右两部分，后来 Cantlie 发现肝脏的左右两部分应该由胆囊窝至下腔静脉窝的平面分为对等的两部分。到 1951 年，Hjortsjo 通过肝脏铸型标本和胆道造影的方法提出了根据肝动脉和胆管分为 5 个节段，而 Healey 等人在此基础上发现门静脉也有类似的分布特点。1954 年 Couinaud 提出经典的肝脏 8 段分型，肝脏的解剖学模型逐渐精细。我国在肝脏解剖学方面的研究也在此时发展，20 世纪 50 年代，吴孟超教授等对肝脏解剖学进行了研究，提出了指导临床肝切除的五叶四段法，将肝脏分为尾状叶、左外叶（上、下两段）、左内叶、右前叶、右后叶（上、下两段）。

自 1958 年我国第 1 例肝癌肝部分切除术被报道至 20 世纪 60 年代初，随着陈孝平教授、黄志强教授、吴孟超教授等一系列肝胆外科巨擘的涌现，我国已完成了各类肝切除术近 200 例。这些手术大多为规则性肝切除术，早些年欧美国家的肝肿瘤多为转移性，无肝硬化，所以一直沿这一途径发展。但我国是肝炎大国，多数患者确诊时已是肝癌晚期且合并有肝炎、肝硬化，术中大量出血和术后肝功能衰竭等并发症导致手术死亡率很高，极大地限制了我国肝癌外科治疗的进步。这一时期，人们得出的治疗经验认为，对于合

并肝硬化患者的肝切除量应该小于 50%，更大的肝切除量并不能转化为更好的远期预后，术后死亡的主要原因为肝功能衰竭。在此期间，为了解决肝癌外科治疗死亡率高的问题，吴孟超教授采用"常温下间歇肝门阻断切肝法"，通过反复阻断肝蒂，减少术中出血，有效提高了肝切除术的成功率。同时也"因地制宜"地尝试不解剖肝门做局部根治性手术，也就是不规则的肝切除术，避免因肝切除量过大导致术后肝功能衰竭。其又于 1963 年带领团队完成我国首例肝中叶切除术，将我国肝癌外科治疗带入国际肝脏外科先进行列。

20 世纪 70 年代，汤钊猷教授在肝癌患者中观察了 AFP 的定量分布并对其进行动态观察，将 AFP 用于肝癌的早期筛查和诊断。这一技术在我国的应用成功筛查出了一大批直径小于 5cm 的小肝癌患者，这些肝癌患者经过外科治疗，术后 5 年生存率能够达到 70% 左右。

我国肝癌外科治疗的起步虽然较国际上晚了很多年，但是发展之快速前所未有。

二、肝癌外科治疗的医学巅峰——肝移植

肝移植是肝癌外科治疗史上的一颗明珠，是肝脏外科领域专家探索的重要方向。1963 年，世界上第一例成功的肝移植由肝移植之父、Starzl 教授在美国匹兹堡完成。在中国，肝移植的发展同样经历了一段漫长而艰辛的历程。早在 1973 年，在裘法祖教授领导下，夏穗生教授和吴在德教授于武汉医学院第二附属医院（现华中科技大学同济医学院附属同济医院）率先在国内开展了犬同种原位肝移植研究，并取得成功。在动物实验基础上，我国首例临床肝移植由上海交通大学医学院附属瑞金医院及武汉华中科技大学同济医学院附属同济医院器官移植研究所于 1977 年相继开展。中国大陆的 18 个单位自 1977—1983 年间共施行了 57 例临床肝移植。除原位肝移植外，我国针对供肝严重不足的局面，于 1983 年建立全球首个辅助性部分肝移植手术方式，并证明了其可行性，这也比国际同类型手术早两年。

我国肝移植自 1999 年开始步入成熟期，全国移植单位呈逐年增多趋势，手术例数不断扩大。考虑到肝癌在移植后极易复发，国外专家推荐肝移植仅

限于早期小肝癌，在当时符合米兰标准的肝癌患者移植后 5 年生存率可达 75%。但我国专家观点不同，中国作为肝病大国，全球乙型肝炎高发地区，对于终末期肝病患者而言，肝移植是最有效的治疗方法。由于肝切除具有效果好，较肝移植手术小、简单、安全、风险小以及费用少等优点，被我国专家推荐用于早期小肝癌的治疗。对于肝癌进展期患者，肝切除术已不适用。尽管肝移植不能根治肝癌，但作为姑息性治疗却能带来良好的疗效。因此我国外科专家扩大了米兰标准和 UCSF 标准，创建了适合我国国情的肝移植标准，其中包括浙江大学医学院附属第一医院提出的"杭州标准"；2007 年由上海樊嘉教授提出的"上海复旦标准"，其将肝移植适应证扩大为单发肿瘤直径≤9cm，或多发肿瘤数目≤3 个，最大肿瘤直径≤5cm，全部肿瘤直径总和≤9cm，无大血管侵犯，无淋巴结及远处转移，基于此标准的肝移植疗效与米兰标准无差异。尽管我国在肝移植方面的技术积累已经跻身国际领先行列，但器官的供需比例严重失调仍是制约我国肝移植发展的重要因素。

三、肝癌外科治疗的中国思考

虽然早在 1908 年，Pringle 就报道其在肝脏外伤患者的手术治疗中用手阻断肝蒂来短暂止血，但这一方法在 20 世纪 60 年代前没有被人们认可，当时普遍认为阻断入肝血流会导致术后肝功能衰竭。在我国，"常温下间歇肝门阻断切肝法"被开始应用后，陈孝平教授又在 20 世纪 80—90 年代开始了对常温下肝缺血安全时限的研究。传统观念认为常温下人对肝缺血耐受时限仅为 15～20 分钟，研究发现，在施行较为复杂的肝切除时，超过这一时限仍是安全的。国外也在这一时期通过研究发现，阻断肝门 15 分钟，松解 5 分钟，虽然最大持续缺血时间超过 120 分钟，间歇阻断仍未引起正常肝脏的肝功能衰竭。

对肝脏缺血时间的新认识加之影像学和解剖学的发展，精确的肝段切除逐渐开展，这不仅能够精确地清除肿瘤病灶，也在最大限度上保留了有功能的肝组织。同时，陈汉教授等也在 1984 年开始对肝切除后复发的患者积极开展外科治疗，为肝癌的外科治疗开辟了新形势。在这一时期，我国科学家对巨大肝癌的切除也有了新的认识，肿瘤越大，切除的正常肝组织反而越少，1994 年发表的《巨大肝癌外科治疗》也比国外早 20 年。除了巨大肿瘤极量肝切除外，门静脉癌栓的取出，血管切除与重建等手术的开展，也让从前被认为是绝对手术禁忌的患者有了长期生存的可能。肝切除术的围手术期死亡率也在 20 世纪 90 年代下降至 3% 以下，肝癌外科治疗的 5 年生存率也由 20 世纪 70 年代的 16% 提升至 90 年代的 50%，肝癌的外科治疗在我国已经没有"禁区"。

四、技术进步引领的外科发展

19 世纪末到 20 世纪初，科技在各个领域飞速发展，同样也给肝癌的外科治疗带来了新的思路与挑战。1958 年，超声技术在我国成功应用于临床，这也是我国最早应用在肝癌诊疗中的影像技术。1989 年第二军医大学和武汉同济医科大学先后报道了术中 B 超对肝癌外科治疗的辅助作用，这对发现微小肝癌病灶，探明肿瘤和肝脏管道的空间关系，进一步精准地切除肿瘤提供了很大帮助。CT、MRI 等设备在我国的进一步普及，也在发现肝癌、诊断术后复发方面提供了很大帮助。现代医疗仪器设备和材料，如"超声刀""氩氦刀""生物止血材料"的应用，也使得现代肝脏手术从粗糙变得精细，从危险变得相对安全。

新技术的应用促使肝癌的外科治疗向着微创化、减少组织损伤的方向发展。1993 年 Wayand 在国际上首次报道了腹腔镜下肝癌肝切除术，随后在1994 年周伟平教授等报道了我国首例腹腔镜肝切除病例。一开始人们普遍选择位于左外叶和 V 、VI 段的小肿瘤进行腹腔镜手术，但随着多例腹腔镜下右半肝切除术在 1997—2004 年间相继被报道，较高难度的腹腔镜下手术也逐渐开展。2005 年 1 月蔡秀军教授也成功完成 1 例完全腹腔镜下右半肝切除术。但是手术的微创化并不能代表其安全性和对肿瘤治疗的有效性，为了证明微创治疗的近、远期疗效，多个中心展开了研究。腹腔镜肝切除术与开腹手术相比具有出血少、住院时间短、术后并发症少的优点，而在远期预后方面并不逊于开腹手术。此后，肝癌的腹腔镜外科治疗得到了快速发展，达芬奇机器人手术系统的发明和不断迭代更新也为微创治疗提供了更有利的工具，腹腔镜手术系统的可视化也缩短了外科手术的学习曲线。但随着更多研究的出现，腹腔镜手术系统对于传统外科"无瘤"原则的把控和密闭空间下微小肿瘤播散问题也被人们指出。因此，尽管肿瘤微创治疗如火如荼地进行，严格掌握其适应证，为患者选择最合适的手术方式仍然非常重要。随着腹腔镜肝切除术的积累和发展，将复杂的腹腔镜肝切除技术流程化和标准化将成为未来探讨的课题。

随着肝癌外科治疗领域一座又一座高峰被中国医生征服，强调医学与人文并重的医疗理念逐渐取代了传统的生物医疗模式。基于对患者整体健康的考量和生命内在质量的关怀，也是基于术中超声、三维重建技术、影像融合技术、荧光显像技术等的发展和进步，董家鸿教授于2009年率先提出了"精准肝切除"的理念。如何能在最大化切除肝脏病灶与最优化保护肝脏功能之间寻求平衡是肝脏肿瘤精准外科治疗永恒的主题。具体包括使用Child-Pugh评分、反映肝脏硬度或纤维化的检查、吲哚菁绿（indocyanine green，ICG）试验等评估肝脏储备功能。使用新出现的计算机软件基于CT/MR资料进行三维重建的3D成像技术以其立体直观的特点，优于手术医生凭借解剖经验借助CT/MR资料进行术前决策。同时，根据门静脉流域分析结果进行的3D成像，能够方便外科医生进行更加精确的术前规划。

但是，当面对一些巨大肿瘤或肿瘤累及重要脉管时，功能性肝实质的丢失往往变得不可避免。尤其对于某些肝脏储备功能处于临界状态的患者，过多功能性肝实质的丢失是不可接受的。通过术前门静脉栓塞（portal vein embolization，PVE）、放射栓塞、或联合肝脏分割与门静脉支结扎的分步肝切除术（associating liver partition and portal vein ligation for staged hepatectomy，ALPPS）来提高残余肝脏（future liver remnant，FLR）体积。PVE通过阻断待切除肝脏门脉分支，增加保留侧门静脉血流，可诱导FLR在4～6周内生长。使用放射性微球对切除的肝脏进行大剂量放射栓塞，在治疗肿瘤的同时，诱导肿瘤所在的肝脏萎缩和FLR代偿性生长。ALPPS是一种两步肝切除技术，一期手术通过开腹或腹腔镜结扎患侧肝脏门静脉联合左右两侧肝脏劈开，可在7～12天内快速增加残余肝体积，随后行二期手术将肿瘤所在的肝脏完整切除。这一方法较前两种方法快捷，避免了PVE和放射栓塞在等待FLR增大的过程中出现肿瘤进展无法手术的情况，但也存在着高并发症发生率和死亡率的缺点，因此需要进一步的研究来验证ALPPS的安全性、优点和肿瘤学效果。

五、以多学科诊疗团队为中心的新辅助和转化治疗下的肝癌外科治疗

人们对近半个世纪以来肝癌诊治历程进行回顾发现，提高早期患者比例和推动综合治疗手段的进步是改善患者预后的重要方法。手术难度已经不是制约肝癌外科治疗发展的瓶颈。随着对肝细胞癌基础研究的突破性进展，一大批靶向药物和免疫药物的问世给肝癌的外科治疗带来了新的思路。一直以来肝细胞癌的低切除率和高复发率是改善预后的主要挑战，新辅助和转化疗法对于克服这些挑战十分重要。新辅助治疗是指对技术上可切除肿瘤但复发风险高的肝癌患者进行全身性或局部性治疗，减小肿瘤体积，消除微小病变，增加手术成功率，从而减轻术后并发症，改善患者预后的方法。不可切除肝癌是指不能安全切除的肝癌，包括肝功能无法耐受手术、FLR 体积不足、无法保证手术切缘阴性的肝癌。转化治疗是指通过全身或局部治疗将原本不可切除的肿瘤转化为可以切除的肿瘤。《肝细胞癌新辅助及转化治疗中国专家共识》推荐的治疗方法如下：①手术切除：如果患者符合 R0 切除标准，应直接进行；②转化治疗：如果患者符合规定的标准进行 R0 切除术，可进行转化治疗以消除不可切除的肝肿瘤；③新辅助治疗：由于缺乏新辅助治疗的证据，应在临床实践中综合判断；或者，患者可以根据 MDT 成员之间讨论的充分证据接受免疫治疗、新辅助肝动脉灌注化疗（hepatic arterial infusion chemotherapy，HAIC）或放疗。

由于肝癌的异质性，MDT 对于新辅助和转化治疗至关重要。因此，组建一个相对稳定的团队，对肝癌患者做出个体化治疗决策非常重要。在开始新辅助治疗之前，需要 MDT 进行术前评估，以预测术后复发和转移的风险，并指出患者是否可以从新辅助治疗中受益。在新辅助和转化治疗过程中，由于不同治疗方案的优缺点，MDT 成员需要反复讨论治疗方案、治疗后手术时机以及治疗期间不良事件的管理。选择治疗方案后，MDT 成员应定期进行讨论，以保证根据疾病的变化情况调整治疗方案，使患者受益。

（蔡建强）

参考文献

［1］ CHEN W, ZHENG R, BAADE P D, et al. Cancer statistics in China, 2015 [J]. CA Cancer J Clin, 2016, 66(2): 115-132.

［2］ SPERBER A D, BANGDIWALA S I, DROSSMAN D A, et al. Worldwide prevalence and burden of functional gastrointestinal disorders, results of Rome Foundation global study [J]. Gastroenterology, 2021, 160(1): 99-114 e3.

［3］ ZHAO H T, CAI J Q. Chinese expert consensus on neoadjuvant and conversion therapies for hepatocellular carcinoma [J]. World J Gastroenterol, 2021, 27(47): 8069-8080.

［4］ 陈孝平，吴在德，裘法祖. 我国原发性肝癌外科治疗的历史回顾、现状与展望［J］. 中国普外基础与临床杂志，2000，7（4）：257-258.

［5］ CANTLIE J. On a new arrangement of the right and left lobes of the liver [J]. J Anat Physiol, 1897, 32: 4-9.

［6］ HJORTSJO C H. The topography of the intrahepatic duct systems [J]. Acta Anat (Basel), 1951, 11(4): 599-615.

［7］ HEALEY J E JR., Schroy P C. Anatomy of the biliary ducts within the human liver; analysis of the prevailing pattern of branchings and the major variations of the biliary ducts [J]. AMA Arch Surg, 1953, 66(5): 599-616.

［8］ COUINAUD C. Lobes et segments hepatiques. Note sur l'architectureanatomiques et chirurgicales du foie [J]. Presse Med, 1954, 62(33): 709-712.

［9］ 第二军医大学肝病研究小组，吴孟超，胡宏楷，等. 我国正常人肝内解剖的观察［J］. 中华外科杂志，1962，10（2）：97-103.

［10］王成恩，李国材，邝公道，等. 原发性肝癌的外科治疗［J］. 中华外科杂志，1961，09（9）：627-631.

［11］吴孟超. 肝脏外科的回顾、现状与展望［J］. 中国实用外科杂志，2000，20（1）：5-6.

［12］吴孟超，吴东. 原发性肝癌的外科治疗进展［J］. 临床外科杂志，2005，13（1）：4-7.

［13］严律南. 肝脏移植的发展历程［J］. 中华肝脏病杂志，2004，12（6）：323-324.

［14］夏穗生. 我国肝移植发展沿革史［J］. 中国普通外科杂志，2009，18（1）：1-3.

［15］王捷，陈茹威，郑国荣，等. 肝癌外科治疗的演变与发展［J］. 临床肝胆病杂志，2020，36（10）：2161-2166.

［16］BELGHITI J, NOUN R, MALAFOSSE R, et al. Continuous versus intermittent portal triad clamping for liver resection: A controlled study [J]. Ann Surg, 1999, 229(3): 369-375.

［17］SAKAMOTO Y, MAKUUCHI M, TAKAYAMA T, et al. Pringle's maneuver lasting 322 min [J]. Hepatogastroenterology, 1999, 46(25): 457-458.

［18］WAYAND W, WOISETSCHLAGER R. [Laparoscopic resection of liver metastasis] [J]. Chirurg, 1993, 64(3): 195-197.

［19］周伟平，吴孟超，陈汉，等. 经腹腔镜肝叶切除术治疗肝血管瘤［J］. 中国实用外科杂志，1994，14：668-688.

［20］蔡秀军，虞洪，郑雪咏，等. 腹腔镜右半肝切除一例［J］. 中华医学杂志，2005，85（13）：869.

［21］JIANG S, WANG Z, OU M, et al. Laparoscopic versus open hepatectomy in short- and long-term outcomes of the hepatocellular carcinoma patients with cirrhosis: A systematic review and meta-analysis [J]. J Laparoendosc Adv Surg Tech A, 2019, 29(5): 643-654.

［22］SHANG H T, BAO J H, ZHANG X B, et al. Comparison of clinical efficacy and complications between laparoscopic partial and open partial hepatectomy for liver carcinoma: A meta-analysis [J]. J Laparoendosc Adv Surg Tech A, 2019, 29(2): 225-232.

[23] MARTI J, GIACCA M, ALSHEBEEB K, et al. Analysis of preoperative portal vein embolization outcomes in patients with hepatocellular carcinoma: A single-center experience [J]. J Vasc Interv Radiol, 2018, 29(7): 920-926.

[24] HOEKSTRA L T, VAN LIENDEN K P, DOETS A, et al. Tumor progression after preoperative portal vein embolization [J]. Ann Surg, 2012, 256(5): 812-7; discussion 817-818.

[25] CHAN A, ZHANG W Y, CHOK K, et al. ALPPS versus portal vein embolization for hepatitis-related hepatocellular carcinoma: A changing paradigm in modulation of future liver remnant before major hepatectomy [J]. Ann Surg, 2021, 273(5): 957-965.

[26] WANG Z, PENG Y, HU J, et al. Associating liver partition and portal vein ligation for staged hepatectomy for unresectable hepatitis B virus-related hepatocellular carcinoma: A single center study of 45 patients [J]. Ann Surg, 2020, 271(3): 534-541.

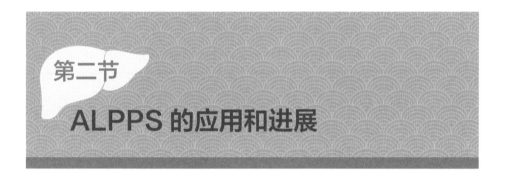

第二节

ALPPS 的应用和进展

一、ALPPS 的起源和发展

2007 年德国 Hans J. Schlitt 教授创立联合肝脏分隔和门静脉结扎的二步肝切除术（ALPPS），2012 年 de Santibañes E 和 Pierre-Alain Clavien 教授正式将该术式命名为 ALPPS。此后 ALPPS 获得广泛关注，并迅速得到推广应用。ALPPS 手术能快速诱导肝脏增生，拥有极高的手术切除率，为既往无法手术切除的患者提供手术切除的机会。ALPPS 手术首先通过结扎肿瘤侧肝脏的主要门静脉分支，同时通过肝实质离断等方式在肿瘤侧肝与剩余肝之间形成分隔，从而诱导剩余肝增生，然后当剩余肝增生足够后行再次手术时切除肿瘤。早期的经典 ALPPS 手术为右三叶或扩大右半肝切除的 ALPPS 手术，包括一期手术离断肝实质和结扎门静脉右支，同时离断或不离断IV段 Glisson 分支，二期手术切除肿瘤。经典 ALPPS 手术诱导剩余肝增生作用确切，手术切除率高，但是手术侵袭性大，手术并发症和死亡率高。早年报道围手术期并发症率和 90 天死亡率分别高达 68% 和 12%，安全性受到关注，同时也引起巨大争议。此后，专家对 ALPPS 手术技术进行了多方面改进，衍生出多种改良 ALPPS 术式，旨在减少手术并发症，降低死亡率，提高手术的安全性。其中主要术式包括一期时只离断部分肝实质，如部分 ALPPS（partial ALPPS，p-ALPPS）；以射频 / 微波消融或止血带分隔等方式替代肝实质切割离断，如射频 ALPPS（radio-frequency ALPPS，RALPP）、微波消融 ALPPS（micro-wave ablation ALPPS，MALPP）和绕肝止血带 ALPPS（associating liver tourniquet and portal vein ligation for staged hepatectomy，ALTPS），以及应用微创技术（腹腔镜、机器人辅助）开展 ALPPS 手术等。随着开展的手术日益增多，证实对于无严重慢性肝病的肝脏，使用部分肝实质离断、射频 / 微波或止血带分隔等方式进行 ALPPS 一期手术的肝断面操作，可以达到与经典 ALPPS 类似的剩余肝诱导效果。ALPPS 的定义也因此从早年经典的肝实质离断而扩大变为肝脏分隔，其应用也因此变得更加灵活，肿瘤的部位、剩余肝脏体积（FLR）部位、残留肝段的数量等也不再受限于传统术式。反式 ALPPS（reversal ALPPS），中叶 ALPPS、极限的单段 ALPPS（monosegment ALPPS）等术式将 ALPPS 手术向前大大地推进，对 ALPPS 的手术原理进行新的诠释，同时也将其核心要义发挥得淋漓尽致：剩余肝不再局限于肝左外叶或左半肝，任何一个肝叶或肝段，甚至任何一个具备独立完整脉管结构和功能的肝区域，都可以作为剩余肝进行分割、诱导增生，然后进行肿瘤切除。ALPPS 的适应范围也大大拓宽。这些新的术式也从一个侧面充分证实了这一手术的正确性以及该手术的两大核心要素：肿瘤侧肝 / 剩余肝分隔以及肿瘤侧门静脉结扎。总的来说，得益于全球肝脏外科学专家的不断探索和共同努力，以及对 ALPPS 手术不断创新、总结和改进，目前对 ALPPS 手术原理的把握已更为熟练，新的术式层出不穷，手术方式已变得灵活多样。ALPPS 协作组的十年回顾报告显示，各种改良 ALPPS 手术日益增多，已占到所有 ALPPS 手术的一半。

其他一些特殊 ALPPS 术式：①挽救式 ALPPS（rescue ALPPS）：专指单

纯的门静脉闭塞（portal vein occlusive，PVO），包括门静脉栓塞（PVE）和门静脉结扎（portal vein ligation，PVL），术后 FLR 增生不足，PVE/PVL 失败后行肝实质分隔 +/− 门静脉结扎。②TAE-salvaged ALPPS：这是复旦大学附属中山医院周俭教授 2017 年创立的一种适用于肝硬化或严重肝纤维化患者的术式，因慢性肝病影响 FLR 增生，研究显示 FLR 增生程度与肝纤维化严重程度成反比。肝硬化或严重肝纤维化患者在 ALPPS 一期术后易于出现增生 FLR 不足而导致手术失败或两期间隔时间过长致肿瘤进展。该术式在 ALPPS 一期术后两周 FLR 增生不足时行 TAE 可再次激活 FLR 快速增生，挽救濒临失败的 ALPPS。

二、ALPPS 适应证、禁忌证

在 ALPPS 全球注册登记系统的报告中（https://ALPPS.net），ALPPS 的适应人群包括结直肠癌肝转移（colorectal liver metastases，CRLM）、肝细胞癌（HCC）、肝内胆管癌（ICC）、肝门周围胆管癌（perihilar cholangiocarcinoma，PHC）、胆囊癌、恶性上皮样血管内皮瘤、非结直肠癌肝转移等。从 ALPPS 的注册登记情况来看（数据截至 2019 年 5 月），尽管 ALPPS 已用于几乎所有原发性和继发性肝肿瘤的治疗，CRLM（64%）、HCC（14%）、PHC（7%）和 ICC（7%）仍是目前为止最常见的 ALPPS 适应证。绝大多数应用于成人，儿童亦有应用。

对于每一个手术方式，特别是对于 ALPPS，最重要的决定是什么样的患者适合行 ALPPS 手术，也就是 ALPPS 的最佳适应证是什么。ALPPS 当然不能完全替代其他技术，如 PVE 或二步肝切除术（two-stage hepatectomy，TSH），但对部分患者而言，如果没有其他常规手术方式能够选择的情况下，在有经验的肝胆外科医生手中，ALPPS 是一种受欢迎的治疗选择。

（一）ALPPS 治疗结直肠癌肝转移

CRLM 是目前 ALPPS 手术的主要适应证（在 ALPPS 登记的患者中约占有 2/3），ALPPS 的出现增加了 CRLM 患者获得根治性治疗的机会。虽然 ALPPS 治疗后肿瘤复发率可能高于常规肝切除术，主要还是因为行 ALPPS

术的患者肿瘤负荷更高，但 ALPPS 为那些本来没有任何手术机会的 CRLM 患者提供了治愈的机会和希望。但如何避免潜在的过度使用，目前似乎仍缺乏严格的统一标准。目前 ALPPS 治疗 CRLM 的长期预后的研究仍然不够充分。在一份关于 ALPPS 治疗 CRLM 的早期报告中，CRLM 的 1 年和 2 年总体生存率分别为 76% 和 62%。这些生存数据需要考虑到刚开展 ALPPS 手术时，围手术期较高的死亡率（8%）以及肝脏肿瘤负荷较大条件下的选择偏倚。在后续较大样本的系列研究中，58 例 ALPPS 治疗 CRLM 后 3 年总生存率为 50%、无瘤生存率为 13%。在不同的系列研究中，新辅助化疗对 FLR 的生长和 ALPPS 后的围手术期转归均无负面影响。

最近一项来自 ALPPS 注册中心的病例匹配研究显示，对于无法常规手术切除的 CRLM 病例，接受 ALPPS 治疗与接受姑息性化疗历史对照组进行比较，ALPPS 组在肿瘤的早期预后方面优势不明显。需要指出的是，ALPPS 手术组的病例肿瘤负荷更高（肿瘤侵犯的肝脏范围中位数为 7 个肝段，残留肝脏中的病灶中位数有 4 个）。因此，类似的预后结果可能与患者的选择偏倚有关，而不是 ALPPS 本身治疗的失败。

目前为止，仅发表了少数比较 ALPPS 和 TSH 的系列文章，总体而言 ALPPS 可提供比传统 TSH 更高的切除率，两种方法生存差异不明显。Adam 等人报告 ALPPS 治疗后的中位生存期较低（20 个月 *vs.* 37 个月）。而 Ratti、Kambakamba 等的系列研究发现，ALPPS 和 TSH 的 1 年生存率、1 年无瘤生存率没有差异。当然，上述所有的研究都是非随机和非配对的方式进行的。最近，Roble-Campos 发表了几乎相同的数据，在一项倾向配对分析中，止血带 ALPPS 和常规 TSH 的 1 年、3 年和 5 年总生存率分别为 81%、67%、24% 和 76%、57%、23%。肿瘤的长期预后数据在既往各个研究中几乎都缺失（表 2-2-1）。我们期待进一步的数据，特别是进一步的随机对照试验来评估 ALPPS 治疗 CRLM 的预后。

表 2-2-1　ALPPS 治疗结直肠肝转移的生存率—文献回顾

作者	年份	病例数	1 年 OS/%	2 年 OS/%	3 年 OS/%	4 年 OS/%	中位 OS/ 个月
Schadde et al.	2014	141	76	63	—	—	—
Oldhafer et al.	2014	7	57	—	—	—	—

续表

作者	年份	病例数	1 年 OS/%	2 年 OS/%	3 年 OS/%	4 年 OS/%	中位 OS/ 个月
Lang et al.	2015	7	—	—	64	—	—
Ratti et al.	2015	12	92	—	—	—	—
Adam et al.	2016	17	—	42	—	—	—
Björnsson et al.	2016	23	83	59	—	—	—
Kambakamba et al.	2016	41	—	—	—	—	24.7 ± 2.3
Olthof et al.	2017	70	—	62	—	—	—
Wanis et al.	2018	58	93	66	50	—	—
Robles-Campos et al.	2019	141	76	63	—	—	—
Baumgart et al.	2019	7	57	—	—	—	—

（二）ALPPS 治疗肝细胞癌

由于 HCC 常合并有不同程度的肝纤维化 / 硬化和 / 或门静脉高压、肝功能受损，所以 HCC 的手术常常更具有挑战性。ALPPS 可以增加 HCC 的手术切除率（图 2-2-1）。然而，来自 ALPPS 注册网的最早期报告显示，35 例中期 HCC 患者接受 ALPPS 术后 90 天死亡率达 31%。但随着经验的积累、病例选择的进一步严格，ALPPS 已经被广泛纳入标准或指南中，用于无法一期手术切除 HCC 的治疗。香港大学的 Albert Chan 团队制定了 HCC 接受 ALPPS 的入组标准（FLR<30% 标准肝脏体积、Child Pugh A、15 分钟吲哚

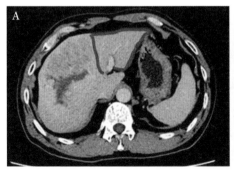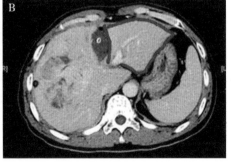

图 2-2-1　ALPPS 治疗肝细胞癌合并门静脉右支癌栓
A. 术前图像；B. ALPPS 二期术前图像。

菁绿清除率<20%、血小板计数>100/ml、无门静脉右支血栓形成），手术预后得到了明显改善，90天死亡率降至 5.9%。罗马 San Camillo Forlanini 也得出类似结果。值得注意的是，在慢性肝病中，完全肝实质横断似乎比部分 ALPPS 后 FLR 增生更加迅速。

近期复旦大学附属中山医院的一项单中心倾向得分匹配研究分析了 45 例 HCC 合并乙肝患者接受 ALPPS 的治疗结果。研究发现，肝硬化的程度与肝脏增生的程度和速度呈负相关。接受 ALPPS 治疗中晚期 HCC 患者 1 年和 3 年生存率分别为 64% 和 60%，明显优于类似肿瘤无法手术而接受经动脉化疗栓塞（transarterial chemoembolization，TACE）治疗的患者。

上述来自中国香港、意大利罗马和上海复旦的经验均表明，在特定患者中，ALPPS 可以提高一期无法手术切除 HCC 患者的手术切除率，当然不符合条件的病例只能选择姑息性治疗。

（三）ALPPS 治疗肝门部胆管癌

ALPPS 注册网报告了 ALPPS 治疗 PHC 患者的初步研究，11 例 PHC 患者 ALPPS 术后 90 天死亡率为 27%。2017 年，Olthof 等将 ALPPS 注册网的 ALPPS 结果与 PVE 和行肝右三叶切除术治疗 PHC 的结果进行了配对比较。ALPPS 组的术后死亡率是对照组的两倍（48% *vs* 24%），ALPPS 组的中位生存期仅为 6 个月，而对照组的中位生存期为 29 个月（$P=0.048$）。来自该登记网的其他报告也确认了胆道肿瘤与 ALPPS 术后死亡密切相关。在 PHC 患者（特别是需要行胆道重建者）中，行 ALPPS 术后发生率及病死率较高的并发症包括胆道肿瘤术后胆汁漏、肝功能不全、严重感染以及脓毒血症等。PHC 是否应被视为 ALPPS 的相对禁忌证还存在争议。分析发现，ALPPS 治疗 PHC 的许多结果都是通过传统 ALPPS 手术获得的，可能也因为最初缺乏经验，处于 ALPPS 学习曲线的低端，所以结果比较差。为了降低 ALPPS 治疗 PHC 的并发症发生率和死亡率，对手术操作进行了若干实质性改进，以进一步减少手术创伤。Yoshihiro Sakamoto 改进了 Mini ALPPS 的概念，使用经回结肠门静脉栓塞（partial transileocecal portal vein embolization ALPPS，partial TIPE ALPPS）而不是经肠系膜 PVE。在 3 个患者中，这项技术已取得令人鼓舞的结果。同样，Balci 报告了另外 2 例腹腔镜一期

TIPE-ALPPS 的成功应用。经过优化患者选择，及时把握二期手术时机和改进手术技术，ALPPS 可以成为一种治疗替代方案，允许切除其他方法不可切除的 PHC。

（四）其他适应证

也有报道 ALPPS 治疗 ICC，但相关研究尚缺乏。ALPPS 同样适用于传统 PVE 失败、无法实施或不便实施 PVE 二步切除术的患者（如肿瘤侧门静脉主要分支有癌栓）。经多项研究证实，ALPPS 治疗成功率高达 92.3%～100%，且并发症发生率和病死率与常规 ALPPS 类似，正成为门静脉栓塞失败后的重要挽救性治疗措施。在神经内分泌肿瘤、血管瘤、恶性上皮样血管内皮瘤等肿瘤治疗中亦可采用 ALPPS 治疗手段。

综上所述，ALPPS 的适应证为：FLR 体积不足的原发性或转移性肝恶性肿瘤，即术前影像学评估正常肝脏的 FLR<30%；或病变肝脏（如梗阻性黄疸、肝纤维化、中重度脂肪肝或化疗导致的肝脏病变等）的 FLR<40%。适用的病理类型通常包括原发性肝癌或肝门部胆管恶性肿瘤潜在可切除但 FLR 不足，无肝外转移；转移性肝癌原发灶已切除或同期可根治切除，无肝外或剩余肝脏残留病灶；肝功能正常或轻度可逆性受损；全身状况良好，能耐受大手术。除肝肿瘤情况外，肝实质状态是 ALPPS 适应证的一个重要考量因素。肝脏恶性肿瘤患者常合并基础肝病或肝损伤（包括病毒性肝炎、肝纤维化、肝硬化、胆汁淤积、化疗 +/- 靶向治疗肝损伤等），其实际功能性肝细胞总量（功能性肝细胞群）低于同等体积的正常肝脏。且以上基础性病变影响 FLR 增生，患者需要更多时间获得足够 FLR。肝硬化等并非 ALPPS 的绝对禁忌证，但需要谨慎评估应用。对于门静脉栓塞或结扎后诱导肝组织增生未达到预期效果的肝脏，ALPPS 可作为其补救性治疗措施。

ALPPS 的禁忌证：麻醉风险高，不能达到 R0 切除的肝肿瘤，肝功能不佳（Child 分级为 B 级或 C 级，ICG-R15>20%），合并严重门静脉高压症和 / 或腹水，严重肝纤维化或肝硬化以及超过 50% 的大泡脂肪肝，存在不可切除肝外转移灶，肝动脉灌注不良，一般状况较差不能耐受大手术者。对 65 岁以上者实施 ALPPS 手术要慎重考虑。

三、ALPPS 的未来

ALPPS 是肝脏外科近半个世纪以来继肝移植、腹腔镜技术后，又一突破性创新技术，其为那些原来认为不能手术切除的肝癌患者，提供了只要一次住院即可能根治性治愈的希望。总的来说，ALPPS 是一个复杂的手术，它的建立得益于许多外科医生的努力。

ALPPS 历经 16 年的演变，主要包括：①采用微创入路或微创手段减少手术的创伤；②以扩大手术适应证为目的改良手术方式；③PVE 失败后的挽救性 ALPPS 或 ALPPS 失败后的挽救性治疗；④为了改善手术预后尤其是肿瘤预后的手术方式的修正。这些技术的改进已经使传统的 ALPPS 手术变得更加复杂，尽管也有其他尝试使手术操作更加简便，其最终目的都是为了使 ALPPS 手术更加安全、有效、规范。事实上，ALPPS 所致的手术死亡已不再是困扰人们的主要问题。当然，仍然需要更严谨的精心设计的研究来评估 ALPPS 手术方式改变的真正价值。这种演变完全符合一种新技术从诞生到完善改进直至成熟、广泛开展造福患者的客观规律。

后续的研究重点将转移到 ALPPS 术后的长期结果和患者的生活质量上。复旦大学附属中山医院肝外科自 2013 年率先在亚洲开展 ALPPS 术以来，已有多例患者获得 8 年以上的长期无瘤体生存。近年来，借助于新的技术、新的理念，我们对胚胎发生、肿瘤生物学和肝脏再生等方面的认识呈指数增长。越来越多的证据支持，这些复杂的现象背后有许多共同的生物学过程和途径。肝脏天生的再生能力使肝大部切除术成为可能。然而，驱动肝再生的再生信号也可能促进肿瘤进展，这可能涉及创造一个不同的微环境，以重新激活休眠的癌症细胞。尤其在 ALPPS 条件下，极限量的肝大部切除术，门静脉血流的增加伴随着导致肝脏再生的复杂和相互沟通的大量细胞因子、炎症因子释放，信号通路改变，使得再生肝脏免疫微环境中免疫细胞、间质细胞改变，从而可能促进激活循环肿瘤干细胞或残存肿瘤细胞。当然，ALPPS 手术一般在 1～2 周的短时间内完成肝脏再生和肿瘤的完整切除，虽然或许存在既利于肝脏再生而又利于肿瘤复发转移的影响因素，但是因作用时间短，从而使肿瘤的转移复发能力降至最低限度。对其具体机制的探究，有助于提出相应抗肿瘤干预手段，以及选择最佳手术适应证病例，为未来个性化外科肿瘤治疗提供依据。

四、结语

ALPPS 在短时间内促进肝脏增生的惊人速度，为人类认识自身提供了新的视角。物竞天择、适者生存，在极限条件下，机体可以迸发出无限可能。以管窥豹，ALPPS 为我们打开了一项窥探肝脏再生机制的新天窗，促进肝脏再生的终极神秘力量及其机制的探讨和发现，有望用于肝功能衰竭、小肝综合征、人工肝脏体外培养等多方面。

（王征　周俭）

参考文献

［1］D'HAESE J G, NEUMANN J, WENIGER M, et al. Should ALPPS be used for liver resection in intermediate-stage HCC? [J]. Ann Surg Oncol, 2016, 23(4): 1335-1343.

［2］ENNE M, SCHADDE E, BJÖRNSSON B, et al. ALPPS as a salvage procedure after insufficient future liver remnant hypertrophy following portal vein occlusion [J]. HPB (Oxford), 2017. HPB (Oxford), 2017, 19(12): 1126-1129.

［3］ESHMUMINOV D, RAPTIS D A, LINECKER M, et al. Meta-analysis of associating liver partition with portal vein ligation and portal vein occlusion for two-stage hepatectomy [J]. Br J Surg, 2016, 103(13): 1768-1782.

［4］ZHANG G Q, ZHANG Z W, LAU W Y, et al. Associating liver partition and portal vein ligation for staged hepatectomy (ALPPS): A new strategy to increase resectability in liver surgery [J]. Int J Surg, 2014, 12(5): 437-441.

［5］SCHLITT H J, HACKL C, LANG S A. 'In-Situ Split' liver resection/ALPPS-historical development and current practice [J]. Visc Med, 2017, 33(6): 408-412.

［6］SCHNITZBAUER A A, LANG S A, GOESSMANN H, et al. Right portal vein ligation combined with in situ splitting induces rapid left lateral liver lobe hypertrophy enabling 2-staged extended right hepatic resection in small-for-size settings [J]. Ann Surg, 2012, 255(3): 405-414.

［7］彭远飞，王征，周俭. 联合肝脏分隔和门静脉结扎二步肝切除术治疗传统不可切除肝癌之进展［J］. 中华消化外科杂志，2021，20（2）：155-161.

［8］DE SANTIBAÑES E, CLAVIEN P A. Playing Play-Doh to prevent postoperative liver failure: The "ALPPS" approach [J]. Ann Surg, 2012, 255(3): 415-417.

［9］WANG Z, PENG Y, SUN Q, et al. Salvage transhepatic arterial embolization after failed stage I ALPPS in a patient with a huge HCC with chronic liver disease: A case report [J]. Int J Surg Case Rep, 2017, 39: 131-135.

［10］HONG J C, KIM J, BROWNING M, et al. Modified associating liver partition and portal vein ligation for staged hepatectomy for hepatoblastoma in a small infant: How far can we push the envelope? [J]. Ann Surg, 2017, 266(2): e16-e7.

［11］LANG H, BAUMGART J, MITTLER J. Associating liver partition and portal vein ligation for staged hepatectomy in the treatment of colorectal liver metastases: Current scenario [J]. Dig Surg, 2018, 35(4): 294-302.

［12］SCHADDE E, ARDILES V, ROBLES-CAMPOS R, et al. Early survival and safety of ALPPS: First report of the International ALPPS Registry [J]. Ann Surg, 2014, 260(5): 829-36; discussion 36-38.

［13］WANIS K N, ARDILES V, ALVAREZ F A, et al. Intermediate-term survival and quality of life outcomes in patients with advanced colorectal liver metastases undergoing associating liver partition and portal vein ligation for staged hepatectomy [J]. Surgery, 2018, 163(4): 691-697.

［14］HASSELGREN K, MALAGÒ M, VYAS S, et al. Neoadjuvant chemotherapy does not affect future liver remnant growth and outcomes of associating liver partition and portal vein ligation for staged hepatectomy [J]. Surgery, 2017, 161(5): 1255-1265.

［15］OLTHOF P B, HUISKENS J, WICHERTS D A, et al. Survival after associating liver partition and portal vein ligation for staged hepatectomy (ALPPS) for advanced colorectal liver metastases: A case-matched comparison with palliative systemic therapy [J]. Surgery, 2017, 161(4): 909-919.

［16］ADAM R, IMAI K, CASTRO BENITEZ C, et al. Outcome after associating liver partition and portal vein ligation for staged hepatectomy and conventional two-stage hepatectomy for colorectal liver metastases [J]. Br J Surg, 2016, 103(11): 1521-1529.

［17］RATTI F, SCHADDE E, MASETTI M, et al. Strategies to increase the resectability of patients with colorectal liver metastases: A multi-center case-match analysis of ALPPS and conventional two-stage hepatectomy [J]. Ann Surg Oncol, 2015, 22(6): 1933-1942.

［18］KAMBAKAMBA P, LINECKER M, ALVAREZ F A, et al. Short chemotherapy-free interval improves oncological outcome in patients undergoing two-stage hepatectomy for colorectal liver metastases [J]. Ann Surg Oncol, 2016, 23(12): 3915-3923.

［19］ROBLES-CAMPOS R, BRUSADIN R, LÓPEZ-CONESA A, et al. Long-term outcome after conventional two-stage hepatectomy versus tourniquet-ALPPS in colorectal liver metastases: A propensity score matching analysis [J]. World J Surg, 2019, 43(9): 2281-2289.

［20］CHAN A C, POON R T, CHAN C, et al. Safety of ALPPS procedure by the anterior approach for hepatocellular carcinoma [J]. Ann Surg, 2016, 263(2): e14-e16.

［21］VENNARECCI G, GRAZI GL, SPERDUTI I, et al. ALPPS for primary and secondary liver tumors [J]. Int J Surg, 2016, 30: 38-44.

［22］WANG Z, PENG Y, HU J, et al. Associating liver partition and portal vein ligation for staged hepatectomy for unresectable hepatitis B virus-related hepatocellular carcinoma: A single center study of 45 patients [J]. Ann Surg, 2020, 271(3): 534-541.

［23］OLTHOF P B, COELEN R J S, WIGGERS J K, et al. High mortality after ALPPS for perihilar cholangiocarcinoma: Case-control analysis including the first series from the international ALPPS registry [J]. HPB (Oxford), 2017, 19(5): 381-387.

［24］OLDHAFER K J, STAVROU G A, VAN GULIK T M. ALPPS—where do we stand, where do we go? Eight recommendations from the first international expert meeting [J]. Ann Surg, 2016, 263(5): 839-841.

［25］SAKAMOTO Y, MATSUMURA M, YAMASHITA S, et al. Partial TIPE ALPPS for perihilar cancer [J]. Ann Surg, 2018, 267(2): e18-e20.

［26］BALCI D. Pushing the envelope in perihiler cholangiocellular carcinoma surgery: TIPE-ALPPS [J]. Ann Surg, 2018, 267(2): e21-e22.

［27］ULMER T F, DE JONG C, ANDERT A, et al. ALPPS procedure in insufficient hypertrophy after portal vein embolization (PVE) [J]. World J Surg, 2017, 41(1): 250-257.

［28］ENNE M, SCHADDE E, BJÖRNSSON B, et al. ALPPS as a salvage procedure after insufficient future liver remnant hypertrophy following portal vein occlusion [J]. HPB (Oxford), 2017, 19(12): 1126-1129.

第三节

PVE 的应用与进展

肝切除已经成为原发性及继发性肝恶性肿瘤的有效治疗手段。许多临床实践表明，有条件接受肝切除的患者往往可以获得最好的肿瘤根治效果。对于无基础性肝病的患者，大范围的肝切除（major liver resection，MLR）术后患者的死亡率为 3.2%～7%，而对于有肝纤维化背景的患者，术后死亡率则高达 32%。术后死亡大多数是由于剩余功能性肝体积（FLR）不足导致的术后肝功能衰竭。肝切除安全与否取决于能否留存足够的剩余功能性肝体积，并且保证剩余肝实质有足够的入肝血流、出肝血流及胆汁引流。术前门静脉栓塞（PVE）是一种安全的介入手段，栓塞荷瘤侧肝脏门静脉，使得肝内门静脉血流重新分布，进而促进剩余肝体积增生，增加大范围肝切除术后安全性，使得大范围肝切除术后死亡率下降。门静脉栓塞诱导剩余肝体积增生，可以使 70%～80% 的患者有机会接受大范围肝切除手术。

一、门静脉栓塞的机制

在肝损伤、部分肝切除及肝血管阻塞后，血流动力学和代谢通路的改变，刺激了正常肝脏的再生，在这个过程中，门静脉在运输增生刺激物质的过程中起了核心作用，栓塞患侧的门静脉，使门静脉血流重新分布，流入未栓塞侧的门静脉系统，促使健侧肝脏门静脉血流量增加，直至 PVE 术后 11 天逐渐恢复到基线水平。肝脏再生主要是肝细胞数量的增多，而不单纯是肝细胞体积的增大。细胞水平的肝再生在刺激因素开始作用后几个小时就已经开始，大多数患者通常数周可以达到增生需求，平均时间将近 4 周（采用传统明胶海绵 + 弹簧圈作为栓塞剂），甚至可以持续 PVE 后一年。肝脏增生程度为 PVE 前 FLR 的 40%～62%。可能增长的总体积中仅约 25% 发生在第

1 个月，50% 发生在前 3 个月，75% 发生在大约前 8 个月。PVE 后 FLR 再生速度约 2 周达到高峰，大致为 12～21cm³/d，3 周时到达平台期，1 个月时的再生速度为 6～11cm³/d。当然 PVE 后的肝脏再生速度也会受到许多因素影响，例如栓塞的范围、肝病背景（病毒肝炎性肝硬化、酒精性肝硬化、脂肪肝等）、系统性疾病（糖尿病）。

二、门静脉栓塞适应证

不同肝脏基础的患者对于进行安全肝切除所要求的剩余肝体积各不相同。对于没有基础性肝病的患者来说，标准残肝体积（standardized functional liver remnant，sFLR）>20% 就可以接受安全的肝切除手术；对于具有潜在肝损伤的患者来说（包括化疗、脂肪肝、病毒感染或者其他医源性损伤），则要求 sFLR>30%；对于有严重肝病背景的患者（包括肝硬化），sFLR 最少需要大于 40%。还有另外一种评估方式就是使用 FLR/BW（body weight，体重），对于没有肝病背景的患者来说，FLR/BW>0.8%；而对于有肝纤维化背景的患者来说，FLR/BW 则要求大于 1.4%。预期剩余肝体积不足的患者在进行肝切除术前，可以考虑进行患侧肝门静脉栓塞。整体来说，随着所需要的 FLR 逐渐增加，肝脏在进行门静脉栓塞后增生至目标肝体积的成功概率逐渐减小；随着肝脏基础疾病的加重，门静脉栓塞后肝脏实际增大的可能性也随之降低。根据不同肝脏基础进行如下分类。

1. 正常肝脏：sFLR<20% 或者 FLR/BW<0.5%（Truant 标准）。

2. 存在明显肝脂肪变性、胆汁淤积、化疗相关脂肪性肝炎、慢性肝炎：sFLR<30% 或者 FLR/BW<0.8%。

3. 存在肝硬化（肝功能分级为 Child-Pugh A 级）：sFLR<40% 或者 FLR/BW<1.4%。

三、门静脉栓塞禁忌证

1. 患者无法接受大范围肝切除，包括严重心肺功能合并症、体能状态差（PS 评分>3 分）、肝硬化 Child-Pugh C 级、重度门脉高压。

2. 患者不适合接受介入治疗，包括合并无法纠正的凝血功能障碍、需要透析的肾衰竭等。

3. 技术上无法进行门静脉栓塞，包括门静脉解剖变异、门静脉内癌栓。

4. 肿瘤范围过大，无法接受根治性治疗。包括存在肝外转移病灶、肝内肿瘤播散无法实现 R0 切除。

5. 基线 FLR 过低，预计通过门静脉栓塞无法达到足够的 FLR。

6. 胆道梗阻。

四、门静脉栓塞术前准备

门静脉栓塞前必须对患者进行全面评估，确定拟实施的肝切除方案，并对剩余肝体积进行测算。根据 sFLR 标准决定是否需要采用门静脉栓塞策略，同时根据肿瘤位置，拟实施的肝切除方案，决定门静脉栓塞的部位及范围。如果患者 FLR 中同时也有病灶，那么在进行 PVE 前必须先处理 FLR 中的病灶。门静脉栓塞前进行经动脉化疗栓塞（TACE）可能对患者有潜在益处。一方面 TACE 可以切断肿瘤的动脉供血及营养供应，防止 PVE 术后肝脏增长期内肿瘤进展，另一方面 TACE 引起的炎症反应可能有助于促进剩余肝体积增生。许多研究表明，TACE 序贯 PVE 不仅更多更快地增加 FLR，还可以提高肿瘤坏死率，改善肝细胞癌患者预后。如果肝脏肿瘤存在 4 段肝动脉或者膈下动脉供血，TACE 时还需要对这些血管额外进行栓塞。PVE 通常可以在 TACE 术后 1~2 周，肝功能基本恢复后进行。

1. 基础性疾病及全身重要脏器功能评估

病史采集（高血压、糖尿病及其控制状态，近期脑卒中及心梗史，肾功能不全病史，肝炎病毒史，饮酒及药物使用史），血常规、肝肾功能、凝血功能、乙肝五项、丙肝抗体、乙肝病毒 DNA 及丙肝病毒 RNA（如果相关病毒筛查阳性则进一步检查）、心脏彩超（年龄≥60 岁），心电图，肺功能，胸部 X 线片，胃镜。

2. 肿瘤评估

肿瘤标志物（AFP，CEA，CA-199 等），肝脏薄层增强 CT 或者 MRI，对于胆管细胞癌及转移性肝癌（结直肠癌、神经内分泌肿瘤等）存在较高其他脏器转移风险的患者，可考虑行 PET/CT 检查。

3. 肝脏相关评估

吲哚菁绿清除率测定；FibroScan 评估肝脏硬度；基于薄层 CT 或者 MRI 对肝脏进行三维可视化重建，评估肝内门静脉解剖结构、分支走行是否存在变异；基于外科医生结合肿瘤情况评估后拟采取的肝切除方案，通过三维可视化技术，计算拟切除肝体积及剩余肝体积。

4. CT 扫描标准及要求

所有采用术前 CT 扫描的患者必须使用三期增强扫描，扫描范围包含肝脏全部层面，扫描层厚为 1.25mm，原始扫描数据以医疗数字影像传输协定（digital imaging and communications in medicine，DICOM）格式保存至服务器，留备后期三维可视化处理。

5. MRI 扫描标准及要求

所有采用术前 MRI 扫描的患者必须使用三期增强扫描，扫描范围包含肝脏全部层面，扫描层厚为 3mm，原始扫描数据以 DICOM 格式保存至服务器，留备后期三维可视化处理。

五、门静脉栓塞技术及栓塞材料

门静脉栓塞通常在局麻下进行，在介入手术室中采用 B 超引导下经皮经肝入路进行操作，也可以采用手术中经回结肠入路。有研究表明，采用经皮经肝入路方式 FLR 代偿增生更明显。经皮经肝入路又根据穿刺部位与拟切除侧肝脏的不同关系可以分为同侧门静脉穿刺（ipsilateral percutaneous transhepatic PVE）和对侧门静脉穿刺（contralateral percutaneous transhepatic PVE）。采用同侧穿刺入路的好处是避免了 PVE 过程中意外损伤剩余肝脏，当计划实施扩大的右半肝切除时，导管更加容易进入 4 段门静脉。但是放置栓塞材料却是逆血流方向进行的，所以需要特别小心，避免栓塞材料脱落引起意外肝段的栓塞。对侧入路的优点是便于置管穿刺，并且栓塞材料放置是顺血流方向进行的，但是存在损伤剩余肝脏的风险以及难以针对 4 段门静脉进行栓塞操作。研究表明，同侧或对侧门静脉穿刺入路在栓塞后并发症发生率方面并没有明显差异。

栓塞全部目标门静脉树，包括末梢分支，是很有必要的，这样可以避免门静脉分流，增加栓塞效果；另外至关重要的是门静脉栓塞需要处理所有患病肝段，以增加剩余肝脏的代偿增生，避免拟切除肝段的代偿增生。

目前临床上可采用的栓塞材料很多，常见的有明胶海绵、微弹簧圈、氰基丙烯酸酯胶（N-butylcyanocrylate，NBCA）、纤维蛋白胶水、聚乙烯醇（polyvinyl alcohol，PVA）。目前尚无随机对照试验对比各种栓塞材料的优劣，评估其促进肝增生的效能。

从东方肝胆外科医院周伟平教授的经验来看，明胶海绵栓塞效果不够确切，随着栓塞材料的溶解，容易出现 PVE 术后门静脉再通，并且无法栓塞末梢分支血管，不能有效阻断可能存在的左右半肝之间的门静脉交通支，因此对肝脏增生刺激作用较弱，患者通常需要较长时间才能获得 FLR 的充分再生，达到手术需求，有近 1/3 患者无法通过 PVE 获得手术机会。

NBCA 胶在东方肝胆外科医院的临床应用中取得了良好的栓塞效果，呈现出快速可靠的促进健侧肝脏增生的效能。研究表明采用 NBCA 胶进行门静脉栓塞，可以产生持续 4 周的稳定栓塞效果，而采用明胶海绵和凝血酶进行栓塞则只能产生暂时性的栓塞效果，并且很容易发生门静脉再通。其可以在 30 天内诱导 90% 初始 FLR 体积的增生，而采用明胶海绵和凝血酶作为栓塞材料仅能在 43 天内产生 35% 初始 FLR 体积的增生。然而 NBCA 胶也可以产生明显的炎症反应，包括胆道周围的纤维化和门静脉内硬化铸型，会增加后期手术难度。

六、门静脉栓塞术后患者管理

门静脉栓塞后患者随访评估间隔依据不同栓塞材料而异，通常来说采用 NBCA 胶作为栓塞剂的患者，FLR 增生速度较快，可以每隔 2 周进行一次剩余肝体积评估；对于采用明胶海绵 + 弹簧圈进行栓塞的患者，由于栓塞不够彻底，FLR 增生较慢，可以每隔 4 周进行一次剩余肝体积评估。通常 PVE 至肝切除的时间间隔为 3～6 周。

如果结直肠癌肝转移患者在 PVE 之前接受新辅助化疗，为避免等待间期肿瘤进展，PVE 之后可以继续新辅助化疗。许多研究表明继续化疗对 PVE

后肝体积增生没有明显的负面作用。

每次评估内容应该包括肝功能、肝炎病毒水平（如患者合并病毒性肝炎）、肝脏增强 CT 或者 MRI，并进行三维可视化重建，计算肝体积、肿瘤大小及数目。

肝体积增生满足 sFLR 标准后可准备进行肝脏手术，术前仍须行肺部 CT 或其他肿瘤易转移部位的影像学检查，以排除 PVE 后的肝外肿瘤转移情况。

七、门静脉栓塞并发症

患者对门静脉栓塞总体耐受性良好，严重的并发症并不常见（2%～3%），包括门静脉血栓形成、非靶向血管栓塞、感染、胆漏、胆道出血、假性动脉瘤、动静脉瘘、动脉门脉分流、肝脏血肿、气胸及 PVE 后门静脉压力升高导致食管胃底曲张静脉出血等。一些轻微的并发症例如发热、腹痛不适等见于 20%～30% 的患者，通常具有自限性。转氨酶升高通常在 PVE 后第 3 天达到峰值，一般小于正常值的 3 倍，于第 10 天恢复至基线水平。胆红素可以轻度升高，而白蛋白水平和凝血时间常常不受影响。

八、门静脉栓塞的收益和风险

术前门静脉栓塞可以降低肝切除术后并发症发生率，门静脉栓塞术后肝切除对肝功能的影响较小，肺部并发症较少，重症监护室及住院时间均有下降。PVE 可以使因剩余肝体积不足而无法接受根治性肝切除的患者有机会接受潜在治愈性手术。有关结直肠癌广泛肝转移切除术的研究表明，在进行术前 PVE 后，治愈性切除率从 46% 增至 79%。序贯 TACE 及 PVE 可以诱导完全性肿瘤坏死，因此在部分患者中联合 TACE 与 PVE 可以单纯作为肿瘤治疗的手段，而不是为了刺激 FLR 增生。在门静脉栓塞后的随访等待期内通过反复的影像学检查，可以筛选出亚临床肿瘤或者快速进展型肿瘤，从而避免不必要的手术。行 PVE 后如果 FLR 没有如预期代偿性增大，则提示患者不适合接受大范围肝切除手术。

门静脉栓塞的风险除了上述术后并发症之外，主要还有促进肿瘤增生的潜在可能，1/6～1/3 的患者在 PVE 后将出现肿瘤进展，无法进行手术。这一现象可能有一部分是 PVE 造成的。一项研究表明 PVE 后肿瘤生长速度高于对照组（0.36ml/d *vs* 0.05ml/d）。然而这一现象在不同肿瘤中表现不同。结直肠癌肝转移栓塞肝叶和非栓塞肝叶的肿瘤生长情况则类似。对于肝细胞癌来说，PVE 后肿瘤生长速度增加至 2.65 倍，而胆管细胞癌则为 1.16 倍。

九、门静脉栓塞与其他促进肝再生技术的比较

（一）门静脉栓塞与门静脉结扎

通过开腹手术或者腹腔镜进行的门静脉结扎是门静脉栓塞的替代方法。一篇包含 7 项临床研究涉及 218 例患者的 meta 分析表明 PVE 与 PVL 促进 FLR 增生效能相似，两者的并发症发生率、死亡率及疾病进展率也相似。

（二）门静脉栓塞与经动脉放疗栓塞

钇 -90（yttrium-90，^{90}Y）微球经动脉放疗栓塞，又称选择性体内放疗（selective internal radiotherapy，SIRT），既能引起 FLR 增大，还能防止肿瘤进展。但是其刺激 FLR 增生的程度低于 PVE（29% *vs.* 61%）。

（三）门静脉栓塞与 ALPPS

ALPPS 是联合肝脏分隔和门静脉结扎的二步肝切除术。首先通过第一次手术将患侧肝脏与健侧肝脏进行肝实质离断，同时结扎患侧门静脉，随后在较短的时间内快速促进健侧肝脏 FLR 增生，达到肝功能要求后进行二次手术，彻底切除患侧肝脏。相对于 PVE，ALPPS 促进 FLR 的效能明显更强，两次手术的间隔明显较短，通常为 1～2 周，接受根治性肝切除患者的比例也明显较高，但是患者需要面临更大的手术风险及更高的术后并发症发生率。因为 PVE 更加微创并且患者仅有一次手术创伤，所以术前 PVE 仍是 FLR 不足患者的首选方法，ALPPS 是 PVE 失败后可以考虑的补救措施。

东方肝胆外科医院周伟平教授的研究结果表明，ALPPS 在某些方面优于 TACE+PVE：①一期和二期手术间隔明显缩短。②肿瘤切除率明显高于对照

组。③二期手术等待时间明显缩短。这使得 ALPPS 组患者二期手术切除率明显提高，3 年总生存率明显提高。但如果成功行二期肝切除术，两组患者的总生存率无显著差异。在 PVE 组中，那些能够接受二期肝切除术的患者的总体生存率明显更高。与其他研究一样，本研究 ALPPS 组的主要并发症（≥Ⅲa）发生率明显高于 PVE 组，两组 90 天死亡率无显著差异。

最近的研究表明，与大的非球形颗粒相比，用小微球颗粒作为栓塞剂的 PVE 可改善肝脏增生和切除率。此外，由于采用 NBCA 做栓塞剂可以完全栓塞门静脉末端分支和门静脉交通分支，促进 FLR 快速增生，因此有相当比例的患者在肿瘤进展前就能接受二期肝切除术。

十、门静脉栓塞进展

门静脉栓塞联合造血干细胞术输入门静脉可以促进肝脏再生。目前的研究发现 PVE 后早期向 FLR 内输注骨髓源性祖细胞可以使 FLR 更多更快地增生，并且不会增加并发症的发生率。另外有小样本的随机对照研究表明 PVE 联合补充支链氨基酸可以明显提高肝切除后 FLR 的功能，部分提高 PVE 后 FLR 的功能。

门静脉栓塞联合经皮微波消融肝脏分隔术（percutaneous microwave ablation liver partition，PMA）是一种促进剩余肝体积再生的有效方法。它结合了门静脉栓塞和 ALPPS 的优点，通过栓塞患侧门静脉来阻断分流门脉血流，起到类似门静脉结扎的效果；同时通过微创的微波消融技术，在剩余肝脏与患侧肝脏之间建立一条凝固型坏死组织带，阻断了剩余肝脏与患侧肝脏之间的侧支血流，产生类似肝脏劈离分隔的效果，因而能快速高效地刺激剩余肝脏增生。浙江大学医学院附属邵逸夫医院洪德飞教授首次报道了这种方法，利用微波消融和门静脉栓塞的微创特性，从技术层面取代了 ALPPS 的一期手术，经过与 ALPPS 接近的等待增生时间（PVE 后 10 天），剩余肝体积增加了 41.2%。患者于 PVE 后第 14 天接受了肝右三叶切除术。患者术后仅出现轻微腹水等Ⅱ级并发症（Clavien-Dindo 分级），没有Ⅲ级及以上并发症，并于术后 15 天出院。该技术的优势在于患者在获得剩余肝体积高效增生的同时，只须经历一次手术就能完成根治性治疗，并且由于采用了微波消融和门静脉栓塞等微创技术，患者整体手术创伤小，术后并发症明显减轻。

近些年出现了一种联合门静脉栓塞和肝静脉栓塞（hepatic vein embolization，HVE）的方法，可以进一步促进 FLR 增生，称之为肝静脉剥夺（liver venous deprivation，LVD）。LVD 可以促进 FLR 中肝静脉侧支形成，当单纯 PVE 失败，未能实现 FLR 充分增生时，序贯 LVD 可作为补救措施。一些中心也会采用同期 PVE 与 HVE 的策略，同样获得了较好的疗效。Guiu 等人给 7 例患者实施了同步肝静脉剥夺。平均肝静脉剥夺术后 23 天，剩余肝体积增生程度满足手术要求，sFLR 由平均 28.26% 增生至 40.9%。最终 6 例患者获得了肝切除手术机会。肝切除术后 1 例有慢性阻塞性肺疾病的患者出现了术后肺部感染，最后死于脓毒症休克，其余患者术后恢复良好。这显示了同步肝静脉剥夺技术的可行性、安全性以及促进肝体积增生的高效性。

序贯 TACE+PVE 的方法作为当前大多数中心采用的标准门静脉栓塞流程，主要是期望通过 TACE 术，控制门静脉栓塞后等待期内肿瘤的进展；同时阻断患侧肝脏 PVE 后的反应性动脉血流增加效应，避免了此类门静脉 – 动脉分流导致的剩余肝体积增生受损。与此同时，既往研究东方肝胆外科医院周伟平教授的经验均表明，序贯 TACE+PVE 不仅可以提高肝脏再生效能，还有促进肿瘤坏死的功效。法国的 Ogata 在一项研究中对比了两组具有肝硬化背景的肝癌患者，一组采用序贯 TACE+PVE 策略，另一组采用单纯 PVE 策略。结果表明，序贯 TACE+PVE 策略可以明显提高肿瘤完全坏死率（83.3% vs. 5.6%）。这一现象对于部分无法接受手术的患者来说尤其重要，使得序贯 TACE+PVE 本身就可以成为无法接受根治性手术患者的抗肿瘤治疗方式。

十一、结语

门静脉栓塞在肝脏外科治疗领域已得到了广泛认可和应用。随着栓塞技术、策略的不断完善和新型栓塞材料的研发，其治疗效果也得到了显著提升。此外，门静脉栓塞适应证也经历了转变，其不仅是为了促进剩余肝部分的体积增生，现在也被视为一种控制肿瘤生长和促进肿瘤坏死的有效手段。在分子靶向治疗、免疫治疗广泛运用于中晚期肝癌治疗的背景下，联合运用门静脉栓塞策略对于肝癌患者肝体积增生以及肿瘤学结果的影响仍需要进一步进行多角度的临床观察研究。

（李鹏鹏　周伟平）

参考文献

［1］ TERASAWA M, ALLARD M A, GOLSE N, et al. Sequential transcatheter arterial chemoembolization and portal vein embolization versus portal vein embolization alone before major hepatectomy for patients with large hepatocellular carcinoma: An intent-to-treat analysis [J]. Surgery, 2020, 167(2): 425-431.

［2］ BAERE T D, ROCHE A, ELIAS D, et al. Preoperative portal vein embolization for extension of hepatectomy indications [J]. Hepatology, 1996, 24(6): 1386-1391.

［3］ DI STEFANO D R, DE BAERE T, DENYS A, et al. Preoperative percutaneous portal vein embolization: Evaluation of adverse events in 188 patients [J]. Radiology, 2005, 234(2): 625-630.

［4］ COVEY A M, BROWN K T, JARNAGIN W R, et al. Combined portal vein embolization and neoadjuvant chemotherapy as a treatment strategy for resectable hepatic colorectal metastases [J]. Annals of Surgery, 2008, 247(3): 451-455.

［5］ ABDALLA E K, HICKS M E, VAUTHEY J N. Portal vein embolization: Rationale, technique and future prospects [J]. Br J Surg, 2001, 88(2): 165-175.

［6］ FARGES O, BELGHITI J, KIANMANESH R, et al. Portal vein embolization before right hepatectomy: Prospective clinical trial [J]. Ann Surg, 2003, 237(2): 208-217.

［7］ OGATA S, BELGHITI J, FARGES O, et al. Sequential arterial and portal vein embolizations before right hepatectomy in patients with cirrhosis and hepatocellular carcinoma [J]. Br J Surg, 2006, 93(9): 1091-1098.

［8］ PAMECHA V, LEVENE A, GRILLO F, et al. Effect of portal vein embolisation on the growth rate of colorectal liver metastases [J]. Br J Cancer, 2009, 100(4): 617-622.

［9］ FISCHER C, MELSTROM L G, ARNAOUTAKIS D, et al. Chemotherapy after portal vein embolization to protect against tumor growth during liver hypertrophy before hepatectomy [J]. JAMA Surg, 2013, 148(12): 1103.

［10］ HAYASHI S, BABA Y, UENO K, et al. Acceleration of primary liver tumor growth rate in embolized hepatic lobe after portal vein embolization [J]. Acta Radiol, 2007, 48(7): 721-727.

［11］ PANDANABOYANA S, BELL R, HIDALGO E, et al. A systematic review and meta-analysis of portal vein ligation versus portal vein embolization for elective liver resection [J]. Surgery, 2015, 157(4): 690-698.

［12］ GARLIPP B, DE BAERE T, DAMM R, et al. Left-liver hypertrophy after therapeutic right-liver radioembolization is substantial but less than after portal vein embolization [J]. Hepatology, 2014, 59(5): 1864-1873.

［13］ DE SANTIBAÑES E, CLAVIEN P A. Playing play-doh to prevent postoperative liver failure: The "ALPPS" approach [J]. Ann Surg, 2012, 255(3): 415-417.

［14］ LI P P, HUANG G, JIA N Y, et al. Associating liver partition and portal vein ligation for staged hepatectomy versus sequential transarterial chemoembolization and portal vein embolization in staged hepatectomy for

HBV-related hepatocellular carcinoma: A randomized comparative study [J]. Hepatobiliary Surg Nutr, 2022, 11(1): 38-51.

[15] SHINDOH J, VAUTHEY J N, ZIMMITTI G, et al. Analysis of the efficacy of portal vein embolization for patients with extensive liver malignancy and very low future liver remnant volume, including a comparison with the associating liver partition with portal vein ligation for staged hepatectomy approach [J]. J Am Coll Surg, 2013, 217(1): 126-133.

[16] MADOFF D C, ABDALLA E K, GUPTA S, et al. Transhepatic ipsilateral right portal vein embolization extended to segment IV: Improving hypertrophy and resection outcomes with spherical particles and coils [J]. J Vasc Interv Radiol, 2005, 16: 215-225.

[17] LUZ J H M, LUZ P M, BILHIM T, et al. Portal vein embolization with N-butyl-cyanoacrylate through an ipsilateral approach before major hepatectomy: Single center analysis of 50 consecutive patients [J]. Cancer Imaging, 2017, 17(1): 25.

[18] LI T, ZHU J, MA K, et al. Autologous bone marrow-derived mesenchymal stem cell transplantation promotes liver regeneration after portal vein embolization in cirrhotic rats [J]. J Surg Res, 2013, 184(2): 1161-1173.

[19] AM ESCH J S, SCHMELZLE M, FÜRST G, et al. Infusion of CD133+ bone marrow-derived stem cells after selective portal vein embolization enhances functional hepatic reserves after extended right hepatectomy: A retrospective single-center study [J]. Ann Surg, 2012, 255(1): 79-85.

[20] BEPPU T, NITTA H, HAYASHI H, et al. Effect of branched-chain amino acid supplementation on functional liver regeneration in patients undergoing portal vein embolization and sequential hepatectomy: A randomized controlled trial [J]. J Gastroenterol, 2015, 50(12): 1197-1205.

[21] HONG D F, ZHANG Y B, PENG S Y, et al. Percutaneous microwave ablation liver partition and portal vein embolization for rapid liver regeneration: A minimally invasive first step of ALPPS for hepatocellular carcinoma [J]. Ann Surg, 2016, 264(1): e1-e2.

[22] GUIU B, CHEVALLIER P, DENYS A, et al. Simultaneous trans-hepatic portal and hepatic vein embolization before major hepatectomy: The liver venous deprivation technique [J]. Eur Radiol, 2016, 26(12): 4259-4267.

肝癌肝移植的诊疗发展与展望

肝移植作为治疗早期肝癌最有效的手段之一，其发展历经半个世纪。1963 年由 Starzl 教授完成了人类首例原位肝移植手术，该手术对象是一名患有胆道闭锁的儿童，Starzl 教授也开启了肝移植的先河。1964 年，Absolon 成功完成了首例异位肝移植术，紧接着在 1983 年，美国国家卫生机构正式宣布肝移植是终末期肝病的主要治疗手段。随着新型免疫抑制剂的不断问世以及外科技术的日益成熟，临床肝移植的疗效得到了进一步提高，手术病死率显著降低，患者的存活率也随之上升。

一、肝癌肝移植的标准演变

原发性肝癌是我国最常见的致死性恶性肿瘤之一，对人类健康构成严重威胁。肝移植术不仅可以切除肝肿瘤，还能同时移除伴有硬化的病肝，取而代之的是功能良好的供肝，因此理论上被认为是治疗肝癌最彻底、最有效的方法。随着 1963 年全球首例人体肝移植的成功实施，肝移植技术在临床场景中的应用也正式拉开了序幕。然而，在肝癌患者进行肝移植手术的最初阶段，许多中晚期巨大肝癌患者接受了肝移植手术，在技术、药物、肝癌自然病程等多方面限制下，早期报道的肝癌肝移植患者 5 年生存率仅为 18%。经过半个多世纪的发展，肝移植已成为终末期肝病、急性肝衰竭及部分肝癌患者的最佳治疗方案，肝癌肝移植患者 5 年生存率升高到 70%～80%，这不仅是技术、药物的进步，也得益于肝癌肝移植标准的创立和推行。

在国际上，使用最为广泛的肝癌肝移植标准是由意大利癌症专家 Mazzaferro 教授于 1996 年提出的米兰标准，包括以下条件：①单个病灶直径≤5cm；②多发肿瘤，数量≤3 个且最大肿瘤直径≤3cm；③无大血管侵犯和肝外转移。米兰标准被公认为判断肝癌患者是否适合进行肝移植的"金标准"。美国多中心 HCC 移植联盟的统计数据显示，符合米兰标准的 HCC 患者肝移植后的 5 年生存率可达 71.3%，而不符合米兰标准的患者肝移植后 5 年生存率仅有 60.2%。但由于米兰标准严格限制了肿瘤大小和数量，导致许多可能受益但不符合标准的患者被排除在外，这是该标准的一个局限性。

随着对肝癌认识的加深以及外科医生临床经验的积累，为使更多肝癌患者能从肝移植中获益，世界各大移植中心陆续提出了更新的肝移植标准。在 2001 年，美国学者 Yao 等首次提出扩展肝移植标准，即美国加利福尼亚大学旧金山分校（University of California，San Francisco，UCSF）标准。符合这一标准的肝移植患者的 5 年生存率达到 75.2%，与米兰标准接近。随后，日本学者 Sugawara 等于 2007 年提出了日本标准，即"东京 5-5 标准"。此后，基于一项囊括了 36 家肝移植中心的多中心大数据研究结果，Mazzaferro 教授等于 2009 年拓展了米兰标准的范围，提出了"up-to-7 标准"，即肿瘤个数与最大肿瘤直径之和不超过 7。此外，国际上还相继发展出了许多单一中心的移植标准，如多伦多标准、京都标准、匹兹堡标准、韩国标准（Asan 标准）等。这些标准的出现，进一步拓宽了适合进行肝移植的肝癌患者范围，使更多患者从中受益。

中国的肝癌患者大多具有乙肝、肝硬化背景，为了建立适合中国国情的肝癌肝移植标准，国内多个知名肝移植中心在此领域积累的经验得到了充分体现：2006 年，复旦大学附属中山医院樊嘉教授团队提出了上海复旦标准，华西医院的严律南教授团队也在同一年提出了华西标准。随后，2008 年，郑树森教授团队提出了杭州标准。这些标准集合了国内顶尖肝移植中心在肝癌肝移植领域的经验，并予以深化、凝练。在《中国肝移植受者选择与术前评估技术规范（2019 版）》中，以米兰标准、UCSF 标准和杭州标准列为主要标准。此外，对于那些不符合移植标准的中晚期肝癌患者，通过辅助治疗达到移植标准后，仍然可以从肝移植中获益（表 2-4-1）。

表 2-4-1　目前国际主流的肝癌肝移植标准

肝移植标准	单枚肿瘤	多枚肿瘤	血管侵犯	肿瘤生物学特征
米兰标准	单枚≤5cm	数量≤3个且最大径≤3cm	无侵犯	—
UCSF标准	单枚≤6.5cm	数量≤3个 最大径≤4.5cm 直径总和≤8.0cm	无侵犯	—
日本标准（东京5-5标准）	单枚≤5cm	数量≤5个	—	—
up-to-7标准	单枚≤7cm	直径总和≤7.0cm	—	—
多伦多标准	—	—	无侵犯	无全身症状；排除低分化肿瘤
京都标准	单枚≤5cm	数量≤10个	—	异常凝血酶原≤400mAU/ml
韩国标准	单枚≤5cm	数量≤6个	无侵犯	—
上海复旦标准	单枚≤9cm	数量≤3个 最大径≤5cm 直径总和≤9cm	无侵犯	—
华西标准	可切除肝癌	可切除状态	无门静脉主干癌栓	无远处转移；门静脉主干癌栓为禁忌证
杭州标准	单枚≤8cm	直径总和≤8.0cm	无侵犯	直径总和＞8.0cm但血清AFP≤400ng/ml；排除低分化肿瘤

二、心脏死亡器官捐赠（donation after cardiac death，DCD）肝移植

（一）DCD 肝移植的发展背景和历程

我国肝移植的发展经历了一个漫长的过程。在 20 世纪 70 年代，武汉同济医院率先进行了首例动物原位肝移植，而最早的临床肝移植则始于 1977 年，由上海瑞金医院的林言箴教授以及武汉同济医院的裘法祖和夏穗生教授共同完成。随后的 1979 年，四川大学华西医院的吴和光教授开展了西南地区首例临床同种异体原位肝移植。

随着国际交流与协作的不断加强、新型免疫抑制剂的应用以及外科技术的逐步发展，国内肝移植事业迎来了第二次高潮。自 2001 年起，肝移植技术已成为我国治疗包括肝癌、肝硬化等各种终末期肝脏疾病的常规手术

方式，国内各大移植中心围手术期病死率已降至 5% 以下，术后 5 年生存率达到 80%。随后，中国红十字会总会和卫生部于 2010 年启动了公民自愿器官捐献工作。基于中华医学会器官移植学分会颁布的《中国心脏死亡器官捐献工作指南》，"中国人体器官捐献分类标准"被制定并发布。自 2011 年起，我国正式推出并逐步推广了器官移植注册和"中国人体器官分配与共享计算机系统"，即每一个公民自愿捐献的器官必须在该系统中进行公平分配。这一举措是中国器官移植事业的重要里程碑。经过 20 余年的发展，我国的肝移植技术已接近世界先进水平。

（二）DCD 肝移植目前存在的问题

1. 终末期肝病模型（MELD）评分

自 2002 年以来，终末期肝病模型（model for end-stage liver disease，MELD）评分已被全球大多数肝移植分配系统所采纳。该系统遵循将器官分配给等待期间死亡风险最高者的原则，基于患者的血清胆红素、肌酐和国际标准化比值（international normalized ratio，INR）等指标计算 MELD 评分，计算公式为：MELD=$3.8 \times \ln$［胆红素（mg/dl）］$+11.2 \times \ln$（INR）$+9.6 \times \ln$［肌酐（mg/dl）］$+6.4 \times$（病因：胆汁性或酒精性 =0，其他 =1）。在该公式中，胆红素的单位转换标准为 1mmol/L=17.1mg/dl，肌酐的单位转换标准为 1mmol/L=88.4mg/dl。尽管晚期肝病患者的 MELD 评分较高，然而许多肝细胞癌患者的肝脏代偿性较好，导致 MELD 评分较低。因为肿瘤进展所带来的生存风险超过了肝衰竭的风险，因此在许多分配系统中，肝癌患者会被赋予额外的分数，以平衡这两种人群在死亡风险方面的差异。

2. DCD 肝移植术后并发症

DCD 肝移植术后并发症是影响肝移植疗效的重要因素。这些并发症包括原发性移植物无功能（primary nonfunction，PNF）、术后出血以及胆道并发症等，据报道，这些术后并发症的发生率在 14%～35% 之间。特别是 PNF，它是肝移植术后早期最严重的并发症之一，有时甚至会导致移植失败，需要进行二次肝移植。与其他并发症相比，肝移植术后 PNF 的发生率相对较低，为 0.6%～10.0%。

腹腔出血作为肝移植术后最常见的并发症，可能发生在术后的任何时期，尤其是在术后 48 小时内。一旦发生腹腔出血，应立即进行腹腔探查，以确定出血部位，并采取彻底的止血措施。血管相关并发症包括肝动脉和门静脉血栓形成及狭窄，以及移植肝流出道梗阻，这些并发症可能导致移植肝功能丧失和受者死亡。近年来，随着外科器械和手术技术的不断进步，这些并发症的发生率逐渐下降。

胆道相关并发症的发生率为 5%～50%，包括胆漏以及由胆管吻合口狭窄、胆管缺血性变化等引起的胆道梗阻。其中的一些并发症最终可能导致移植肝功能丧失，这些问题是影响患者长期生存的主要原因之一。此外，DCD 肝移植术后还可能出现其他并发症，如移植后糖尿病、高脂血症以及肾功能不全等。

3. 免疫排异及处理原则

免疫排斥反应是肝移植术后影响移植肝和患者长期生存的关键因素。DCD 肝移植术后免疫排斥反应较为常见，大多数受者在术后可能经历一次或多次排斥反应，其中 5%～10% 的移植肝可能会出现失功。肝移植后的排斥反应主要分为超急性、急性、慢性排斥反应以及移植物抗宿主病（graft versus host disease，GVHD）。其中，急性排斥反应最为常见，通常在移植后 5～7 天发生，可以通过糖皮质激素冲击治疗来处理。对于不可逆排斥反应，需要考虑进行再次肝移植。慢性排斥反应，也被称为胆管缺乏性排斥反应或胆管丧失综合征，多发生在移植术后 1 年左右。这种情况属于不可逆排斥反应，多数患者需要再次进行肝移植以恢复其肝功能。

三、活体肝移植

（一）活体肝移植的发展历程

活体肝移植（living donor liver transplantation，LDLT）最早于 1988 年和 1989 年由巴西圣保罗大学医学院的 Raia 等人在两名儿童中首次实施。随后，在 1993 年，日本信州大学医学院的 Makuuchi 教授团队成功地完成了首例成人活体肝移植，此举也将 LDLT 作为 HCC 的一种治疗策略引入临床实践。在中国大陆地区，首例成人 LDLT 是 2002 年由华西医院的严律南教授团队成功实施的，此后，包括天津、北京、上海等多个移植中心陆续开展 LDLT 手术。

（二）术前评估方法及进展

1. 供肝管道评估

三维重建技术能够清晰地展示肝内脉管系统的立体图像。通过在不同的角度和方向上进行旋转，可以多维度地展示肝动脉、门静脉、肝静脉以及胆管的空间结构和相邻关系，从而使外科医生能够更加清晰地理解这些结构的变异、走向和汇合方式，从而在解剖过程中得心应手。磁共振胰胆管成像（magnetic resonance cholangiopancreatography，MRCP）是术前评估胆管解剖变异的主要手段，术中常规开展胆道造影（intraoperative cholangiography，IOC）可获得更精确的胆管分布图像。近年来，吲哚菁绿（ICG）胆管造影技术逐渐崭露头角，这种技术具备实时导航的优势，使外科医生能够更加准确地识别和定位胆管结构。

2. 供肝脂肪样变性的评估

脂肪性肝炎（steatohepatitis，SH）作为移植后不良事件的一个独立影响因素，包括肝大泡脂肪变性（hepatic macrovesicular steatosis，HMS）和肝小泡脂肪变性（hepatic microvesicular steatosis，HMiS）。肝活检被广泛认可为评估脂肪性肝炎的"金标准"，其有效性与安全性已取得共识并被写入英国胃肠病学会指南。一些研究选择以肝小泡脂肪变性（HMiS）为主要特点的移植器官，并证实脂肪变性超过 30% 时，移植物并不会增加 PNF 的发生风险，因此，目前认为 HMS 是导致受体不良事件的主要因素。严律南教授团队提出了针对中国大陆群体 HMS 程度的计算公式：HMS=47.7+1.48BMI–1.14CT（其中 BMI 代表身体质量指数；CT 代表计算机断层扫描 HU 值）。大多数移植中心不接受 HMS 超过 30% 的移植器官作为供体。

3. 标准肝体积的估算

标准肝体积（standard liver volume，SLV）是指在非疾病状态下，肝脏体积的标准值。早在 1994 年，Urata 等考虑了患者的体重和身高，设计了一个简单的公式用于估算 SLV：SLV（ml）=706.2× 体表面积（m²）+2.4。Makuuchi 等基于这一公式，并结合 CT 评估，成功地实施了一例成人左半肝 LDLT 手术。中国香港大学医学院的 Fan 等提出了适用于中国人的香港公式来预测标准肝重量（estimated standard liver weight，ESLW）ESLW（g）=

218+ 体重（kg）×12.3+ 性别 ×51（性别：女性 =0，男性 =1）。尽管香港公式对中国人的估算较为精确，但计算过程相对复杂，同时，获得 ESLW 后，还需要进一步应用公式来计算 SLV。四川大学华西医院严律南教授团队通过对 115 例不含中肝静脉的右肝移植器官进行分析，认为性别在此情况下并不起决定性作用，因此可以将其从公式中排除。他们提出了一种适用于中国人的成都公式：SLV（ml）=11.508× 体重（kg）+334.024。这一公式在中国人群且 BMI 在 18～28kg/m² 范围内，表现较为准确。

（三）受体术后常见并发症及处理策略

远期胆道并发症，包括胆漏（bile leak，BL）以及胆道吻合口狭窄（biliary anastomotic stricture，BAS），在 LDLT 中较为常见。无论移植器官的类型或胆道重建的方法如何，胆道并发症的综合发生率介于 7.4%～39% 之间，其中 BL 的发病率在 5.1%～23.4%，而 BAS 的发病率则在 6.5%～21.5% 之间。与全肝移植相比，LDLT 中移植物的胆管尺寸更小，因此发生吻合口狭窄的可能性较高。肝管空肠吻合术（hepaticojejunostomy，HJ）曾作为胆道重建的主要方式，但目前胆管端到端吻合（duct-to-duct anastomoses，DDA）成为主流。DDA 具有操作技术简便、无须进行肠道操作、保持了胆肠生理连续性等优势，并在发生胆道并发症时易于进行内镜操作。2009 年，Marubashi 等提出了开放式吻合技术（"open-up" technique），将 BAS 的发病率有效降低至 7.2%，而 BL 的发病率则下降至 1.2%。

小肝综合征（small-for-size syndrome，SFSS）是受体最严重的并发症之一，表现为胆汁淤积、顽固性腹水、败血症等，且病死率较高。Sugawara 等报告，当移植物体积（＝重量）/ 标准肝体积比例（graft volume standard liver volume ratio，GV/SLV）小于 40% 时，可能导致高胆红素血症、凝血酶原时间延长等。因此，GV/SLV 小于 40% 被视为移植物选择的下限。小肝综合征通常定义为移植物受体体重比率（graft recipient weight ratio，GRWR）小于 0.8 或 GV/SLV 小于 40%。华西医院严律南教授团队首次在中国大陆报道了一例联合 DCD 的双供肝移植方法，这一方法既保障了供体的安全，也避免了受体小肝综合征的发生；不仅能充分利用 DCD 移植器官，还可为紧缺的肝源提供更为灵活的选择。

大肝综合征（large-for-size syndrome，LFSS）是由于移植物大小与受体腹腔不匹配，导致受体脏器受压而引起的一种致死性并发症，虽然目前尚无确切的计算公式用于评估 LFSS，当移植物右侧前后径比值（right anteroposterior，RAP）与受体右上腹前后径不匹配时，可考虑使用劈裂式肝移植（split liver transplantation，SLT）或减体积肝移植（reduced-size liver transplantation，RSLT）。对于供肝的裁剪方式，包括在体左外叶裁剪、在体右后叶裁剪、在体右半肝裁剪以及离体左半肝裁剪等。四川大学华西医院严律南教授团队提出，可以采用移植物重量（graft weight，GW）与 RAP 以及 GRWR 相结合作为预测 LFSS 的方法，从而在术前杜绝供肝裁剪过度而引发 SFSS。严律南教授团队首创离体裁剪供肝右后叶（ex vivo right posterior sectionectomy，eRPS）新术式，该术式同时确保了移植肝右静脉（right hepatic vein，RHV）的完整性，最大限度得保证了右肝流出道的完整性，有效得保证了残肝体积，避免 LFSS 的发生。

（四）供肝获取微创化

在确保供体绝对安全的前提下，追求最小创伤成为近年来 LDLT 的主要努力方向。2002 年，Cherqui 等首次报道了腹腔镜下左外叶供肝切取，这标志着微创供肝时代的开启。然而，在成人 LDLT 中，为保证移植物满足受体的需求，通常需要切取供体的右半肝。在 2005 年至 2006 年间，Kurosaki 等和 Koffron 等成为全球首批开展腹腔镜辅助右半肝切除（laparoscopy-assisted right hepatectomy，LARH）的两个团队，他们通过上腹正中切口实现了直视下胆管造影、肝实质切割以及移植物取出等功能。而在 2012 年，法国学者 Soubrane 等成功实施了全球首例全腹腔镜右半肝切取（laparoscopic living donor right hemi-hepatectomy，LLDRH）手术。随后在 2016 年，华西医院李波教授团队报告了中国大陆地区首例全腹腔镜下右肝供肝切取的成功案例，手术过程进行得相当顺利。

四、肝癌肝移植的多学科诊疗

(一)多学科诊疗背景下肝癌肝移植的桥接治疗与降期治疗

肝癌患者通常需要在移植前经历等待期,在等待期间对肝癌患者进行治疗以控制肝癌进展的阶段被称作桥接治疗(bridge treatment)。经典的桥接治疗手段包括 TACE。近年来,肝癌的局部治疗方式蓬勃发展,如射频消融(radiofrequency ablation,RFA)、钇-90 内放射治疗、体部立体定向放疗(stereotactic body radiotherapy,SBRT)等,这些治疗方式表现出比传统 TACE 更有效的局部肿瘤控制效果。通过多学科诊疗团队(MDT)制订个体化局部治疗联合靶向药物方案,有望减少等待肝移植期间患者的脱落情况。

通过对初始不符合现有肝癌肝移植标准的患者进行全身联合局部的综合治疗,从而缩小肿瘤、达到可行肝移植术的过程被称作降期治疗(down-stage),降期治疗成功的肝癌患者,在进行肝移植手术后仍能显著增强生存获益。

近年来,针对肝癌的靶向药物和免疫检查点抑制剂(immune checkpoint inhibitor,ICIs)研究有较多突破,索拉非尼、仑伐替尼靶向单药以及靶向免疫联合治疗降期后均有成功完成肝移植手术的病例报道,但免疫治疗有致死性排斥反应的报道,因此在基于免疫治疗的降期治疗中,选择合适的移植时机显得尤为重要。以纳武利尤单抗(nivolumab)为例,其半衰期为 25 天,回顾性研究显示,在停药超过 4 周后进行肝移植的病例,术后排斥反应或其他严重并发症发生率并未增加。与 DCD/ 脑死亡器官捐献(donation of brain death,DBD)移植时机的不确定性相比,有计划的活体肝移植在精准控制手术时机方面具备更大优势。

(二)肝癌肝移植术后辅助治疗

近年来,肝癌相关的指南和规范均指出肝癌合并微脉管侵犯(microvascular invasion,MVI)是肝癌复发的独立危险因素。针对高复发风险的肝癌患者,积极开展术后辅助治疗可能带来生存获益。一项 2020 年的国内回顾性研究表明,在合并乙肝肝硬化的高复发风险肝癌受者中,仑伐替尼作为移植术后的辅助治疗,安全有效,能够显著延长无病生存期。靶向药物已成为术后辅助治疗的新选择。对于接受肝癌肝移植的受者而言，长期使用免疫抑制剂会削弱免疫细胞对肿瘤的抗击能力，也是肿瘤复发、转移的高危因素。故而肝癌肝移植受者术后预防复发综合治疗与一般的肝癌切除术存在相似之处，但也有明显的差异。除了采取个体化低剂量免疫抑制方案外，系统评价显示，在肝癌肝移植受者中，使用哺乳动物雷帕霉素靶蛋白（mammalian target of rapamycin，mTOR）通路抑制剂的患者，其肝癌复发率显著低于接受钙神经蛋白抑制剂（calcineurin inhibitors，CNIs）治疗的患者。在此背景下，基于免疫抑制方案如依维莫司和西罗莫司，可能有助于肝癌肝移植受者获得更好的预后，降低总体肿瘤复发率和复发相关的死亡率。然而，这一结论仍需在前瞻性随机对照试验中得到验证。

（三）肝移植术后肝癌复发的综合治疗

移植术后肿瘤复发仍是影响远期预后的主要因素，肝癌肝移植术后 5 年复发率达 20.0%～57.8%，即使是符合米兰标准的肝癌患者，术后 5 年复发率仍然高达 4.3%。移植术后肝癌复发首选治疗方法仍然是手术，进行再次肝切除术后 3 年生存率可以达到 51%～60%。对于较小的病灶，射频消融术仍然可以取得与手术切除相近的 3 年和 5 年生存率。SBRT 在肝移植术后复发治疗同样获得了令人鼓舞的成果。研究显示，HCC 患者肝移植术后肝内或肺部复发（最多 5 个靶病灶、最大径 3.6cm）经 SBRT 治疗后中位进展期为 6.5 个月，所有患者均未出现严重不良反应。在 2020 年的一项研究中，对于移植术后孤立性淋巴结复发的患者，SBRT 治疗获得了最长 31 个月的无进展生存期。

对于不可切除的病灶，可以根据患者病情个体化选择 TACE、分子靶向药物、系统性化疗或综合治疗方案。在肝移植术后患者中，靶向药物的临床研究相对较少。2016 年法国和 2018 年韩国的回顾性研究表明，相对于姑息性支持治疗，索拉非尼可以显著延长总体生存时间。同样，2021 年的回顾性研究也显示仑伐替尼在治疗肝癌肝移植术后复发患者方面具有一定疗效。然而，目前仍缺乏其他前瞻性临床研究的验证。免疫抑制剂西罗莫司可能在延长移植术后肝癌复发的生存期方面有潜在益处。2018 年，韩国的一项回顾性研究发现，在移植术后肝癌复发的患者中，服用西罗莫司的患者在术后 1、2、

3 年的总体生存率高于对照组。

在肝癌肝移植术后的复发患者中，应用免疫检查点抑制剂可能存在发生急性排斥反应的潜在风险。但在谨慎的个别应用中已有少量成功案例。例如，2017 年 *Gastroenterology* 报道了一名肝癌肝移植术后复发患者，通过调整免疫抑制剂剂量并联合使用纳武利尤单抗治疗，在治疗的前 10 个月内未观察到排斥反应的发生。另一项病例报道见于 2018 年的 *Hepatology*，该患者经过肝癌活体肝移植术后出现复发和肺转移，随后采用索拉非尼治疗效果不佳，但联合帕博利珠单抗（pembrolizumab）治疗 15 个周期后，肺转移灶完全消失，患者无瘤生存时间超过 10 个月，且未出现排斥反应。

根据指南和专家共识，大多数复发与全身肿瘤播散有关，最常累及的是肺（55.7%），其次是同种异体肝（37.8%）、腹部（37.7%）、骨骼（25.5%）、胸部（14.2%）和大脑（3.8%），因此不建议对移植后复发性肝癌行二次肝移植。

五、展望

（一）提升供肝质量以改善预后

推进脑死亡捐献和活体捐献是扩大供肝来源、提升供肝质量的关键策略。研究显示 DBD 肝移植较 DCD 肝移植具有更低的术后并发症风险，同时器官存活率和患者生存率更高。DBD 可通过有序撤离生命支持设备，减少器官热缺血时间和再灌注损伤。近年来，中国在完善死亡器官捐献体系方面取得积极进展，不断改进脑死亡判定的临床实践标准，始终遵守"死亡在前，捐献在后"的国际伦理原则。卫生部于 2013 年首次制定脑死亡判定标准，随后发布《中国成人脑死亡判定标准与操作规范》。2022 年，国家卫生健康委员会将"人体捐献器官获取"和"脑损伤评价"列入国家医疗质量安全改进目标。随着脑死亡概念的推广，DBD 实践经验积累，国内 DBD 供肝在尸体肝移植中的比例从 2015 年的 16% 增至 2021 年的 62.3%。LDLT 具有缺血时间短、组织相容性高等优势。此外，LDLT 避免了肝癌患者因等待尸体供肝而导致预后恶化的可能性。重要的是，LDLT 可以提供最佳的移植时机和移植前处理。

（二）强化多学科全程管理以提升预后

近年来，免疫治疗已经在肝癌的转化治疗中取得了显著进展，未来需要更加深入研究肝癌和移植状态下免疫微环境的变化，拓展其在肝癌肝移植桥接治疗、降期治疗及移植后复发治疗中的可行性。在多学科背景下，联合基础研究和临床课题成果，基于肝癌病理、分子分型的精准评估是进一步筛选潜在获益患者、预测免疫疗效的重要基础。

多学科诊疗将相关学科的进展凝聚成合力，在肝癌全程管理中起着关键作用，历年的《原发性肝癌诊疗指南》都强调 MDT 诊疗的重要性。现今新的系统治疗药物和综合治疗策略为肝癌肝移植带来了新的希望，但还有诸多问题需要 MDT 协作和临床课题进行进一步验证。这包括超标准肝癌的降期治疗适应证和评价标准、降期成功后的移植时机选择、桥接治疗的适应证范围、围手术期系统治疗药物的选择和停药时间等。有研究显示，新辅助放、化疗可以显著提高不可切除肝门胆管癌的肝移植术后 5 年生存率，这也为拓宽肝移植的适应证范围带来了新思考，而 MDT 参与制定标准规范可能是解决这些问题的最佳途径。

六、结语

肝移植作为治疗肝癌的关键手段，探讨如何进一步提升供肝质量、推动活体肝脏移植、降低围手术期并发症以及更合理地衔接肝癌桥接及降期治疗，都是为了更好地提升患者长期生存率。在能够接受的预后范围内，拓展肝癌肝移植的适应证将成为未来的重要发展趋势，通过术前降期治疗筛选生物学行为较好的肿瘤，使部分超出适应证的进展期肝癌、原发性胆管癌患者被纳入标准之内，有望极大改善此类患者预后。肝癌肝移植所取得的成就，在很大程度上依赖于 MDT 的协同合作与突破，通过不断的创新和多学科合作，肝移植技术将在治疗肝癌的道路上为患者带来更多的生存获益，提高患者的生活质量。

（曾勇）

腹腔镜肝癌切除的应用与进展

由于手术难度高且外科团队培养周期长，相比普外科其他微创手术，腹腔镜肝切除（laparoscopic liver resection，LLR）起步稍晚，国内起步亦稍晚于国外。全球第一例于 1991 年由 Reich 教授等报道，三年后海军军医大学第三附属医院（东方肝胆外科医院）周伟平教授等报道了我国第一例 LLR，2002 年中国人民解放军总医院刘荣教授等报道了腔镜左半肝切除病例，2004 年华中科技大学同济医学院附属同济医院陈孝平教授，2005 年浙江大学医学院附属邵逸夫医院蔡秀军教授等先后报道了腔镜右半肝切除病例，2014 年陆军军医大学第一附属医院郑树国教授等报道了腔镜联合 ALPPS 病例，同年复旦大学附属中山医院樊嘉教授等完成了亚洲首例腔镜供肝切取。近 30 年来，随着肝外科医生理念更新，技术进步，经验积累，手术器械完善，LLR 在我国迅速发展，安全性、有效性被逐渐验证，相关文章及病例报告数量大幅增加。从最初切除良性肿瘤、左外叶恶性肿瘤时还需手辅助、顾虑腔镜下肿瘤播散、定位不准确、无法控制出血、气体栓塞等一系列问题，到现在腔镜下可完成除肝移植外所有肝外科手术，包括左右三叶切除，ALPPS，全尾叶切除，解剖性肝段切除，血管及胆管吻合重建，肝癌复发二次手术等。同时 LLR 也从国内较大肝外科中心向地市级医院层层推广，其理论体系，技术特点，培养曲线均越发成熟。我国 LLR 发展大致分为三个阶段：探索尝试（1994—2001），快速发展（2002—2014），成熟创新（2015—现在）。

一、探索尝试阶段（1994—2001）

自 1994 年周伟平教授等报道我国第一例 LLR 起，少数中心逐步开始尝试肝微创手术。1996 年南方医院李朝龙教授等报道 4 例 LLR，其中两例为边缘肝段肝癌。在此期间相关文献及病例报道较少，我国 LLR 临床实践与研究进展缓慢，究其原因：①LLR 理念更新慢，仍停留在边缘肝段良性肿瘤的切除，对恶性肿瘤或中央肝段肿瘤行 LLR 缺乏理论基础和实践经验。②LLR技术欠熟练，对患者体位及穿刺孔位置，镜头画面的适应，腔镜器械的使用，肝脏的游离，血管及肿瘤的暴露，肝门的阻断，静脉出血的控制，气栓的预防等缺乏相关培训及实操。③LLR 器械较落后，腔镜画面分辨率低，易模糊，气腹压力不稳定，深部肿瘤无法定位，没有理想的肝实质离断器械，缺乏恶性标本取出工具等。

二、快速发展阶段（2002—2014）

2002 年左右 LLR 主要集中在国内几个大中心，虽有高难度手术报道，大多数仍为边缘肝切除或手助中央肝段切除，Ⅶ、Ⅷ段切除未见报道。手术适应证为Ⅱ、Ⅲ、Ⅳa、Ⅴ、Ⅵ段肿瘤，肿瘤暴露困难、邻近大血管及中央肝段切除仍是手术相对禁忌证。2002 年刘荣教授等报道了 1 例肝良性肿瘤腔镜左半肝切除，之后于 2003 年再次报道了 25 例 LLR 和 11 例肝癌 LLR。2004 年陈孝平教授、2005 年蔡秀军教授等相继报道了腔镜右半肝切除，成为如今标准化的右半肝切除流程。20 年前在腔镜下显露及离断门脉右支、肝右动脉及右肝管是手术难点且风险较高，是手术相对禁忌证。

器械与理念、技术的进步同步加速，2005 年新疆医科大学第一附属医院温浩教授等报道了超声刀在 LLR 中的应用。采用 Pringle 法阻断血流，不仅减少了术中出血同时可使术野显露得更加清楚。采用切割闭合器离断重要的Glission 管道和肝静脉，能够降低手术中因出血造成的困难，缩短手术时间。对于肿瘤位置深或肝硬化严重的患者，采用术中 B 超探查与定位，区分肝占位性质，明确与周围管道解剖关系。

自此，我国 LLR 进入快速发展阶段，开展 LLR 的中心越来越多，手术难度降低，手术数量、相关文献及病例报道明显增多。2005 年我国肝外科医生相继报道腔镜右半肝切除，腔镜右三叶切除，2007 年报道腔镜右半肝、右前叶及右后叶切除。2008 年对 123 例 HCC 患者行 LLR 的临床分析结果显示：4 例因不可控静脉出血中转开腹，完全 LLR 93 例，平均出血量 250ml，5 例发生术后少量胆漏经引流对症治疗后愈合，术后平均住院时间为 5.8 天，无穿刺孔及腹腔内肿瘤播散转移，1 例因术中气栓死亡。表明 LLR 具有恢复快、创伤小等优点。虽起步艰难，但在有熟练开腹手术技巧及丰富经验的中国肝外科医生努力下，通过提高腔镜手术技巧，控制肝脏血流，减低中心静脉压等，实现了腔镜手术禁区的突破，中央肝段（Ⅳa、Ⅶ、Ⅷ段、半肝、三叶）的切除，始终紧跟国际水平。此外，我国肝癌患者大多伴有肝硬化，增加了手术难度和风险，相较于开腹手术，经合理筛选的患者行 LLR 具有出血少，并发症少，术后住院时间短等优势。

在国内外肝外科医生共同努力下，2008 年路易斯维尔专家共识确立了 LLR 的可行性及安全性，可在训练有素的肝胆及具有腹腔镜经验的外科医生中开展 LLR，为肝外科医生提供初步指引和治疗策略选择。LLR 指征为肿瘤位于边缘肝段（Ⅱ、Ⅲ）小于 5cm 且与肝脏重要管道存在安全距离，推荐左外叶切除常规由腔镜完成，半肝切除、三叶切除及Ⅶ、Ⅷ段切除被定义为中央肝段切除。我国于 2013 年发布了第一个 LLR 专家共识和操作指南，将 LLR 的适应证进一步推广：良性疾病包括有症状或直径>10cm 的肝海绵状血管瘤，有症状的局灶性增生结节、腺瘤，有症状或直径>10cm 的肝囊肿以及肝内胆管结石等。恶性疾病包括原发性肝癌、继发性肝癌及其他少见的肝脏恶性肿瘤。禁忌证：除与开腹肝切除术禁忌证相同外，还包括不能耐受气腹者，腹腔内粘连，难以暴露、游离病灶者，病变紧贴或直接侵犯大血管者，病变紧贴第一、第二或第三肝门影响暴露和分离者，肝门部被侵犯或病变本身需要行大范围肝门部淋巴结清扫者。

在有经验的肝外科中心，做好全面的术前评估，对于开腹可切除的肿瘤，解剖位置和肿瘤大小已不能成为 LLR 的禁忌证。四川大学华西医院李波教授等报道了 281 例 LLR，中央肝段（Ⅰ、Ⅳa、Ⅶ、Ⅷ）切除手术时间长，中转开腹率高，与边缘肝段（Ⅱ、Ⅲ、Ⅳb、Ⅴ和Ⅵ）切除相比在术中出血、并发症发生率、住院时间和肿瘤复发率方面没有显著差异。中山大学孙逸仙纪念医院陈亚进教授等的报道也大致相同，中央肝段与边缘肝段肿瘤切除相比，两者术中中转开腹的概率、出血、手术标本切缘大小、术后并发症发生率和术后住院时间时长均无明显统计学差异。Kenichiro Araki 教授等报道了 2000—2014 年腔镜肝Ⅰ段切除，表明其可行性及安全性。武警八七一〇部队医院艾军华教授等报道了一项单中心研究，5～10cm 的 HCC LLR 结果：275 名患者中有 97 名接受了 LLR，其他患者接受了开放手术。平均手术时间、平均估计术中失血量和输血率没有显著差异。LLR 组术后住院时间较短，术后并发症发生率较低。随访显示肿瘤复发率无显著差异。两组患者的 1 年和 3 年总生存率（overall survival，OS）以及无病生存率（disease free survival，DFS）也无显著差异。这为解决 HCC LLR 中切缘不足和根治性切除率不令人满意的担忧提供了积极证据。

FLR 不足是导致肝癌无法根治性切除的重要原因之一。相对于 PVE 和 PVL，ALPPS 能够促进 FLR 在短时间内快速增长，使得初始不可手术切除的肝癌患者获得二期根治性手术机会。腹腔镜 ALPPS 减少了手术创伤，使得术后并发症发生率和死亡率均明显减低。而使用腹腔镜进行的 ALPPS 一期手术相比于开放手术可以非常明显地降低腹腔脏器发生粘连的可能，使腹腔镜或者开放的二期手术更加简单，继而也能提高二期手术的安全性。不但如此，局部腔镜 ALPPS、射频或微波消融辅助腔镜 ALPPS 以及肝门阻断等也被运用于腹腔镜 ALPPS 一期或二期手术中。

第二届国际腹腔镜肝切除专家会议于 2014 年在日本盛冈举行。该会议回顾了 2008—2013 年的 5 年间来自 27 个肝脏中心共计 3 765 例腹腔镜肝切除术，其中 56.4% 为 CRLM 患者，其余 43.6% 为 HCC 患者。无论是国内还是国外，转移性肝癌（最主要是 CRLM）已超过原发性肝癌成为腹腔镜肝切除术的主要病种。从近些年我国肿瘤的发病趋势看，CRLM 可手术发病数量逐年增加，以 CRLM 为主要代表的转移性肝癌行腹腔镜肝切除术的数量也会逐年增加。在笔者中心，2006—2016 年共完成腹腔镜肝恶性肿瘤切除 705 例，其中 HCC 占 80.2%，CRLM 占 14.5%；而 2017—2018 年腔镜手术中有 33.1%（231/698）为 CRLM 患者。概而论之，凡是能通过腹腔镜肝切除改善患者预后的原发性和转移性肝癌均是腹腔镜肝切除术的适应证。盛冈国际会议更新了路易斯维尔专家共识，重点关注 LLR 的技术、获益及风险，强调了术前评估，术前准备，手术步骤，手术技巧，并发症处理等，并且认为除获得活体供肝之外 HCC 进行腹腔镜治疗已经几乎没有争议和限制。自此腹腔镜肝切除开始进入成熟创新的新阶段。

三、成熟创新阶段（2015—现在）

随着手术量的增加和手术经验的积累，中国的腔镜肝切除进入了成熟创新的新阶段。众多的中心也对各自中心和中国的腔镜肝切除进行总结。

在此阶段，代表性的工作是腹腔镜解剖性肝切除（anatomical laparoscopic resection，LAR）以及高难度的Ⅶ段、Ⅷ段及尾状叶切除报道比例增多。腹腔镜肝切除的定义越来越宽泛，位置也拓展到了所有肝段。四川大学华西医院回顾2015年1月至2018年12月接受腹腔镜肝切除术治疗的肿瘤直径5～10cm的HCC患者，显示LAR和非解剖性肝切除（laparoscopically non-anatomical resection，LNAR）围手术期结果相近，但3年OS和DFS都明显提高，表明解剖性的腔镜肝切除在HCC治疗中的优势。

术前三维成像技术可直观地显示Glisson各级分支的供血区域和肝静脉各级属支的引流区域，及其与肿瘤的解剖关系，对于血管处理困难的肝癌，术前可做三维成像，术前评估肝脏体积，计算剩余肝脏体积，确保手术安全，并且预设手术入路及需要处理的血管，提前制订处理方案。3D打印肝脏模型可以在此基础上进一步更好地布局手术入路和术中需要处理的血管，确保手术的安全性和根治性。ICG荧光显像可以辅助确定术中肿瘤的边缘以增加切缘借以进行术中实时导航，而腔镜超声及荧光腹腔镜的出现，为腹腔镜肝癌保证切缘多了一层保障。近年来，ICG荧光成像逐渐普及，可用于检测肝肿瘤的位置及边界，进行精确的解剖肝切除术，提高腹腔镜肝切除术的准确性。ICG荧光也存在透性差、假阳性率比较高、受肝脏质地（如肝硬化）等的影响，使其注射时间和浓度难以准确标准地执行的缺点。同时腹腔镜超声的使用技术被越来越多的外科医生掌握，术中进行超声探查能够发现术前未能发现的病灶并对术前发现的可疑病灶的性质进行再次确认，可以帮助我们更加准确定位肿瘤、判断切除平面，并且能够寻找重要的管道结构，以防误伤。术中超声有可能改变术前的手术计划，从而制订更加有利于患者的手术操作。术前和术中各种辅助寻找肿瘤及其边界，和肿瘤与重要血管的关系的操作方法的增多，提高了腔镜肝癌肝切除的安全性和准确性。

随着达芬奇机器人手术系统的逐步应用，有条件的中心已经开始探索将达芬奇机器人手术系统乃至国产机器人系统应用于肝癌肝切除术。机器人手术系统具有高清的 3D 视野、更大的放大倍数和多自由度的器械设计，可以进行更加精细的操作，与传统的腹腔镜技术相比具有明显的优势。机器人还可以实现远程会诊，远程操控，远程治疗，此外，机器人可以避免医生因年龄增长造成的肢体抖动，使手术更加安全。在 HCC 患者中，与开放肝切除术相比，机器人手术中位手术时间虽然更长，但是中位住院天数以及术后肝衰竭发生率较低，而 90 天 OS 结果相近。但由于机器人设备昂贵、性价比较低，目前仍仅推荐有条件、有一定基础的单位逐步开展。

一项分析了 1 173 名患者的 meta 分析显示，腹腔镜肝癌切除术术后 1 年、3 年及 5 年的生存率与开腹手术相当，在 2020 年，中国临床肿瘤学会（CSCO）发布的《中国临床肿瘤学会（CSCO）原发性肝癌诊疗指南 2020》中指出因为腹腔镜与常规开腹手术肝切除的预后无显著差异，均为肝切除的标准手术方式。同年中国研究型医院学会肝胆胰外科专业委员会也发表了《腹腔镜肝切除术治疗肝细胞癌中国专家共识》，这些指南的发布标志着腹腔镜肝切除在中国已经逐渐标准化、常态化和规范化。

现阶段，虽然腹腔镜肝切除越来越普遍，仍有专家对此进行思考，认为腹腔镜肝切除是一种技术，一定要以患者的良好预后作为第一目标，避免一味追求腔镜手术而导致的不良事件的发生。

四、结语

从技术上讲，所有类型的肝切除均可通过腹腔镜完成。随着腔镜的放大作用、对肝脏镜下解剖更加深刻的理解、三维重建技术、3D 打印技术、术中超声、术中染色等诸多辅助手段以及机器人手术的应用，腔镜肝切除越来越多被临床医生以及患者所接受乃至成为首选。值得注意的是，患者的安全和手术的根治性永远是第一位，腔镜与开放手术只是更好地治疗疾病的左右手而不是互相对立排斥的，同样，腹腔镜解剖性切除和非解剖性切除也要根据疾病本身特点来慎重选择。不但如此，对疾病本身的理解以及多方面多学科的合作也能选择更适合的手术方式和策略。在提高手术技术的同时，怎样制定规范的标准以及如何推广和进一步完善也是同等重要的环节。

（王鲁）

参考文献

［1］REICH H, MCGLYNN F, DECAPRIO J, et al. Laparoscopic excision of benign liver lesions [J]. Obstet Gynecol, 1991, 78(5 Pt 2): 956-958.

［2］周伟平, 孙志宏, 吴孟超, 等. 经腹腔镜肝叶切除首例［J］. 肝胆外科杂志, 1994, 2（2）: 82.

［3］刘荣, 王悦华, 周宁新, 等. 腹腔镜左半肝切除术 1 例报告［J］. 中国实用外科杂志, 2022, 22（10）: 635.

［4］陈孝平, 张万广. 中国腹腔镜肝癌手术 20 年回顾与展望［J］. 中华普外科手术学杂志（电子版）, 2021, 15（4）: 355-358.

［5］蔡秀军, 虞洪, 郑雪咏, 等. 腹腔镜右半肝切除一例［J］. 中华医学杂志, 2005, 85（13）: 86.

［6］郑树国, 李建伟, 肖乐, 等. 全腹腔镜联合肝脏离断和门静脉结扎的二步肝切除术治疗肝硬化肝癌［J］. 中华消化外科杂志, 2014, 13（7）: 502-507.

［7］胡捷, 周俭, 黄沛然, 等. 腹腔镜微创技术在肝切除中的应用现状与展望［J］. 中国肿瘤临床, 2022, 49（1）: 12-17.

［8］李朝龙, 邹衍泰, 于晓园, 等. 腹腔镜肝肿瘤切除［J］. 现代临床普通外科, 1996, 1（1）: 29-30.

［9］刘荣, 周宁新, 黄志强, 等. 完全腹腔镜肝切除 25 例临床报告［J］. 中华普通外科杂志, 2003, 18（7）: 400-402.

［10］刘荣, 王悦华, 周宁新, 等. 腹腔镜肝癌切除术 11 例临床报告［J］. 肝胆外科杂志, 2003, 11（2）: 114-117.

［11］温浩, 张金辉, 曹峻. 螺旋水刀和超声刀在肝叶切除术中的应用［J］. 肝胆外科杂志, 2005, 13（6）: 410-411.

［12］刘荣, 胡明根, 王刚. 完全腹腔镜肝右三叶切除一例［J］. 中华医学杂志, 2005, 85（25）: 1783.

［13］蔡秀军, 戴益. 腹腔镜肝脏切除术［J］. 腹部外科, 2007, 20（5）: 264-266.

［14］胡明根, 刘荣, 罗英, 等. 腹腔镜肝切除治疗肝细胞癌 123 例临床分析［J］. 中华外科杂志, 2008, 46（23）: 1774-1776.

［15］中华医学会外科学分会肝脏外科学组. 腹腔镜肝切除术专家共识和手术操作指南（2013 版）［J］. 中华外科杂志, 2013, 51（4）: 289-292.

［16］ZHENG B, ZHAO R, LI X, et al. Comparison of laparoscopic liver resection for lesions located in anterolateral and posterosuperior segments: A meta-analysis [J]. Surg Endosc, 2017, 31(11): 4641-4648.

［17］CHEUNG T T, POON R T, YUEN W K, et al. 单中心腹腔镜肝切除对比开放性肝切除治疗肝细胞癌伴肝硬化的长期生存分析［J］. 消化肿瘤杂志（电子版）, 2013, 5（01）: 56.

［18］ARAKI K, FUKS D, NOMI T, et al. Feasibility of laparoscopic liver resection for caudate lobe: Technical strategy and comparative analysis with anteroinferior and posterosuperior segments [J]. Surg Endosc, 2016, 30(10): 4300-4306.

［19］AI J H, LI J W, CHEN J, et al. Feasibility and safety of laparoscopic liver resection for hepatocellular carcinoma with a tumor size of 5-10cm [J]. PLoS One, 2013, 8(8): e72328.

［20］KAWAGUCHI Y, HASEGAWA K, WAKABAYASHI G, et al. Survey results on daily practice in open and laparoscopic liver resections from 27 centers participating in the second International Consensus Conference [J]. J Hepatobiliary Pancreat Sci, 2016, 23(5): 283-288.

［21］王鲁. 转移性肝癌的外科治疗［J］. 肝胆外科杂志, 2017, 25（4）: 305-307.

［22］沈锋, 邹奇飞, 范明明, 等. 中国腹腔镜肝癌切除术 20 年发展、问题与对策［J］. 中华普外科手术学杂志（电子版）, 2021, 15（4）: 369-373.

［23］叶于富, 陈伟, 白雪莉. 中国腹腔镜肝癌手术 20 年演变历程与成就［J］. 中华普外科手术学杂志

（电子版），2021，15（4）：363-368.

[24] XU H, LIU F, HAO X, et al. Laparoscopically anatomical versus non-anatomical liver resection for large hepatocellular carcinoma [J]. HPB (Oxford), 2020, 22(1): 136-143.

[25] DI BENEDETTO F, MAGISTRI P, DI SANDRO S, et al. Safety and efficacy of robotic vs open liver resection for hepatocellular carcinoma [J]. JAMA Surg, 2023, 158(1): 46-54.

[26] WANG Z Y, CHEN Q L, SUN L L, et al. Laparoscopic versus open major liver resection for hepatocellular carcinoma: Systematic review and meta-analysis of comparative cohort studies [J]. BMC Cancer, 2019, 19(1): 1047.

[27] 中国临床肿瘤学会指南工作委员会. 中国临床肿瘤学会（CSCO）原发性肝癌诊疗指南 2020［M］. 北京：人民卫生出版社，2020.

[28] 中国研究型医院学会肝胆胰外科专业委员会. 腹腔镜肝切除术治疗肝细胞癌中国专家共识（2020 版）［J］. 中华消化外科杂志，2020，19（11）：1119-1134.

[29] 陈孝平，张万广. 腹腔镜肝癌根治术的难点与争议［J］. 中华普外科手术学杂志（电子版），2018，12（5）：361-363.

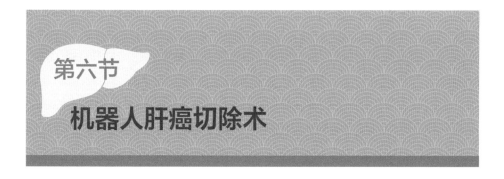

第六节

机器人肝癌切除术

　　随着国内机器人装机数量逐年增加，国产机器人手术系统研究如火如荼，更多的医学中心开始探索如何迈过机器人肝脏切除的学习曲线进而将机器手术系统在肝脏手术中熟练应用。虽然机器人肝脏切除手术学习曲线显著短于腹腔镜肝脏手术，但是该技术手段的成熟应用也有其一般规律，掌握其规律能够方便外科医生在开展机器人肝脏切除手术初期客观地看待该技术手段、逐步地完成手术难度梯度的攀升。本文就近年来机器人肝癌手术的安全性与有效性、机器人肝脏手术一般性实施方法和不同难度下的手术特点做一阐述，以期让同道更了解机器人肝癌手术，在适宜的条件下开展该技术。

一、机器人肝脏手术的安全性与有效性

2003 年 Giulianotti 等报道了国际首例机器人肝脏切除手术，此后机器人肝脏手术量逐年增加，截至 2022 年 12 月底中国大陆地区累计完成机器人肝脏手术 11 000 例以上。随着机器人肝脏手术量的积累，机器人肝脏手术的特点、优势和安全性逐渐得到认可。

机器人手术相对传统开腹手术、腹腔镜手术具有以下特点，应用于肝癌手术具有独特优势：①稳定有力的机械臂，尤其适合肝脏右后区等需要持续牵拉或者肝脏背侧区域需要持续掀起暴露的肝脏手术；②3D 放大的视野，能够精细地分辨肝内管道和解剖标志的空间位置关系；③术中荧光视野，解剖并结扎肝蒂后能够利用荧光负染确定肝脏切线，利用肿瘤荧光正染校正肝脏切线并防止遗漏肿瘤；④缝合过程借助手指和手腕操控手术器械，相比于腹腔镜利用手掌和前臂操控器械，动作更灵活，缝合效率更高；⑤肝脏血管的钝性分离过程中，机器人对于血管的分离操作更加精确；⑥机器人滤除手部颤抖，静态操作更加稳定，动态操作更加平稳精细；⑦坐立位手术姿态，提高外科医生舒适度，缓解手术中主刀医生颈椎、腰椎压力，延长职业寿命。但机器人应用于肝癌手术也有一定的不足：①缺少触觉反馈，不能借助触摸定位肝脏内部肿瘤位置；②变换体位需要重新安装机器人手臂；③现阶段主刀位置可用的肝实质离断器械少于开腹和腹腔镜；④手术费用较高，需要结合患者经济条件选择。

多个研究对比了机器人、腹腔镜、开腹的肝脏手术安全性和有效性。对比开腹手术，Wang 等报道的单中心研究提示，机器人肝脏切除术并发症发生率更低，R0 切除率相似，住院时间明显缩短，在缩短住院时间、促进患者术后恢复和减少术中失血量方面具有显著优势。Liu 等人研究发现，与腹腔镜对比，机器人肝脏切除手术在减少术中出血量方面有显著优势，在并发症发生率、术后恢复时间等方面效果相当。同时多个系统综述综合对比了机器人、腹腔镜和开腹肝脏手术的区别，指出机器人肝脏切除手术是安全可行的，并发症发生率相当甚至更低，同时机器人肝切除术后患者的预后与开腹、腹腔镜肝切除手术相当。在复杂肝脏手术方面，机器人应用于肝脏后上区域、复杂肝左外，且在联合肝脏离断及门脉结扎的分次肝切除术

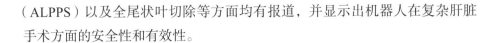

（ALPPS）以及全尾状叶切除等方面均有报道，并显示出机器人在复杂肝脏手术方面的安全性和有效性。

二、机器人肝癌手术一般性实施方法

（一）患者一般状况评估和适应证

对于早中期肝癌患者，根治性切除是首选治疗手段。与开腹肝癌切除相比，机器人肝癌切除只是手段不同，基本的手术适应证相同，适用于肝癌诊疗指南。不过由于机器人手术需要建立气腹、足侧方向的腔镜视野、非直接接触的机械臂操作等特点，对患者选择有一定特殊性。

1. 机器人手术患者需要建立气腹，如果患者心肺不佳不能耐受二氧化碳气腹，则需要降低气腹压并缩短手术时间，或者选择开腹手术。

2. 过度肥胖患者，此类患者肝脏位置通常较高，内脏脂肪肥厚导致视野不佳、肝门处理困难，开腹、腔镜、机器人手术难度均较高，各中心需要结合自身操作熟练度合理选择。

3. 对于非肝脏表面肝癌患者，由于在机器人肝脏手术中操作者不能利用手的触感探查肿瘤位置，手术最好配合术中超声探查、术中荧光、肝脏内外标志物校正手术切线，需要各中心结合自身软硬件条件实施。

4. 严重脂肪肝患者，肝脏质地软脆，手术器械翻动过程中动作需要更加轻柔，对于这类患者机器人手术难度较高，术中需结合自身情况开展。

5. 由于肝癌患者通常会多次复发，如果患者是二次手术或者多次腹腔术后，可能会有较为严重的腹腔粘连，导致分离困难、暴露困难，可以先行腔镜探查，明确腹腔粘连严重程度，再决定是否行机器人肝癌手术。

6. 虽有文献报道机器人切除直径 10cm 以上肿瘤的经验，但是肿瘤体积巨大会导致肝脏翻动困难，术中肝脏游离困难，术中肝癌破裂风险增加，术中视野受限。如果行巨大肝癌的机器人切除，需要操作者结合本中心条件开展。

7. 肿瘤紧贴第一、二、三肝门通常需要术中将肿瘤从大血管上钝性或者锐性剥离，甚至包括血管的切除重建，该类手术难度较高，需要在具备一定机器人手术经验的中心开展。

（二）机器人肝癌手术布孔

机器人肝脏切除手术布孔，不同的医疗中心有自己的习惯。机器人布孔有通用规律：脐周置孔、主线对称原则、对侧牵引原则、各操作孔分散原则（图2-6-1）。笔者所在医院的经验将肝脏布孔方案基本分为三类。第一类：模式化布孔方案，也是使用最多的方案。镜头孔位于肚脐右侧，根据手术部位适度调整；助手孔位于肚脐上下方，根据手术部位适度调整；按主线对称原则分别放置主副操作孔，主操作孔位于剑突下方，根据手术部位适度调整，副操作孔根据主线对称放置，一般位于右侧肋缘下1cm贴近腋前线，并适当调整；牵引臂遵循对侧牵引原则，布置于左侧肋缘下，根据主要手术区适当调整。该模式化布孔方案一般适用于左右半肝切除、中肝切除、尾状叶切除和位置较低的右后叶切除。肝脏的左外叶切除和高位肝段切除需要较为特殊的手术布孔方案。第二类：肝脏的左外叶切除，镜头孔位于脐下，助手孔位于肚脐左侧，主操作孔位于左侧腋前线近肋缘下，副操作孔位于右侧锁骨中线平主操作孔。第三类：肝脏右后叶区域，比如肝脏的右后上段部位的手术，患者右侧垫高，右臂悬吊，镜头孔较模式化布孔更偏右侧，助手孔根据实际情况置于脐上，主操作孔置于剑突下，副操作孔置于右侧结肠旁沟附近贴肋缘，牵引孔根据卧位情况，置于左侧肋缘下低点，根据主操作孔位置适当调整。有的中心布孔方案分为两类，肝右后叶区域需要患者左侧60°

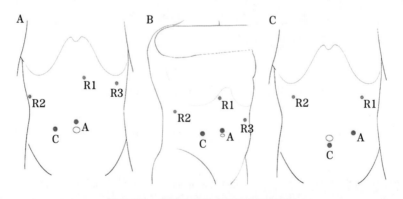

图2-6-1　机器人肝脏手术常见布孔方案

R1、R2、R3分别是机器人主操作孔、副操作孔、牵引臂孔，A孔是助手孔，C孔是镜头孔。

A.模式化布孔方案；B.肝脏右后叶手术布孔方案；C.肝脏左外叶切除布孔方案。

卧位，右臂头前上方悬吊，助手孔在患者的肚脐右侧介于副操作孔与观察孔之间。

需要指出的是，布孔的位置不是一成不变的，需要结合患者体型、肝脏的解剖变异、手术主要操作点的位置、腹腔内粘连区域分布等情况，根据布孔的通用规律适度调整。

（三）机器人肝脏血流控制方法

肝脏血流阻断法按照阻断管道不同分为入肝血流阻断和出肝血流阻断。机器人肝癌手术一般单纯采用入肝血流阻断即可完成。本中心机器人第一肝门的阻断方法历经多次迭代，目前使用的方法是，使用 8 号尿管环绕第一肝门两周提拉后，血管夹夹闭以固定阻断带完成预阻断，切肝前再次牵拉收紧阻断带，然后再夹第二个血管夹完成第一肝门血流阻断。当一次阻断时间未完成标本切除时，使用超声刀切开第二个血管夹即可松开肝门阻断，等待5 分钟依照前述操作，再次夹闭第二个血管夹行下一轮肝门阻断。部分中心也有使用乳胶导尿管，尿管管体插入导尿管头端开口进行固定的。也有中心使用单独打孔专门用于肝门阻断，用硬质的鞘管从体外控制肝门阻断。当肝脏手术中心静脉压控制不理想时，可以联合肝下下腔静脉阻断和肝上下腔静脉阻断。如果行机器人肝脏切除联合下腔静脉切开取栓，需要充分游离第二肝门处的下腔静脉，在阻断第一肝门的基础上同时阻断肝上下腔静脉，方可较为安全地完成下腔取栓操作，否则有下腔癌栓脱落进入肺循环的风险。不过机器人下腔静脉切开取栓操作难度较高，需要各中心结合自身条件开展。

（四）肿瘤定位与机器人肝脏切除线规划

肝癌根治性手术需要准确地定位肿瘤位置并设计合理的肝脏切除线以获得良好切缘。多个研究显示，目前腹腔镜手术与机器人肝癌切除术的 R0 切除率无统计学差异。开腹手术主刀医生可以借助触摸定位肿瘤位置，腹腔镜手术可以利用腔镜器械的触感协助定位肿瘤，机器人手术没有直接触觉，只存在视觉反馈，所以机器人肝癌手术更加强调术前规划。可以综合利用以下技术协助定位肝癌并规划手术切线：①利用腹腔镜超声定位肝癌，腔镜超声灵敏度高还能全肝探查防止遗漏肿瘤；②术中肝蒂阻断后利用缺血线和荧光负染边界确定肝脏缺血线和段、叶分界线，借助肿瘤荧光正染，术中校正手术切线，防止切线贴近肿瘤；③术前影像三维重建能够协助判断肿瘤位置、与血管关系、剩余肝体积，帮助规划切除线。

综合以上各种技术，笔者提出肝癌手术规划"定标""寻标""校标""优标"的"四标"手术原则。"定标"过程推荐术前结合肝脏内外标志物、PET检查、影像和三维重建结果，明确病灶类型、病灶的肿瘤生物学特征、病灶位置、血管变异情况，规划出手术的理想切线。规划肝脏切除线要建立在对解剖结构的熟练掌握和对肿瘤生物学特征充分理解的基础上，比如长在肝脏特殊部位的肿瘤，最小切缘已经为解剖结构所限定，不同种类的肿瘤要求的切缘不一。

在肝脏手术过程中，"寻标"和"校标"需要综合利用肝脏内外标志物、术中影像检查、荧光导航和显露缺血线等手段，术中寻找到术前"定标"所确定的手术切线的关键解剖位点和层面。以肝内外标志物为例，经常使用的肝外标志物包括肝叶范围的标志物、肝蒂在脏面的投影标志物以及肝脏背侧标志物；常用的肝内标志物是肝脏静脉主干和肝内Glisson管道。比如在右侧半肝切除过程中，预先标记从胆囊床中点至腔静脉陷窝的连接线，切肝过程中肝内寻找肝中静脉，但是肝静脉变异较多，此时可以利用机器人的足侧视野较为方便地观察肝后下腔静脉，辅助切线导航，此为更加固定的肝外标志物。"优标"是指利用前面三点准确地完成了肝癌的根治，但是随着术者对于解剖认识的迭代、肿瘤生物学行为认识的深入，肝癌切线的规划原则也会不断改进和优化。

总之借助以上技术和理念，机器人肝癌切除能够获得满意的切线。

三、不同难度等级机器人肝癌手术特点和实施办法

（一）学习型机器人肝癌手术种类及特点

机器人肝脏手术学习曲线显著短于腹腔镜，但是仍然需要遵循机器人肝脏手术进阶的一般规律逐步提高手术难度，以确保在患者手术安全的前提下实现机器人手术的成熟。机器人肝脏切除早期应该以肝脏良性肿瘤和转移癌为主，完成一定病例积累后逐步开展机器人肝癌切除。适合作为初学者开展

的学习型机器人肝癌切除手术有肝表面较小肿瘤剜除、左外叶切除、左半肝切除和Ⅵ段切除。

1. 肝表面小肝癌剜除要注意距肿瘤距离适度大于切缘，才能够保证较好的器械操作角度和较佳视野切除肿瘤底部肝实质，保证肿瘤底部切缘足够。

2. 肝左外叶切除如前所示，可以使用四孔法行模式化左外叶切除，使用直线切割闭合器离断Ⅱ/Ⅲ段肝蒂和左肝静脉的情况下，可以不阻断第一肝门。

3. 左半肝切除使用模式化布孔方案，切肝过程中可以选择肝中静脉作为肝内标志物，如果肝中静脉离肿瘤较远，不必刻意显露肝中静脉全程。

4. Ⅵ段切除布孔较模式化布孔方案向右侧调整，离断肝脏实质过程中不必刻意贴右肝静脉管壁右侧面，部分情况下可以适当牺牲Ⅴ段和右肝静脉终末部分以求尽量缩短肝脏切除线，减少术中出血和肝门阻断时间。

（二）成熟型机器人肝癌手术种类及特点

成熟型机器人肝脏手术一般是暴露差、切线长、切面复杂、需要处理的管道较多的肝脏切除手术。比如：大部分的解剖性肝段切除、左内叶切除和右半肝切除。

1. 解剖性肝段切除以Ⅴ段切除为例。解剖性肝段切除切面角度较为复杂，需要肝内或者肝外解剖肝段的肝蒂。这要求外科医生熟知肝段入肝和出肝血管正常的解剖走行方向，同时术前要了解患者的血管变异情况。肝脏的Ⅴ段切除，除了从右前肝蒂上发出的Ⅴ段支外还要处理右后肝蒂上发出的Ⅴ段分支。离断肝脏实质过程中，可以用肝中静脉和右肝静脉主干作为肝内的切线标志物。

2. 左内叶切除布孔使用模式化布孔方案，重难点在于分离和保护门脉矢状部、左侧肝管主干、左肝动脉，可以显露肝中静脉和左侧叶间裂静脉帮助校准肝内切除线。

3. 右半肝切除可以利用胆囊底部肝缘中点、腔静脉陷窝、肝后下腔静脉组成的三角面进行手术切线定位，此切除面上管道较少，不过仍然需要考虑肝中静脉的变异角度，尽量保留肝中静脉主干。如果右肝肿瘤较大不易翻动，为了防止肿瘤术中破碎，可以利用机器人的足侧视野沿着下腔静脉切开尾状叶腔静脉旁部，显露肝后下腔静脉导航切线，充分离断右侧半肝实质后，再分别离断右肝静脉主干、肝短静脉，右半肝切除后再游离右半肝周围韧带。

（三）进阶型机器人肝癌手术种类及特点

能够完成诸如肝右后叶切除、中肝叶切除、困难肝段切除、尾状叶切除和一些特殊类型肝脏手术，比如 ALPPS。这类进阶型机器人肝脏切除手术有着鲜明的手术特点。

1. 右后叶切除在模式化布孔的基础上将各戳孔向右侧适度调整，可以选用特殊肝脏体位：患者右侧垫高，右臂悬吊。右后叶切除切线很长，从肝脏右后下低点至右肝静脉根部，右膈下静脉汇入点可以看作右肝静脉汇入点的肝外标志物。右后叶切除时利用牵拉臂持续向左牵拉肝脏可以获得稳定较好的暴露，切除后肝脏归位，肝脏创面的出血不易检查，因此需要充分止血后再将肝脏归位。右后叶切除不必刻意全程暴露右肝静脉主干，显露肝静脉主干容易出现小的静脉破口，肝右静脉出血在肝脏归位以后不易检查和止血。如果肿瘤尺寸较大、距离右肝静脉很近，可以选择联合右肝静脉切除的扩大右后叶切除，以便扩大切缘，降低术后肝静脉出血风险。

2. 中肝叶切除是肝脏切除面最大的规则肝脏切除术，切面很大，需要处理的管道较多。布孔采用模式化肝脏布孔方案。如果不是肿瘤过分巨大，不必紧贴周围各个主要血管主干，比如门脉矢状部、左侧肝管、右后肝蒂主干、右肝静脉主干。如果紧贴肝蒂切除，管道处理不精细可能导致难以愈合的胆漏。肝脏实质的分离临近右肝静脉主干时，可以看到右肝静脉随心脏跳动而搏动，此时已经起到肝内定标的作用，不必刻意全程暴露肝静脉主干。

3. 困难肝段切除，包括Ⅷ段切除、Ⅶ段切除。肝脏Ⅶ段位置深在、空间狭小、暴露差，腹腔镜手术中需要助手持续、稳定的牵拉，对助手要求高。机器人手术中，利用牵引臂能够持续向左牵拉肝脏，提供较好的暴露和稳定的视野。配合右侧垫高、右臂悬吊，有助于肝脏左旋，对肝脏的暴露更有帮助。机器人戳孔整体向右侧调整，能够以更好的角度行肝脏切除。

肝脏Ⅷ段切除位置很高同样暴露差，在模式化布孔的基础上，可以整体升高各个戳孔的位置。采取右侧垫高的体位，能够帮助肝脏左旋。首先切开肝脏Ⅳ、Ⅴ、Ⅷ段之间分界点的偏足侧位置肝脏实质，然后分别向第二肝门方向和右后方向切开肝实质，之后利用牵引臂牵拉已切开肝脏实质切缘向左下方牵拉，使肝脏切面展开，提供稳定和充分的暴露。在此处向背侧深部分离可以解剖出Ⅷ段腹侧支肝蒂，向右侧深部可以解剖出Ⅷ段背侧支肝蒂。借助肝中静脉和肝右静脉主干可以辅助规划肝脏切除线。

4. 肝尾状叶切除。机器人的视野角度是自足侧向头侧仰视，此种视野对于解剖肝尾状叶的肝短静脉和门静脉尾状叶支具有较好角度，因此优势显著。机器人尾状叶手术也分为左侧入路、右侧入路、左右联合入路和联合半肝切除的尾状叶切除。不同尺寸的尾状叶肝癌，手术难度差别巨大。左侧入路能够实现绝大多数尾状叶的切除，右尾叶的肝癌不必强求左侧入路，可以选择右侧入路。尾状叶腔静脉旁部肝癌即使尺寸较小难度也比较高，可以选择沿肝正中线切开肝脏实质，在肝脏深部将尾状叶旁部肝癌切除。全尾叶切除手术可以选择左右联合入路，难度很高的情况下可以联合半肝切除。

5. 机器人 ALPPS 手术。2007 年为了切除右肝巨大肿瘤，Schnitzbauer 等设计了右侧门脉结扎联合肝实质离断的分布式肝切除手术，2012 年命名为 ALPPS 手术。一期手术时，该术式要求解剖并结扎患侧门脉同时离断预切除线处的肝脏实质。机器人在第一肝门肝蒂解剖中操作精细、视野良好，因此在肝外鞘内解剖结扎门静脉中处理很灵活。在离断预切除线处肝脏实质的过程中，肝中静脉或者其他静脉主干的分支左右两侧均需要夹闭处理。一般间隔 10 天左右可以行二期手术。由于一期手术在机器人下完成，肝脏、肠道、网膜、腹壁的浆膜面未经过多干扰，一期手术后切口疼痛轻微，患者能够早期下床活动，因此粘连比较轻微。二期手术松解开一期手术术区的粘连，离断预切除肝脏剩余肝蒂，离断肝脏静脉后游离标本，完成标本切除。

四、结语

机器人手术用于肝癌根治是安全有效的，因为其操作特点有利于完成肝脏背侧区域手术、狭小空间手术、大血管精细解剖、更高效的缝合打结操作，相比于其他微创手术技术更适合复杂的肝脏切除病例。合理的机器人肝脏布孔方案和体位调整对于肝脏手术区域的暴露和操作器械的角度很重要，建议机器人肝脏布孔方案综合考虑患者的体型、肝脏形态变异、主要手术位置等因素进行个体化调整。为了获得理想的肝脏切除线，手术前后可以综合利用三维重建、肿瘤荧光染色、术中超声等技术，术中还可以合理利用肝脏内外的解剖标志物辅助肝脏切线导航。机器人手术费用较高，装机不够普及，因此机器人肝癌手术需要结合设备资源、人才建设和患者来源三个要素合理开展。开展机器人肝癌手术在遵循机器人肝脏手术一般学习规律基础上，按照不同难度等级，循序渐进，逐步提高手术难度等级，可以在保证手术安全的基础上完成机器人肝癌根治手术技术的成熟。希望以上经验能为拟开展机器人肝癌手术的中心提供借鉴，让肝癌患者在更小的创伤下得到根治性治疗。

（刘荣）

参考文献

［1］WANG Z Z, TANG W B, HU M G, et al. Robotic vs laparoscopic hemihepatectomy: A comparative study from a single center [J]. J Surg Oncol, 2019, 120(4): 646-653.

［2］LIU Q, ZHANG T, HU M, et al. Comparison of the learning curves for robotic left and right hemihepatectomy: A prospective cohort study [J]. Int J Surg, 2020, 81: 19-25.

［3］GIULIANOTTI P C, CORATTI A, ANGELINI M, et al. Robotics in general surgery: Personal experience in a large community hospital [J]. Arch Surg, 2003, 138(7): 777-784.

［4］WANG W H, KUO K K, WANG S N, et al. Oncological and surgical result of hepatoma after robot surgery [J]. Surg Endosc, 2018, 32(9): 3918-3924.

［5］ZHANG L, YUAN Q, XU Y, et al. Comparative clinical outcomes of robot-assisted liver resection versus laparoscopic liver resection: A meta-analysis [J]. PLoS One, 2020, 15(10): e0240593.

［6］WANG J M, LI J F, YUAN G D, et al. Robot-assisted versus laparoscopic minor hepatectomy: A systematic review and meta-analysis [J]. Medicine (Baltimore), 2021, 100(17): e25648.

［7］GUAN R, CHEN Y, YANG K, et al. Clinical efficacy of robot-assisted versus laparoscopic liver resection: A meta analysis [J]. Asian J Surg, 2019, 42(1): 19-31.

［8］TSILIMIGRAS D I, MORIS D, VAGIOS S, et al. Safety and oncologic outcomes of robotic liver resections: A systematic review [J]. J Surg Oncol, 2018, 117(7): 1517-1530.

［9］ZHAO Z, YIN Z, PAN L, et al. Robotic hepatic resection in postero-superior region of liver [J]. Updates Surg, 2021, 73(3): 1007-1014.

［10］HU M, LIU Y, LI C, et al. Robotic versus laparoscopic liver resection in complex cases of left lateral sectionectomy [J]. Int J Surg, 2019, 67: 54-60.

［11］HU M G, WANG J, YIN Z Z, et al. First two-stage robotic ALPPS in HCC patients with hepatic vein invasion: A step-by-step procedure from a clinical case [J]. World J Surg Oncol, 2021, 19(1): 58.

［12］ZHAO Z M, YIN Z Z, PAN L C, et al. Robotic isolated partial and complete hepatic caudate lobectomy: A single institution experience [J]. Hepatobiliary Pancreat Dis Int, 2020, 19(5): 435-439.

［13］中华人民共和国国家卫生健康委员会医政医管局. 原发性肝癌诊疗指南（2022 年版）［J］. 中国实用外科杂志，2022，42（3）：241-273.

［14］赵国栋，刘荣. 机器人肝胆胰手术 Trocar 布置方法的教学与实践［J］. 中华腔镜外科杂志（电子版），2018，11（3）：166-171.

［15］朱鹏，廖威，张必翔，等. 机器人肝癌肝切除应用现状与前景［J］. 外科理论与实践，2022，27（2）：95-99.

［16］刘荣，刘渠. 肝胆胰外科应努力达到"四标"［J］. 中华医学杂志，2022，102（18）：1323-1325.

［17］刘荣，李成刚. 肝后下腔静脉显露在右半肝切除中意义［J］. 中国实用外科杂志，2020，40（9）：1097-1099.

［18］DE SANTIBANES E, CLAVIEN P A. Playing Play-Doh to prevent postoperative liver failure: The "ALPPS" approach [J]. Ann Surg, 2012, 255(3): 415-417.

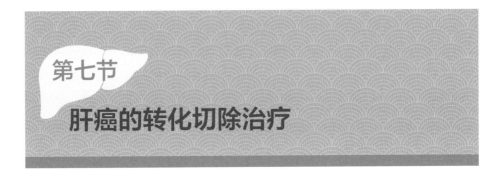

第七节　肝癌的转化切除治疗

一、两类不可切除的含义

手术切除是肝癌患者获得长期生存的重要手段。多个中心报道的数据显示，肝癌患者接受手术切除后 5 年生存率可达 60% 以上。但因为我国多数肝癌患者诊断时已属中晚期，不适合接受手术治疗。以往，在缺少强效系统治疗的时代，部分中晚期患者选择了手术切除，但从手术切除中获益相对较少。中国肝癌分期（China liver cancer staging，CNLC）Ⅱb 期（肿瘤数目≥

4 枚，不伴血管癌栓或肝外转移）和Ⅲa 期（伴有血管癌栓，无肝外转移）的患者接受手术切除后的中位无复发生存期（recurrence-free survival，RFS）介于 6 个月至 12 个月。因为这些患者对手术切除获益相对较少，因此国家卫生健康委办公厅发布的《原发性肝癌诊疗指南（2022 年版）》对此类患者推荐首选 TACE 等非手术治疗。近年来，随着系统治疗疗效的提高，中晚期肝癌患者接受直接手术切除的疗效与非手术治疗的疗效差距在进一步缩小，甚至可能被后者超越，因此此类患者即使在技术上可以耐受手术切除，但本质上讲是"肿瘤学"不可切除患者。对于这部分患者，我们需要实施系统抗肿瘤治疗联合或不联合局部治疗，待肿瘤缩小或肿瘤降期后再实施手术切除，从而达到更好的肿瘤学疗效。

还有一部分肝癌患者肿瘤处于早期或中期（CNLC Ⅰa、Ⅰb 和Ⅱa 期），手术后预期可以获得较长的 RFS，部分患者甚至可能被手术根治。但其中存在部分患者，因为肿瘤较大或者累及肝内重要管道，导致手术切除后剩余肝脏体积不足（肝硬化患者，剩余肝体积不足标准肝体积的 40%；无肝硬化患者，剩余肝体积不足标准肝体积的 30%），术后有较高的肝功能不全甚至肝功能衰竭风险，无法耐受手术切除，这些患者属于"外科学"不可切除患者。通过手术或非手术的治疗手段，如能使剩余肝体积增大，达到安全的肝切除范围，则可以实现外科学转化。

二、外科学转化

对于"外科学"不可切除的患者，应实施增大剩余肝体积的方法。一方面，可以通过局部治疗等手段使肿瘤缩小，从而减少累及重要管道，以保留更多剩余肝脏。在局部治疗的过程中，剩余肝体积也可能会出现增生，从而提高手术耐受性。20 世纪 80 年代，汤钊猷教授和吴孟超教授等分别报道了一系列不可切除的肝癌患者，在接受经肝动脉插管化疗等局部治疗后，剩余肝体积出现增生，从而获得了二步切除的机会。

近年来，随着对肝脏生理功能认识的提高，通过阻断患侧门静脉分支，使门静脉血流完全流向健侧肝脏可以让健侧肝脏在短时间内出现显著增生。PVE 是通过介入的方法穿刺患侧门静脉分支，使用栓塞材料阻断患者门静脉分支，从而达到该目的。在手术后 1 个月左右，健侧肝脏体积增生达到了手术切除条件，再行手术切除。PVE 用于肝癌治疗存在的主要问题在于肝脏增生往往需要 1 个月左右，而肝癌的进展相对较快，在等待过程中可能出现肿瘤进展，从而让患者失去手术切除的机会。因此，PVE 往往需要联合一些其他治疗以延缓肿瘤进展，例如联合 TACE、系统治疗或肝静脉栓塞的肝静脉剥夺术等。

ALPPS 技术则是在 PVE 技术基础上的另一种改良。因为 PVE 治疗后剩余肝体积增生较慢，主要原因在于左右侧半肝之间的门静脉分支存在相互交通，健侧的门静脉血流会通过这些交通支返回到患侧，从而导致健侧肝脏增生缓慢。ALPPS 的手术分两步进行，一期手术可以在腹腔镜或开腹时开展，手术主要包括结扎患侧的门静脉分支，并对左右半肝进行肝组织和管道分离。一期手术后 12 天左右，健侧肝脏明显增生，可以快速达到安全的肝切除要求。手术后的随访结果表明，患者的长期预后与可以耐受一期手术切除的患者类似，显著优于接受了 TACE 治疗的同类患者。ALPPS 技术有效克服了 PVE 手术后等待时间过长的缺点，从而有效避免了 PVE 术后因肿瘤进展失去二期手术切除机会的可能。一项随机对照试验比较了 ALPPS 和 PVE 联合 TACE 用于剩余肝体积不足的肝癌的转化治疗，结果显示接受 ALPPS 的患者有更多的二期手术切除的机会，长期疗效更好。同时，我们需要注意，ALPPS 的创伤性相对较大，患者的选择需要谨慎。应选择年龄不超过 65 岁、肝纤维化、肝硬化或脂肪肝程度较轻的患者，否则肝脏的再生概率较低，无法接受二期手术切除。近年来，一些技术在 ALPPS 技术的基础上做了一些改良，试图在降低手术创伤的同时不降低转化切除率，例如，在腹腔镜下实施一期手术、通过射频消融的方法毁损左右半肝之间的交通支等。

三、肿瘤学转化

尽管《原发性肝癌诊疗指南（2022 年版）》对 CNLC Ⅱb 和Ⅲa 期患者推荐使用手术切除，但并不是作为首选推荐。近年来，晚期肝癌的系统治疗取得了重大进步，多项系统治疗方案获批用于晚期或不可切除肝癌的一线治疗。这些治疗方案都是靶向治疗联合免疫检查点抑制剂的方案，相比较以往的分子靶向药物单独应用，联合治疗的抗肿瘤活性更强、缓解持续时间更久。通过这些系统治疗，联合或不联合局部治疗，部分患者肿瘤缩小，甚至肿瘤降期，获得了根治性手术的机会。当然，肿瘤缩小或降期后并不一定都实施手术切除，其他手段也可能会到达到根治的效果，例如消融治疗或肿瘤负荷降低至"up-to-7 标准"以内，则可能接受根治性介入栓塞治疗等。

一般而言，为了让更多患者获得手术切除的机会，需要选择抗肿瘤活性较强的系统治疗作为转化治疗手段。目前多项联合治疗的方案用于晚期肝癌一线治疗可达到 20% 以上的客观缓解率（objective response rate，ORR）（表2-7-1），包括贝伐珠单抗联合程序性死亡受体 1/ 配体 1（programmed cell death protein 1/ligand 1，PD-1/PD-L1）抗体、酪氨酸激酶抑制剂（tyrosine kinase inhibitors，TKIs）联合 PD-1 抗体、PD-L1 抗体联合细胞毒 T 淋巴细胞相关抗原 4（cytotoxic T lymphocyte-associated antigen-4，CTLA-4）抗体等。

表 2-7-1　常用联合治疗方案用于肝癌一线治疗的疗效和安全性数据对比

治疗方案	病例数 / 例	客观缓解率 [*] /%	达到缓解时间 / 个月	疾病进展率 [*] /%	3 级及以上 TRAE/%	研究名称
仑伐替尼 + 帕博利珠单抗	395	26.1	2.86	12.2	62.5	LEAP-002
阿帕替尼 + 卡瑞利珠单抗	272	25.4	1.9	16.2	80.9	SHR-1210-Ⅲ-310
贝伐珠单抗 + 阿替利珠单抗	336	30.0	未报道	19.6	45.3	IMbrave150
度伐利尤单抗 + 替西木单抗	393	20.0	2.2	40.0	28.1	HIMALAYA
贝伐珠单抗类似物 + 信迪利单抗	380	21.0	2.8	27.0	35.3	ORIENT-32
卡博替尼 + 阿替利珠单抗	432	11.0	4.0[13]	14.0	55.0	COSMIC-312

注：* 中心影像根据 RECIST v1.1 标准评估；TRAE：治疗相关的不良事件。

此外，选择接受转化治疗的患者一般是临界可切除的患者，为了尽可能避免患者在转化治疗期间肿瘤进展从而失去手术切除的机会，需要尽量选择治疗失败率比较低的治疗方案，即选择疾病进展（progressive disease，PD）率比较低的方案。从上表中可以看出，度伐利尤单抗（PD-L1 抗体）联合替西木单抗（CTLA-4 抗体）的 PD 率达到了 40% 左右，这就意味着接受该方案治疗的患者，在第一次肿瘤评估时即有 40% 左右出现了肿瘤进展。除了表中的度伐利尤单抗联合替西木单抗，在Ⅱ期研究中，纳武利尤单抗（PD-1 抗体）联合伊匹木单抗（CTLA-4 抗体）用于索拉非尼治疗失败后的二线治疗，也存在 40% 左右的 PD 率。从这个角度讲，两种免疫检查点抑制剂联合并不是合适的转化治疗方案。因此，免疫治疗一般需要与分子靶向治疗联合或者与局部治疗联合作为转化治疗手段。

目前国内多家中心报道了以系统治疗为主的转化治疗方案临床应用结果（表 2-7-2）。复旦大学肝癌研究所报道了一组连续的 63 例不可切除或晚期 HCC 患者接受 TKI（主要是仑伐替尼和阿帕替尼）联合 PD-1 抗体治疗，其中 10 例患者接受了手术切除。初步的随访数据表明，这种治疗模式是安全的，短期随访显示这些患者的肿瘤学效果尚可。在此基础上，我们进一步扩大样本量，在 101 例接受 TKI 联合 PD-1 抗体治疗的患者中，24 例患者在治疗后接受了手术切除，转化切除率为 23.8%。术后随访表明，接受手术切除的患者 OS 更佳，病理学检查达到了病理学完全缓解（pathologic complete response，pCR）的患者术后 RFS 更长。另一项回顾性研究也显示了相似的结果。

表 2-7-2　目前报道的转化切除手段

治疗方案	患者选择	主要结果	研究性质	参考文献
TKI+PD-1 抗体	不可切除或晚期肝癌，n=24	101 例中 24 例可接受手术切除，1、2 年 RFS 率分别为 75.0%、61.9%	回顾性	Zhu，et al. 2022
TKI+PD-1 抗体	不可切除或晚期肝癌，n=79	1、2、3 年 RFS 率分别为 62.1%、52.9%、34.7%，中位 RFS 为 25 个月	回顾性	Li，et al. 2023
仑伐替尼 +PD-1 抗体	不可切除或晚期肝癌，n=30	107 例中 30 例可接受手术切除，1 年 RFS 率为 61.6%	回顾性	Yi，et al. 2022

续表

治疗方案	患者选择	主要结果	研究性质	参考文献
贝伐珠单抗类似物 + 信迪利单抗	临界可切除的 BCLC B 期	30 例中 17 例接受了手术切除	前瞻性	Sun，et al. 2022
贝伐珠单抗 + 阿替利珠单抗	临界可切除静脉癌栓（BCLC C 期）	10 例接受手术切除，治疗模式安全	前瞻性	Sun，et al. 2022
TACE 联合仑伐替尼 +PD-1 抗体	不可切除肝癌	181 例中 70 例接受了手术切除，1、2 年 RFS 率分别为 68.9%、54.4%。	回顾性	Wu，et al. 2022
TACE+ 信迪利单抗	超米兰标准的 BCLC A 期或 BCLC B 期，大多数技术上可切除	60 例中 51 例接受了手术切除。手术切除患者 1 年 PFS 率为 76%	前瞻性	Guo，et al. 2023
HAIC+ 信迪利单抗	局部晚期（肿瘤局限在半肝、Vp1-Vp3 型门静脉癌栓或肝静脉癌栓）	30 例中 21 例接受了手术切除或射频消融	前瞻性	Xu，et al. 2021
TACE 联合仑伐替尼 +PD-1 抗体	不可切除肝癌	39 例中 19 例接受了手术切除	前瞻性	Zhang，et al. 2022

注：TKI，酪氨酸激酶抑制剂；PD-1，程序性死亡受体 -1；RFS，无复发生存期；TACE，经肝动脉化疗栓塞；BCLC，巴塞罗那临床肝癌分期；PFS，无进展生存期；HAIC，肝动脉灌注化疗。

在系统治疗基础上增加 TACE 或肝动脉灌注化疗（HAIC）等局部治疗可以进一步提高 ORR，从而可能会让更多初始不可切除患者获得手术切除的机会。但同时我们需要注意，中晚期肝癌患者往往合并肝脏体积不足，在行局部治疗时需要特别注意保护患者的肝功能，不至于让患者在治疗期间出现肝功能恶化，以致失去手术切除的机会。复旦大学肝癌研究所报道，在靶向治疗联合免疫治疗的基础上增加 TACE 治疗，可进一步提高转化切除率，患者也可以获得更长的生存期。福建省立医院使用仑伐替尼联合 PD-1 抗体和 TACE 治疗，也获得了较高的转化切除率，术后随访显示，接受转化治疗后手术切除的患者 RFS 较以往直接接受手术切除的患者有明显改善。

目前贝伐珠单抗联合 PD-1/PD-L1 抗体的方案已经成为了晚期肝癌一线治疗的优选方案。转化治疗作为晚期肝癌治疗方案，需尽可能遵守指南推荐的治疗方案。随着这些方案在临床的应用，部分患者也可以获得转化切除的机会。例如，一项单臂Ⅱ期研究在临界可切除的中期肝癌（CNLC Ⅱa 和Ⅱb

期）中评价贝伐珠单抗类似物联合信迪利单抗作为转化治疗方案的疗效和安全性。这也是国际上首次使用基于贝伐珠单抗联合治疗用于转化治疗的临床试验。该研究入组了 30 例临界可切除的中期肝癌患者，这些患者中的大部分超出了"up-to-7 标准"。在接受该方案治疗后，17 例（56.7%）患者接受了符合方案的手术切除［治疗后影像学评估为部分缓解（partial response，PR）或连续两次评估为疾病稳定（stable disease，SD），并且可以手术切除］。术后随访显示，这组患者的中位无事件生存期（从研究入组至疾病进展、术后肿瘤复发或患者因任何原因死亡）超过了 12 个月。该数值超过了以往不可切除肝癌患者接受贝伐珠单抗类似物联合信迪利单抗治疗的无进展生存期（progression-free survival，PFS）（4.6 个月）。该研究初步提示在临界可切除患者中，在系统治疗的基础上联合积极手术干预可以让患者更长时间获益于系统治疗。此外，患者计划接受手术前停用一次贝伐珠单抗，单独使用一次 PD-1 抗体，3 周后评估手术切除（术前贝伐珠单抗停药 6 周以上、PD-1 抗体停药 3 周以上），不影响手术切除的安全性。

四、手术切除的时间点和必要要求

中晚期肝癌直接手术切除疗效不佳，主要原因在于手术切除时肝内已经存在了播散的肝癌细胞或微转移灶。除了降低肿瘤负荷从而提高手术安全性，消灭或控制这些微转移灶也是转化治疗的主要目的。而微转移灶是否可以被转化治疗所控制无法被观察到，临床实践中，我们可以通过观察治疗期间影像可见的主瘤大小变化、肿瘤标志物变化和手术切除标本的病理缓解情况等来推测微转移灶对转化治疗的反应。一般认为，治疗期间出现了肿瘤缓解是患者获益于转化治疗的确切证据。这些患者可考虑行手术切除，手术后序贯使用转化治疗的方案，可以让微转移灶持续暴露于药物治疗，从而维持较长的 RFS。50% 左右的患者首次评估结果是 SD，对于这些患者，建议继续用药 2 个月左右，如果患者第二次评估仍然是 SD（肿瘤稳定保持 4 个月），这意味着虽然该患者的肿瘤对系统治疗的反应不够敏感，但仍然具有一定的敏感性，这类患者也可以考虑接受手术切除，术后序贯使用转化治疗的方案。

五、围手术期管理

回顾性研究显示，与肿瘤分期相当的直接接受手术切除的患者相比，接受转化治疗后手术切除的患者围手术期死亡率未见明显提高，但腹水等并发症发生率相对较高。因此，对于转化切除患者，术前需要充分评估，术后需要更为积极地观察和处理。TKIs 药物的半衰期一般在 24～48 小时，因此术前停药 1 周即可；PD-1/PD-L1 抗体的半衰期在 2～4 周，术前停药 3 周左右即可。一些中心的实践显示，在手术前不需要考虑 PD-1 抗体的停药时间，也可以实现安全的肝切除。根据肠癌肝转移领域转化治疗的经验，贝伐珠单抗作为一种抗血管生成药物，半衰期 20 天左右，术前应用可能会增加手术过程中和术后出血的风险，增加伤口延迟愈合的风险。因此我们沿用肠癌肝转移的经验，建议术前停药 5～6 周。在停药等待手术期间，为降低肿瘤进展风险，我们往往单独使用一次 PD-1 或 PD-L1 抗体。目前初步的临床实践显示这种停药方式没有明显影响手术切除的安全性。

六、手术后的用药和随访

接受肿瘤学转化的患者，因为初始肿瘤分期较晚，在转化治疗后即使切除了影像学可见的所有病灶，仍无法清除所有微转移灶，因此手术后往往还需要继续接受系统治疗，以控制微转移灶从而延长患者 RFS。一般而言，手术后序贯使用手术前转化治疗的系统抗肿瘤方案，因为该方案已经被测试对于患者的肿瘤有一定的治疗敏感性，从而可能帮助控制微转移灶。手术后用药时间目前尚没有定论，但一般而言，建议用药 6 个月至 1 年，根据手术后切除肿瘤的病理缓解情况和患者的耐受情况，可以适当缩短疗程。因为患者初始肿瘤分期较晚，复发风险较高，术后需要制订规律的随访周期，建议每2 个月行一次影像评估，以尽早发现转移复发灶，从而尽早干预。

七、未来探索的方向

（一）通过随机对照研究证实转化治疗后的价值

尽管目前的报告提示对于治疗有效的患者序贯手术切除达到了较好的长期疗效，但是对基于免疫治疗的联合疗法起效的患者疗效往往可以持续较长时间，表现为疗效持续时间（duration of response，DoR）达到了 1 年以上。例如阿替利珠单抗联合贝伐珠单抗、帕博利珠单抗联合仑伐替尼和卡瑞利珠单抗联合阿帕替尼在Ⅲ期研究中的 DoR 分别达到了 18.1 个月、16.6 个月和 14.8 个月。手术切除带来创伤的同时能否带来肿瘤获益值得进一步探索，特别是对于已经出现了深度缓解甚至 mRECIST 标准评估已经完全缓解（complete response，CR）的患者是否还需要进一步切除值得讨论。近期，一项多中心随机对照研究在国内入组受试者，该研究在接受阿替利珠单抗联合贝伐珠单抗治疗有效的受试者中评价手术切除的价值（TALENTop 研究，NCT04649489），可以部分回答这个问题。

（二）建立统一的病理评价标准

转化治疗后，部分患者会出现了病理学完全缓解（pCR），目前已经有研究提示 pCR 与术后 RFS 相关，可能作为 RFS 的替代指标，从而可以尽早评价转化切除的疗效。但目前系统治疗后达到 pCR 的患者比例仍然比较有限，选择更为灵敏的替代终点更为可行。主要病理缓解（major pathologic response，mPR）评价的是手术切除标本中存活肿瘤细胞或坏死组织的占比，可以更为灵敏地反映转化治疗疗效。但目前肝癌新辅助治疗中评价 mPR 的标准仍然不统一，随着新辅助治疗或者转化治疗研究的开展，迫切需要达成统一的病理取材标准和 mPR 评估标准，从而可以尽早评价转化切除疗效，并实现跨研究之间比较不同的治疗方案的疗效。

（三）形成"不可切除""临界可切除""可切除"的共识

目前国内多家中心报道了使用不同方案作为肝癌转化治疗的转化切除率和长期疗效，但因为入组的受试者基线状态不一致，对于"不可切除"或"临界可切除"的定义存在较大差异，导致转化切除率在多个中心和多个治疗方案之间难以进行比较。近期，我们基于 TKI 联合 PD-1 抗体治疗进行转化治疗的经验，提出了更易在系统治疗后获得手术切除机会的患者特征（"潜在可切除"），包括：①ECOG PS 评分 0～1 分；②肝功能 Child-Pugh A 级；③肿瘤局限在某一个肝叶，如果对侧肝叶有肿瘤，对侧肝叶的肿瘤需要符合米兰标准（单发肿瘤直径不超过 5cm；多发肿瘤不超过 3 枚，最大者直径不超过 3cm）；④如果存在血管癌栓，要求对侧门静脉分支无癌栓或者癌栓未延续至肠系膜上静脉，肝静脉癌栓未延续至右心房。同时符合这些条件的患者，在接受靶向治疗和免疫治疗联合治疗后有近 50% 的患者有手术切除的机会；不符合者，后续手术切除的机会不超过 10%。临床实践中，选择符合这些条件的患者确定治疗目标为手术切除，从而接受强度较高的系统治疗，联合或不联合局部治疗，以达到更高的转化切除率；对于这个标准以外的患者，因为切除的可能性相对较小，应该在充分评估治疗对患者生活质量的影响的基础上，将治疗目标设定为延长生存，维持患者生活质量。该标准还需要前瞻性研究进行验证，如果能在多家中心之间达成共识，选择相对均一的患者接受转化治疗，使转化切除率在各中心和各治疗方案之间做到可以比较。

八、结语

目前肝癌的转化治疗领域还处在较为初期的探索阶段，现有研究多为回顾性研究或小样本非对照的前瞻性研究。从这些研究中，我们已经积累了一些初步经验，凝练了一些共识，但未来还需要更多的前瞻性研究来回答转化治疗中的多个关键问题。例如什么样的患者更容易获益于转化手术切除，肿瘤治疗缓解后是否还需要手术切除，手术切除的时间点如何选择，手术切除标本病理评价的标准以及术后序贯用药方案等。目前，我们比历史上的任何时期都更需要多学科协作，从而帮助初始不可切除的肝癌患者优化治疗方案，让其中部分患者达到了 "cancer-free drug-free" 的长期无瘤生存状态。

（朱小东　孙惠川）

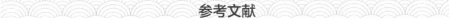

参考文献

［1］ PARK J W, CHEN M, COLOMBO M, et al. Global patterns of hepatocellular carcinoma management from diagnosis to death: The BRIDGE Study [J]. Liver Int, 2015, 35(9): 2155-2166.

［2］ 余业勤，汤钊猷，周信达，等. 大肝癌的分阶段治疗［J］. 中华外科杂志，1983，21（2）：92-93.

［3］ 陈汉，吴孟超，张晓华. 二期手术切除原发性肝癌九例报告［J］. 实用外科杂志，1988，8（10）：529-531.

［4］ WANG Z, PENG Y, HU J, et al. Associating liver partition and portal vein ligation for staged hepatectomy for unresectable hepatitis B virus-related hepatocellular carcinoma: A single center study of 45 patients [J]. Ann Surg, 2020, 271(3): 534-541.

［5］ LI P P, HUANG G, JIA N Y, et al. Associating liver partition and portal vein ligation for staged hepatectomy versus sequential transarterial chemoembolization and portal vein embolization in staged hepatectomy for HBV-related hepatocellular carcinoma: A randomized comparative study [J]. Hepatobiliary Surg Nutr, 2022, 11(1): 38-51.

［6］ FINN R S, IKEDA M, ZHU A X, et al. Phase Ib study of lenvatinib plus pembrolizumab in patients with unresectable hepatocellular carcinoma [J]. J Clin Oncol, 2020, 38(26): 2960-2970.

［7］ FINN R S, KUDO M, MERLE P, et al. LBA34 Primary results from the phase Ⅲ LEAP-002 study: Lenvatinib plus pembrolizumab versus lenvatinib as first-line (1L) therapy for advanced hepatocellular carcinoma (aHCC) [J]. Ann Oncol, 2022, 33: S1401.

［8］ QIN S, CHAN S L, GU S, et al. Camrelizumab plus rivoceranib versus sorafenib as first-line therapy for unresectable hepatocellular carcinoma (CARES-310): A randomised, open-label, international phase 3 study [J]. Lancet, 2023, 402(10408): 1133-1146.

［9］ CHENG A L, QIN S, IKEDA M, et al. Updated efficacy and safety data from IMbrave150: Atezolizumab plus bevacizumab vs. sorafenib for unresectable hepatocellular carcinoma [J]. J Hepatol, 2022, 76(4): 862-873.

［10］ FINN R S, QIN S, IKEDA M, et al. Atezolizumab plus bevacizumab in unresectable hepatocellular carcinoma [J]. N Engl J Med, 2020, 382(20): 1894-1905.

［11］ ABOU-ALFA G K, CHAN S L, KUDO M, et al. Phase 3 randomized, open-label, multicenter study of tremelimumab (T) and durvalumab (D) as first-line therapy in patients (pts) with unresectable hepatocellular carcinoma (uHCC): HIMALAYA [J]. J Clin Oncol, 2022, 40(4_suppl): 379.

［12］ REN Z, XU J, BAI Y, et al. Sintilimab plus a bevacizumab biosimilar (IBI305) versus sorafenib in unresectable hepatocellular carcinoma (ORIENT-32): A randomised, open-label, phase 2-3 study [J]. Lancet Oncol, 2021, 22(7): 977-990.

［13］ KELLEY R K, YAU T, CHENG A L, et al. VP10-2021: Cabozantinib (C) plus atezolizumab (A) versus sorafenib (S) as first-line systemic treatment for advanced hepatocellular carcinoma (aHCC): Results from the randomized phase Ⅲ COSMIC-312 trial [J]. Ann Oncol, 2021, 33: 114-116.

［14］ KELLEY R K, RIMASSA L, CHENG A L, et al. Cabozantinib plus atezolizumab versus sorafenib for advanced hepatocellular carcinoma (COSMIC-312): A multicentre, open-label, randomised, phase 3 trial [J]. Lancet Oncol, 2022, 23(8): 995-1008.

［15］ YAU T, KANG Y K, KIM T Y, et al. Efficacy and safety of nivolumab plus ipilimumab in patients with advanced hepatocellular carcinoma previously treated with sorafenib: The checkmate 040 randomized clinical trial [J]. JAMA Oncol, 2020, 6(11): e204564.

［16］ ZHU X D, HUANG C, SHEN Y H, et al. Downstaging and resection of initially unresectable hepatocellular carcinoma with tyrosine kinase inhibitor and anti-pd-1 antibody combinations [J]. Liver Cancer, 2021, 10(4): 320-329.

［17］ZHU X D, HUANG C, SHEN Y H, et al. Hepatectomy after conversion therapy using tyrosine kinase inhibitors plus anti-pd-1 antibody therapy for patients with unresectable hepatocellular carcinoma [J]. Ann Surg Oncol, 2023, 30(5): 2782-2790.

［18］YI Y, SUN B Y, WENG J L, et al. Lenvatinib plus anti-PD-1 therapy represents a feasible conversion resection strategy for patients with initially unresectable hepatocellular carcinoma: A retrospective study [J]. Front Oncol, 2022, 12: 1046584.

［19］李雪瑞, 张雯雯, 胡丙洋, 等. 免疫联合靶向序贯外科手术方案治疗初始不可切除肝细胞癌的临床疗效评估［J］. 中华肝胆外科杂志, 2023, 29（1）: 15-21.

［20］SUN H, ZHU X, GAO Q, et al. 711P Sintilimab combined with bevacizumab biosimilar as a conversion therapy in potentially resectable intermediate stage hepatocellular carcinoma (HCC): A phase Ⅱ trial [J]. Ann Oncol, 2022, 33: S867-S868.

［21］SUN H, SHEN F, BAI X, et al. 92P Safety of liver resection following atezolizumab plus bevacizumab treatment in hepatocellular carcinoma (HCC) patients with macrovascular invasion: A pre-specified analysis of the TALENTop study [J]. Ann Oncol, 2022, 33: S1470-S1471.

［22］WU J Y, ZHANG Z B, ZHOU J Y, et al. Outcomes of salvage surgery for initially unresectable hepatocellular carcinoma converted by transcatheter arterial chemoembolization combined with lenvatinib plus anti-pd-1 antibodies: A multicenter retrospective study [J]. Liver cancer, 2022, 12(3): 229-237.

［23］GUO C, ZHANG J, HUANG X, et al. Preoperative sintilimab plus transarterial chemoembolization for hepatocellular carcinoma exceeding the Milan criteria: A phase Ⅱ trial [J]. Hepatol Commun, 2023, 7(3): e0054.

［24］XU L, ZHANG Y, CHEN M, et al. Hepatic arterial infusion chemotherapy in combination with PD-1 inhibitor as conversion therapy in locally advanced, potentially resectable hepatocellular carcinoma: A phase Ⅱ study [J]. Journal of Hepatology, 2021, 75: S247.

［25］ZHANG X, ZHU X, LIU C, et al. The safety and efficacy of transarterial chemoembolization (TACE)+ lenvatinib+programmed cell death protein 1 (PD-1) antibody of advanced unresectable hepatocellular carcinoma [J]. J Clin Oncol, 2022, 40(4_suppl): 453.

［26］ZHU X D, LI K S, SUN H C. Adjuvant therapies after curative treatments for hepatocellular carcinoma: Current status and prospects [J]. Genes Dis, 2020, 7(3): 359-369.

［27］SHEN Y H, HUANG C, ZHU X D, et al. The safety profile of hepatectomy following preoperative systemic therapy with lenvatinib plus anti-pd-1 antibodies versus hepatectomy alone in patients with hepatocellular carcinoma [J]. Ann Surg Open, 2022, 2: e163.

［28］XU B, ZHU X D, SHEN Y H, et al. Criteria for identifying potentially resectable patients with initially oncologically unresectable hepatocellular carcinoma before treatment with lenvatinib plus an anti-PD-1 antibody [J]. Front Immunol, 2022, 13: 1016736.

［29］SUN H C, ZHOU J, WANG Z, et al. Chinese expert consensus on conversion therapy for hepatocellular carcinoma (2021 edition) [J]. Hepatobiliary Surg Nutr, 2022, 11(2): 227-252.

［30］中国抗癌协会肝癌专业委员会转化治疗协作组. 肝癌转化治疗中国专家共识（2021 版）［J］. 中华消化外科杂志, 2021, 20（6）: 600-616.

肝癌的新辅助治疗，方兴未艾

随着手术技术、围手术期管理及肿瘤理念的发展和改进，我国肝癌患者手术后 5 年生存率在过去半个世纪得到了明显提高。但是，近年来外科技术发展已接近瓶颈，单纯手术已不能再显著延长肝癌患者的生存时间。既往研究显示影响肝癌患者根治术后长期生存的主要原因是肿瘤的早期复发，早期复发的原因往往是由于术前肝内存在肿瘤微转移。为进一步改善肝癌患者预后，消灭微转移，减少术后复发，国内外学者参照乳腺癌，结直肠癌肝转移等恶性肿瘤多学科综合治疗模式，在肝癌领域开展了新辅助治疗的探索。本节将对肝癌新辅助治疗的研究进展进行总结，希望对肝癌临床工作提供一些帮助。

一、肝癌新辅助治疗适应人群

新辅助治疗是指在确诊时外科可切除肝癌患者在手术前接受的治疗。治疗目的是消灭微转移，缩小肿瘤切除范围，减少术后复发并评估肿瘤生物学行为。但需要关注的是，不是所有患者均能从新辅助治疗中获益。另外，部分患者会在新辅助治疗期间出现进展（如免疫治疗引起的超进展）或出现严重不良反应，造成手术难度增加、丧失手术机会、甚至危及生命。因此，新辅助治疗人群应经过仔细筛选，单纯手术治疗就有机会获得长期生存的患者应慎用新辅助治疗，如采用，应尽量组织多学科诊疗团队（MDT）讨论或选择临床研究。

在肝癌领域，新辅助治疗适应人群尚无定论。笔者推荐下列人群尝试接受新辅助治疗：①存在术后复发高危因素如巨大肿瘤、多发病灶、术前血清甲胎蛋白（AFP）明显升高、影像预测存在微血管侵犯、卫星结节、大血管癌栓、胆管癌栓等；②肝切除范围较大，影响手术安全性；③窄切缘、R1切除可能；④等待肝移植时间较长的肝癌患者。

二、免疫治疗大规模应用前肝癌新辅助治疗的探索

肝癌新辅助治疗探索开始于 20 世纪 90 年代初，在免疫治疗药物应用于临床前，系统治疗（全身化疗、靶向治疗）及局部治疗均曾尝试应用于新辅助治疗。

（一）系统治疗药物的探索

用于肝癌新辅助系统治疗药物包括化疗及靶向药物。其中肝癌常用全身化疗药物有阿霉素、顺铂及 GEMOX、FOLFOX 方案等。20 世纪 90 年代曾有小样本研究提示在肝移植前静脉输注阿霉素可能会延长肝癌患者移植术后生存时间，但肝癌患者接受全身化疗客观缓解率（ORR）及疾病控制率（disease control rate，DCR）均较低，不良反应较大，同时可能会激活病毒复制、加重肝脏损伤等，因此，单纯全身化疗不推荐应用于新辅助治疗。

2008 年靶向药物索拉非尼成为肝癌标准一线系统治疗药物后，有部分学者开始尝试将索拉非尼应用于等待肝移植的肝癌患者新辅助治疗。初始小样本研究提示应用索拉非尼能够控制等待移植的肝癌患者肿瘤进展，降低移植患者退出率。此后意大利多中心 Ⅱb/Ⅲ 期研究显示，超米兰标准肝癌患者应用索拉非尼加局部治疗后接受移植 5 年生存率能够达到 77.5%。针对可切除患者，法国多中心 Ⅱ 期研究结果显示肝癌患者术前应用索拉非尼后有 24% 患者肿瘤标本坏死超过 50%。但以上结论后续未能有 Ⅲ 期随机研究或大样本回顾性研究进一步证实，且单独应用索拉非尼的 DCR 较低，目前已很少在新辅助治疗领域单独使用索拉非尼。近年来，靶向药物仑伐替尼与多纳非尼也成为肝癌一线治疗药物。尽管这两种药物 ORR 高于或不劣于索拉非尼，但近年来肝癌多学科联合治疗是大势所趋，靶向药物单药进行新辅助治疗新的研究较少，临床上可能仅适用于无法接受联合治疗的患者。

（二）局部治疗的探索

肝癌术前新辅助局部治疗包括经肝动脉化疗栓塞（TACE）、肝动脉灌注化疗（HAIC）、放疗及消融等手段。

TACE 是最常用于肝癌患者的局部治疗方法，但 TACE 是否适用于肝癌新辅助治疗存在较大争议。2009 年东方肝胆外科医院及 1995 年我国台湾地区发表的两项随机对照研究结果均提示可切除肝癌患者术前 TACE 治疗并不能延长术后无病生存时间（DFS）及总生存时间（OS）。此后我国多位学者发表的 meta 分析研究结果也显示新辅助 TACE 并不能改善可切除肝癌患者预后。但 2019 及 2022 年我国两项多中心回顾研究结果发现，肿瘤直径≥10cm 原发性肝癌患者如接受术前 TACE 治疗，其术后 DFS 及 OS 明显优于未接受 TACE 患者，且 TACE 并不增加术后并发症发生率。2021 年浙江大学医学院附属第一医院的回顾性研究则提示术前新辅助 TACE 能改善超米兰标准的 BCLC A/B 肝癌患者预后。综上所述，TACE 应用于新辅助治疗证据有限，治疗人群可能仅限于肿瘤负荷较大，或复发风险较高的患者。如选择单纯 TACE 用于新辅助治疗，建议先通过多学科讨论评估。

HAIC 用于肝癌治疗已有 30 余年历史，已成为重要的肝癌局部治疗方法。我国学者开展的 Ⅱ/Ⅲ 期研究结果也证实对比 TACE，HAIC 治疗的 ORR 更高，不良反应较低。在此背景下，我国学者开始尝试把 HAIC 应用于肝癌的新辅助治疗，并取得一定成果。2021 年 ASCO 公布了我国五家医院开展的 HAIC 作为肝癌新辅助治疗的 Ⅲ 期多中心随机对照研究中期报告。该研究纳入人群为符合米兰标准的 BCLC A/B 肝癌患者，HAIC 方案为 FOLFOX，中期分析显示新辅助 HAIC 组 1、2、3 年总体生存率及 6、12、18 个月无进展生存率均明显高于直接手术组。2022 年，中山大学肿瘤防治中心在预印平台 Research Square 分享了一项 HAIC 新辅助治疗回顾性研究，纳入人群为合并门脉癌栓的肝癌患者，HAIC 用药方案仍为 FOLFOX。该研究结果显示相较于直接手术，接受新辅助 HAIC 治疗能显著改善门脉癌栓患者预后。总体而言，HAIC 用于肝癌新辅助治疗前期研究令人鼓舞，但仍需更多前瞻性、大样本、多中心临床研究进一步证实探索。

放疗包括外照射治疗及内照射治疗。内照射治疗主要用于相对晚期患者，较少涉及新辅助治疗领域。而外照射治疗在肝癌新辅助治疗方面成果较多。2016 年我国东方肝胆外科医院首先报道了合并门脉癌栓可切除肝癌患者接受术前新辅助放疗的回顾性研究结果，该研究发现接受新辅助放疗能够降低术后复发。在此基础上，我国学者 2019 年在 *JCO* 上发表了三维立体放疗用于合并门脉癌栓肝癌患者新辅助治疗的前瞻性、多中心随机对照研究结果。该研究结果显示，对比直接手术，合并门静脉癌栓的可切除肝癌患者接受新辅助放疗能明显提高 2 年 DFS 及 OS 率。除门脉癌栓外，新辅助放疗也应用于中央型肝癌。2022 年 *JAMA Sugery* 发表了中国医学科学院肿瘤医院与北京大学肿瘤医院开展的前瞻性 Ⅱ 期研究结果。该研究纳入了 38 例可切除肝癌患者，肿瘤位于肝门区，与大血管距离小于 1cm，手术切缘不足。患者接受新辅助放疗后 DCR 达到了 100%，手术后 5 年 OS 率达到 69.1%，DFS 率达 41.0%。此外，国外研究发现肝移植前桥接放疗可以减少患者退出率。总之，外照射治疗是肝癌治疗有效手段，未来有望在新辅助治疗领域获得进一步突破。

（三）局部治疗联合靶向药物的探索

为进一步提高肝癌治疗有效性，局部治疗开始与靶向药物尝试联合，并取得了较好结果。中山大学附属第一医院组织开展的 LAUNCH 研究及中山大学肿瘤防治中心开展的 HAIC 联合索拉非尼 Ⅲ 期研究均显示血管介入联合靶向药物治疗较单独靶向治疗能更有效延长晚期肝癌患者生存时间。因此，复旦大学附属中山医院（ChiCTR2000035326）及北京大学肿瘤医院（NCT05171166）近两年分别开展了血管介入联合靶向药物的新辅助治疗临床研究，希望找出更佳的新辅助治疗方案。

三、免疫治疗时代肝癌新辅助治疗的演进

近年来，以免疫检查点抑制剂（ICIs）为代表的免疫治疗在肿瘤治疗领域取得了较大突破，改变了多种恶性肿瘤的治疗策略，并成为继手术、化疗、放疗、靶向治疗之后的又一种肿瘤治疗方法。在肝癌领域，ICIs 类药物已被证实能够延长不可切除肝癌患者的生存时间，并被国内外多个肝癌指南

推荐为晚期肝癌的标准治疗药物。而 ICIs 类药物作用机制主要是诱导 T 细胞扩增，在肿瘤早期阶段出现 T 细胞功能缺陷可能性较小，T 淋巴细胞的募集和活化可能会更加高效和持久，因此 ICIs 类药物可能会在肿瘤新辅助治疗中会发挥更大作用。国内外学者也开始探索以免疫治疗为主的多手段综合治疗在肝癌新辅助治疗中的作用。

（一）单纯免疫治疗的探索

由于 ICIs 药物治疗肝癌 ORR 较低，国内较少将其单独应用于新辅助治疗，相关报道往往见于国外研究。2022 年 *The Lancet Gastroenterology & Hepatology* 发表了两篇美国学者应用单纯免疫治疗药物行新辅助治疗的 II 期研究。第一篇研究来自美国得克萨斯大学安德森癌症中心 II 期随机对照研究（NCT03222076），研究方案为抗 PD-1/CTLA-4 单抗联合应用对比单独使用 PD-1 单抗，术前治疗最多进行 3 周期。主要研究终点为安全性及毒副反应。该研究最终纳入 27 例可切除肝癌患者进行随机分组，治疗后 7 例患者未能接受手术，主要原因为肿瘤进展（4 例）。研究表明双抗组 3～4 级不良反应更常见（43%）。术后病理检测发现 6 例手术患者肿瘤标本出现主要病理反应（肿瘤坏死＞70%）。PD-1 单抗组和双抗组患者的预计中位无进展生存时间分别为 9.4 个月和 19.5 个月。最后，通过对基线肿瘤组织检测发现 T 细胞浸润与 PD-1 单药治疗效果相关，而与双抗组疗效无关。第二篇研究来自美国西奈医学中心 II 期单臂研究（NCT03916627），应用药物为 PD-1 单抗。该研究于 2019 年 8 月至 2020 年 11 月共入组 21 例可切除肝癌患者（BCLC A 期 13 例，B 期 5 例，C 期 3 例），这些患者接受 2 个周期抗 PD-1 治疗后进行手术切除。主要研究终点为术后标本是否有主要病理缓解（mPR）。新辅助治疗后，3 例患者影像评估部分缓解（PR），20 例患者接受手术。4 例患者术后病理标本肿瘤坏死超过 70%。治疗过程中未出现 4～5 级不良反应。

2022 年 ESMO 公布了我国中山大学附属第一医院匡铭教授团队针对复发肝癌使用 PD-1 单抗新辅助治疗的 II 期研究的初步结果（NCT04615143）。该研究 2021 年 1 月至 9 月共纳入 11 例患者，接受 2 个周期 PD-1 单抗治疗后进行影像评估及手术。1 例患者因出现肿瘤进展，未能手术。其余 10 例患者影像评估完全缓解（complete response，CR）1 例，PR 1 例。2 例患者病理标本肿瘤坏死超过 70%。

除上述几项已公布结果的研究外，目前国内外有近 10 项正在开展的包含单纯免疫药物进行新辅助治疗的临床研究（如 NCT04658147、NCT05440864、NCT04615143 等）。但单独应用 ICIs 药物 ORR 及 DCR 均低于联合治疗，ICIs 药物联合应用免疫不良反应则较高。因此，单纯 ICIs 药物是否适用于肝癌新辅助治疗尚无定论，期待未来的临床研究结果提供更多证据。

（二）免疫联合其他系统治疗的探索

肝癌基础研究提示靶向药物能够调节肿瘤免疫，改善肿瘤微环境，与免疫药物联合使用能起到协同增效作用。化疗药物理论上也能引起肿瘤抗原释放，并增加免疫反应。在肝转移癌基础研究中也发现化疗有可能重塑肝脏肿瘤微环境和系统性抗肿瘤免疫反应。因此，ICIs 加其他系统治疗进行新辅助治疗有可能达到强强联合效果。目前也有多项此类临床试验正在如火如荼地开展，并有少部分研究报道了相关数据。

2021 年，约翰霍普金斯大学在 *Nature Cancer* 上报道了该中心靶免联合新辅助治疗肝癌Ⅰb 期研究结果。该研究共纳入 15 例存在高危因素的患者（如肿瘤直径＞10cm、门脉侵犯等），先接受 2 周卡博替尼单药治疗，随后接受 4 个周期卡博替尼加 PD-1 单抗联合治疗。治疗中有 2 例（13.3%）患者出现了 3 级以上不良反应。最终有 14 例患者完成了整个治疗过程并接受影像评估，根据 RECIST 1.1 标准，1 例患者 PR，13 例患者疾病稳定（SD）。最终 12 例患者接受肝切除术。术后病理显示 5 例（42%）患者病理标本肿瘤坏死≥90%，这 5 例患者 DFS 均超过 233 天，而剩余 7 例患者中 4 例出现早期复发（56～155 天）。

2022 年，南京医科大学第一附属医院王学浩教授团队在 *Journal for ImmunoTherapy of Cancer* 报道了该中心靶免联合新辅助治疗肝癌单臂、开放标签、Ⅱ期临床研究结果（NCT04297202）。该研究用药方案为阿帕替尼联合 PD-1，共纳入 18 例患者，其中 13 例临床分期为 BCLC C 期。所有患者接受 3 个周期阿帕替尼加 PD-1 单抗治疗，接着在使用最后一次 PD-1 单抗 2 周后进行手术。该研究最终入组 18 例患者，治疗中有 3 例（16.7%）患者出现了 3 级以上不良反应。治疗后影像评估根据 RECIST 1.1 标准，有

3 例（16.7%）患者肿瘤达到 PR。最终该研究 17 例患者接受肝切除术，另外 1 例患者因肿瘤进展未行手术。术后病理提示 4 例（23.5%）患者的病理标本肿瘤坏死≥90%。此后该团队在 2022 年于《中华外科杂志》发表了可切除 CNLC Ⅱb 及Ⅲa 期肝癌患者接受术前阿帕替尼联合 PD-1 新辅助治疗对比直接手术的回顾研究。该研究共纳入 129 例患者，14 例接受阿帕替尼联合 PD-1 新辅助治疗，115 例直接手术。接受新辅助治疗患者中 3 例影像评估 PR，病理检查发现 3 例患者出现 mPR，1 例 CR。新辅助组和直接手术组患者的手术时间、出血量、术中输血、术后住院时间及并发症发生率均无明显差异。经过随访，新辅助组及直接手术组患者的 1 年复发率分别为 42.9% 和 64.0%，1 年生存率分别为 100% 和 74.2%，差异具有统计学意义。进一步分层分析发现仅单发肿瘤患者能从新辅助治疗中获益，多发肿瘤接受靶免新辅助治疗并不能明显降低术后 1 年复发率。

浙江大学附属第一医院牵头组织的肝癌围手术期对比术后辅助靶免治疗的国内多中心随机对照研究初步结果在 2022 年 ESMO 以壁报形式进行展示。该研究围手术期治疗方案为阿帕替尼联合 PD-1 单抗。截至 2022 年 4 月 23 日，共入组 24 例患者，其中 13 例入围手术期治疗组。8 例患者已完成术前 4 周期新辅助治疗，5 例影像评估 PR，3 例 SD（1 例选择介入治疗）。PR 患者中 1 例拒绝手术，SD 中有 1 例选择介入治疗，最终 6 例接受外科手术，2 例术后标本出现主要病理反应。

近两年，我国学者发表了两项Ⅰb/Ⅱ期临床研究结果（NCT03092895 及 NCT04411706），这两项研究均证实晚期肝癌免疫联合化疗安全有效。中国医学科学院许建屏教授团队也正在准备开展靶免联合化疗的新辅助研究（NCT04850040）。

以上研究证实肝癌新辅助治疗应用免疫联合系统治疗的方案安全有效，DCR 较高，部分患者能获得较好病理缓解，但尚不能证实能够降低复发，延长生存时间。目前多个免疫联合系统治疗的肝癌新辅助治疗临床研究（如 NCT04721132、NCT04615143）正在进行中，希望为肝癌新辅助治疗提供更多循证医学证据。

（三）免疫联合局部治疗的探索

有较多证据表明，局部治疗如 TACE、放疗在毁损肿瘤时所导致的肿瘤细胞坏死、凋亡及肿瘤间质破坏能够刺激机体免疫应答及免疫识别。此外，与系统治疗相比，局部治疗的全身不良反应较小，可能会减少因治疗引起的免疫抑制。综上，免疫联合局部治疗在新辅助治疗领域更可能大有可为。目前包括立体定向放疗（SBRT）联合阿替利珠单抗 + 贝伐珠单抗（T+A 方案）（NCT04857684）、HAIC 联合 PD-1（NCT03869034）等多项新辅助研究正在开展，有望为肝癌新辅助治疗带来希望和新的选择。

四、肝癌新辅助治疗存在的问题

（一）新辅助治疗方案选择

与肺癌、乳腺癌等恶性肿瘤不同，肝癌术前新辅助治疗尚处于百家争鸣阶段，如何把合适的局部治疗和 / 或系统治疗应用于适合新辅助的人群仍是一个急需解决的问题。参照其他肿瘤新辅助治疗现状，笔者认为新辅助治疗方案选择应基于以下几个因素：①高 DCR 方案，避免可切除肿瘤进展为不可切除；②ORR 及早期肿瘤退缩（early tumor shrinkage，ETS）率高，减少肝脏切除范围，缩短治疗周期，保证围手术期安全；③安全性好，新辅助治疗中 3 级以上不良反应发生率低，不增加术后并发症发生率，避免非获益群体接受治疗造成严重不良反应；④新辅助术后复发率低，真正实现延长生存时间的目标。现阶段已有的新辅助研究结果暂不能帮助我们选出最能让患者受益的方案。但结合既往转化治疗的经验，我们可以发现多种策略联合往往比单一治疗模式更有效（如靶免联合治疗对比单纯免疫治疗），且联合治疗未明显增加严重不良反应。综合上述考量，联合治疗模式似乎更符合新辅助治疗的要求，但如何联合需要更多研究去验证。

此外，肝癌是多基因驱动、分阶段发展的，异质性强，肝癌患者也往往合并基础肝病，找出新辅助疗效预测标志物为患者选择更个体化和精准化治疗方案是迫切需要解决问题。目前对新辅助疗效预测标志物的研究开展较少，基本是通过收集新辅助患者血液及组织标本进行包括免疫组化、质谱流式细胞技术、转录组学等多组学多维度检测来寻找。如 NCT03222076 研究通过质谱流式细胞术检测发现：ICIs 药物治疗后有主要病理反应（免疫治疗后肿瘤坏死＞50%）患者基线标本中 CD8$^+$CD45RO$^+$CD57$^+$Eomes$^+$CD38^{low}T 细胞簇比例高于无主要病理反应患者，而 CD68$^+$CD11b$^+$CD11c$^+$VISTA 细胞簇比例则低于无主要病理反应患者。有主要病理反应患者基线标本 RNA 测序也发现 CD8$^+$、CD45$^+$、Th1 细胞、细胞毒 NK 细胞表达量高于无主要病理反应患者。NCT03916627 在 2022 年癌症免疫治疗协作年会上报告了该 II 期研究探索预测 ICIs 疗效标志物的初步结果。纳入该研究的患者基线及手术标本均接受了免疫组化检查、RNA 及全外显子测序，最终发现 WNT 通路突变可能与 ICIs 疗效欠佳相关。NCT04297202 研究的 RNA 测序结果发现靶免联合治疗后出现主要病理反应患者基线标本 CCL13，MLANA，TNFSF9，IDO1，CD70，IL12RB2，CD19 和 IL4 转录水平高于无反应患者。蛋白质组学提示主要病理反应患者标本 FASN、TCP1、PKM 等表达明显上调，无反应患者标本中 PCBD1、TPI1、C1QA、FLAD1 等表达明显上调。除上述新辅助研究外，针对不可手术切除肝癌患者进行临床研究的疗效标志物预测可能也会为新辅助筛选提供一些借鉴。如 REFLEC 研究后期分析结果表明，基线血浆中 VEGF，ANG2 及 FGF21 水平明显升高患者接受仑伐替尼及索拉非尼治疗后生存期较短。中山大学肿瘤防治中心回顾性研究提示肝癌复发患者 ctDNA 检测发现 FAT1 或 LRP1B 突变但不合并 TP53 突变与靶免联合治疗后较短无进展生存时间（PFS）有关。与其他患者对比，此类突变患者肿瘤组织也罕见免疫细胞浸润。美国西奈山医院回顾性研究发现 PI3K/mTOR 信号通路突变患者接受靶向治疗的 PFS 较短，但与免疫治疗后 PFS 无关。除上述标志物外，肝癌病因也可能为新辅助治疗方案的选择提供依据，目前认为病毒性肝炎而非代谢性肝病导致的肝癌患者能从免疫治疗中获益。总之，肝癌新辅助治疗方案选择仍处于摸索阶段，需要包括高通量多组学检测、单细胞技术、大数据分析等更多基础和转化研究来推动。

（二）新辅助治疗时间

与其他肝癌治疗手段一样，新辅助治疗也有利有弊。如新辅助治疗导致的不良反应可能会造成患者手术延期甚至丧失手术机会，因此新辅助治疗时间是采取新辅助治疗前必须考虑的问题。对于新辅助目的为控制微转移的患者，新辅助时间不建议过长，借鉴转移性肝癌经验，可以考虑2周期治疗后选择手术。而对于新辅助目的为缩小切除范围，保留肝实质或扩大手术切缘患者，可适度延长新辅助治疗时间，但治疗期间推荐密切监测，及时发现和处理好新辅助治疗中的不良反应，使患者更安全，依从性更好，完成整体治疗目标。新辅助治疗与手术间隔时间目前尚无定论。已发表的新辅助治疗研究方案推荐免疫治疗后2周、靶向治疗至少3~4周后手术。我国转化治疗专家共识推荐在停用酪氨酸激酶抑制剂（TKIs）药物7天、停用贝伐珠单抗4周后手术。

此外，新辅助治疗还存在许多尚不能回答的问题，如新辅助治疗后评估临床完全缓解是否需要手术、新辅助治疗出现进展后治疗策略、新辅助后手术是否还需要解剖性或大切缘切除、新辅助术后是否需要辅助治疗、特殊人群（如老年患者、存在自身免疫疾病患者）新辅助选择等，尚需更多的临床研究及实践经验来完善肝癌新辅助治疗的理念与方式。

五、结语

综上所述，肝癌系统治疗及局部治疗近年来均取得了较大进展，为肝癌多学科综合治疗提供了更丰富的武器。在此背景下，肝癌术前新辅助治疗方兴未艾，同时经过国内外尤其是我国学者的不断努力，新辅助治疗也已获得了一些突破。但相比其他恶性肿瘤，肝癌新辅助治疗还面临着多个未解决的难题，需要我国学者在基础与临床研究方面进一步探索，以充分发挥我国肝癌领域多学科诊治的优势，造福更多肝癌患者！

（王宏伟 邢宝才）

参考文献

［1］ 中华人民共和国国家卫生健康委员会. 原发性肝癌诊疗指南（2022年版）［J］. 中华外科杂志，2022，60（4）：273-309.

［2］ SAMUEL M, CHOW P K, CHAN SHIH-YEN E, et al. Neoadjuvant and adjuvant therapy for surgical resection of hepatocellular carcinoma [J]. Cochrane Database Syst Rev, 2009, 2009(1): CD001199.

［3］ CHEN S, WANG Y, XIE W, et al. Neoadjuvant tislelizumab for resectable recurrent hepatocellular carcinoma: A non-randomized control, phase Ⅱ trial (TALENT) [C]. Annals of Oncology, 2022, 33: S867.

［4］ XIA Y, TANG W, QIAN X, et al. Efficacy and safety of camrelizumab plus apatinib during the perioperative period in resectable hepatocellular carcinoma: A single-arm, open label, phase Ⅱ clinical trial [J]. J Immunother Cancer, 2022, 10(4): e004656.

第九节　肝癌术后辅助治疗的价值与进展

以"手术治疗"为主的综合治疗目前仍然是 HCC 的一线治疗方式。随着外科手术技术的发展，目前 HCC 手术已无"绝对禁区"。然而，尽管外科手术技术取得突破性进步，HCC 术后复发率仍然居高不下（据报道，肝癌术后 5 年复发率超过 70%），成为严重制约总体疗效的瓶颈。同时，鉴于我国 HCC 患者术前肿瘤分期普遍都处于相对较晚期，术后面临的复发风险更为严峻。为此，如何创新诊断与治疗技术，如何进行多学科联合治疗，有效防控肝癌术后复发、提高肝癌患者疗效，成为 HCC 术后复发防治工作关注的焦点，被写入《肝细胞癌肝切除术后复发预防和治疗中国专家共识（2020 年版）》以及《肝癌术后辅助治疗中国专家共识（2023 版）》。

术后辅助治疗是指肿瘤患者行根治性治疗后预防肿瘤复发的措施，其主要目的是减少肿瘤复发和 / 或转移，延长患者的总生存时间（OS）。然而，目前有关 HCC 术后辅助治疗的循证医学证据尚不充分，相应的指南与共识仍较为欠缺。尽管如此，目前多项探索 HCC 辅助治疗价值的研究也正在进行中，围绕 HCC 辅助治疗的种种疑问未来有望被解决。本节基于目前可获得的循证医学证据，就 HCC 术后辅助治疗的研究进展及价值做一评述，并对该领域的未来发展前景进行探讨。

一、辅助治疗目标人群的选择

辅助治疗的主要目的是降低术后复发风险。近年来，由于对 HCC 高危人群的早期筛查和管理以及综合治疗模式的改进，HCC 治疗总体有效率有所提高。术后辅助治疗在其中起到了举足轻重的作用。临床上，对已明确辅助治疗作用的实体瘤，均对接受治疗的人群进行了限定。HCC 也不例外，其辅助治疗亦应只对术后的某些特定人群有效。因此，如何评判并筛选"适应人群"对术后辅助治疗精准应用十分重要。目前国内外专家共识认为，术后"高危复发风险人群"均为术后辅助治疗的"适应人群"。然而，对于"高危复发风险人群"的界定仍较为模糊。"高危复发因素"顾名思义指的是能导致或影响肝癌复发的相关独立危险因素。临床上一般以"复发时限（早期复发或远期复发）"和"复发来源（单克隆来源或多克隆来源）"来判定复发类型，评估预后。通常认为，肝癌早期复发是由同一病灶在肝内形成转移所致。这种微转移灶或者是在术前就已发生，或者是手术操作所致的医源性播散，残存的转移灶逐渐生长导致早期复发，且其与已切除的原发灶具有同源性，即单中心起源（又称单克隆复发）。而肝癌的远期复发主要与肿瘤的多中心发生相关，在基础慢性肝病所带来的致癌因素持续作用下，形成"异时性"新发癌肿（又称多克隆复发）。研究显示，术后早期复发的高危因素主要与肿瘤分期及肿瘤生物学特征相关，如：肿瘤直径>5cm、多发性肿瘤或存在卫星灶、肿瘤包膜缺失、肿瘤细胞低分化、微血管侵犯（MVI）、门静脉癌栓（portal vein tumor thrombus，PVTT）或肝静脉癌栓（hepatic vein tumor thrombus，HVTT）、术前 AFP 水平升高等。而患者自身及肝脏本身因素，如性别、年龄、白蛋白 – 胆红素分级、术前血清 HBV 病毒载量升高、肝脏储备功能和肝硬化程度等则与远期复发相关。此外，某些外科操作因素，如肝切除术式、切缘距离、手术入路、术中出血量及肝门阻断时限，以及术后并发症等也是影响术后复发尤其是早期复发的主要因素。

考虑到复发是多个因素共同作用的结果，并且每个因素在复发中权重占比也不一样。如何有机整合这些危险因素，建立基于多个因素的复发预测统计学模型以便更精准定义"高危复发人群"，成为近年来的研究热点。2018年复旦大学附属中山医院团队针对甲胎蛋白阴性的 HCC 构建了一个复发预测列线图模型，纳入了 MVI、大结节性肝硬化、肿瘤大小及血清谷氨酰转肽酶水平等因素，可较准确地预测患者复发风险（列线图模型 C 指数 0.668）。中国香港大学团队提出一个基于术前 AFP、肿瘤大小、肿瘤数目及 MVI 的"4 因素"HCC 早期复发风险分层模型，根据该模型计算，低危组早期复发率为 18%，而高危组早期复发率为 43.8%。美国纪念斯隆凯特琳癌症中心则基于 3 个风险因素（超米兰标准、肿瘤数目及 MVI）构建出一个 HCC 复发风险评分系统（clinical risk score，CRS），可较好预测 HCC 的复发风险。一项由 Bruix J 教授牵头的国际多中心研究将早期 HCC 术后的复发风险分为低、中、高 3 级。其中，低风险组为单发肿瘤直径<2cm，无 MVI 和卫星灶；中风险组为单发肿瘤直径≥2cm，肿瘤中或高分化，无 MVI 或卫星灶；高风险组为单发肿瘤伴有 MVI、卫星灶或肿瘤低分化 3 个危险因素中的至少1 个，或肿瘤结节数为 2～3 个，每个结节直径≤3cm。韩国蔚山大学团队亦针对早期 HCC 构建了一个预测术后复发风险及生存的列线图，纳入的因素包括性别、血清白蛋白水平、血小板计数、MVI 及肿瘤大小，可指导术后复发监测及辅助治疗。综上，在不同的研究中 HCC 复发高危因素及组合不尽相同，但值得注意的是有几个因素被反复提及，如 MVI、多发肿瘤灶、肿瘤大小等，提示这些因素可能是 HCC 术后复发的客观风险因素。

此外，除了"复发时限"和"复发来源"外，复发瘤的数量及复发部位也是影响患者预后的关键所在。临床上，大约 80% 患者术后复发发生在肝内，即肝内复发（包括孤立性肝内肿瘤和多发性肝内肿瘤）。少数（约 30%）可转移至肝外组织或脏器，即肝外转移，但常同时合并有肝内复发。文献报道仅有 8.1% 的患者单纯存在肝外转移。无论是肝内多发复发（特别是肿瘤数目较多的肝内复发）还是肝外转移复发，其预后都很差，因为对于这些类型的复发的治疗手段非常有限。相比之下，孤立性肝内复发，无论发生在早期还是晚期，通常预后都较好，可能是因为潜在治愈性治疗的机会增加。因此，定义"复发高危人群"也应该将这些维度因素考虑在内，以满足精准医学时代预防和治疗肝癌术后复发的需要。广西医科大学附属肿瘤医院肝胆外科黎乐群教授团队的一项多中心研究综合分析了 1 319 例复发性 HCC 患者的复发瘤负荷量、复发部位及复发时限，归纳出一种"肝癌复发四分型"新模式，即：Ⅰ型——肝内单发寡复发型；Ⅱ型——肝内多发寡复发型；Ⅲ型——进展复发型（复发伴随大血管侵犯或肝外转移）；Ⅳ型——超进展复发型（复发瘤数目>6 个，伴或不伴肝外转移）。鉴于进展复发 / 超进展复发（Ⅲ~Ⅳ型）患者病情进展十分迅速，预后极差，该研究进一步构建"进展复发 / 超进展复发"高危患者的术前 / 术后列线图模型。其中，术前模型能有效甄别"手术获益人群"，提高手术有效率；术后预测模型则进一步明确患者给予手术治疗后"进展复发 / 超进展复发"的发生风险，从而拟为抗复发精准防治时机把控以及方案选择提供决策依据。

随着分子生物学技术的发展，临床上关于术后复发相关生物标记物，尤其是"液态活检（liquid biopsy）"的研究逐渐增多，以此建立更准确和动态化术后复发风险预测工具。循环肿瘤细胞（circulating tumor cell，CTC）、循环肿瘤 DNA（circulating tumor DNA，ctDNA）等，在复发预测和疗效评价等方面展现出重要价值。中山大学肿瘤防治中心徐瑞华教授团队分析 HCC 患者外周血循环肿瘤 DNA 甲基化 8 个位点标记，提示其能很好预测早期复发及预后评估。上海复旦大学附属中山医院樊嘉教授团队的研究表明，患者外周血 EpCAM+CTC 具有干细胞样特性，是肝癌切除术后早期复发的独立预测指标；研究还表明不同部位的 CTC 型别差异能预测肝癌术后不同的转移 / 复发类型。广西医科大学附属肿瘤医院肝胆团队采用 CanPatrol™ CTC 捕获技术，对肝癌患者外周循环血中 CTCs 进行捕获时发现，术前高 CTC 负荷量和高间质化表型 CTC 的肝癌患者，术后具有较高的"进展复发 / 超进展复发"发生率。上述这些发现或将 HCC 患者的术后抗复发辅助治疗带入精准医学时代。通过以上或其他更灵敏简便的评分系统（或分子标记物）筛选出真正需要术后辅助治疗的人群，将有利于临床实践。当然，目前仍亟需基于全球的、多中心的、更大样本量的循证医学证据，以进一步明确 HCC 术后辅助治疗的潜在获益人群。

二、辅助治疗的方式选择

术后辅助治疗是防止肿瘤复发的重要手段，但在 HCC 中的应用价值尚未完全明确。目前，国内外的诊疗指南在 HCC 术后辅助治疗上的推荐意见仍存在较大分歧。国内指南对多种辅助治疗手段进行了推荐，包括抗病毒治疗、辅助性血管介入治疗、辅助放射治疗以及中药制剂治疗等，而国外指南除了抗病毒治疗之外几乎未做明确的推荐。其次，尽管目前已有多种辅助治疗手段被证实可降低 HCC 复发风险并改善患者预后，但尚缺乏标准辅助治疗方案的高级别循证医学证据。尽管如此，多项探索 HCC 辅助治疗的研究正在进行中，围绕 HCC 辅助治疗的种种疑问未来或将有望被解决。

（一）肝癌术后辅助性血管介入治疗

HCC 术后辅助性血管介入治疗包括术后辅助性经肝动脉化疗栓塞（postoperative adjuvant transarterial chemoembolization，PA-TACE）及术后辅助性肝动脉灌注化疗（postoperative adjuvant hepatic arterial infusion chemotherapy，PA-HAIC）等。其中，PA-TACE 是被广泛应用于具有高危复发因素的肝癌根治性切除患者的一项重要的术后抗复发手段。中国临床肿瘤学会（CSCO）发布的《中国临床肿瘤学会（CSCO）原发性肝癌诊疗指南 2021》和《中国肝细胞癌经动脉化疗栓塞（TACE）治疗临床实践指南（2021 年版）》中都着重强调了 PA-TACE 在改善肝癌患者肝切除术后预后生存上的作用，前者把其列入肝切除术后辅助治疗策略 I 级专家推荐范畴，后者亦强调其在降低具有高危因素（如多发肿瘤、合并癌栓及术后 AFP 等肿瘤标志物未降至正常等）的肝癌患者根治术后复发率上存在重要价值。而以 FOLFOX 化疗方案为主的 HAIC 也开始备受关注。

1. 术后辅助性经动脉化疗栓塞（PA-TACE）

既往学者普遍认同，PA-TACE 主要能够起到预防 HCC 术后早期复发的作用，但对于术后远期多中心性复发的预防效果十分有限。PA-TACE 对术后早期复发的预防性作用主要体现在 PA-TACE 过程中通过肝脏血管造影，可在术后早期发现术中肉眼不可见的肝内微小残留灶。通过对微小残留灶给予定向超选，并配合局部使用化疗药物及栓塞剂，进而阻断血供发挥杀灭或抑制微小残留灶增大形成肉眼可见复发灶的作用。此外，由于碘油可稳定沉积于散在微小病灶中，间接提高了术后计算机断层扫描（computed tomography，CT）对微小病变的检出率。

然而，对 PA-TACE 的有效性及适应人群的争议近几年也愈加激烈，其原因可能包括研究方案设计不同、疗效评价方式有异、回顾性研究纳入样本的选择偏倚、各中心数据特征固有差异等。浙江省人民医院牵头的一项多中心研究对单纯肝切除（$n=1\,757$）和肝切除后联合 PA-TACE 治疗（$n=757$）的患者进行了回顾性分析，结果显示 PA-TACE 组较单纯手术组 OS 显著延长。广西医科大学附属肿瘤医院的一项回顾性研究证实，对于合并 MVI 的肝癌患者，术后联合 PA-TACE 治疗组（$n=91$）OS 较单纯肝切除组（$n=109$）显著延长。复旦大学附属中山医院一项 RCT 研究结果证实，该治疗可以显著改善直径>5cm 多发或伴有 MVI 的 HBV 相关 HCC 的术后 RFS 和 OS。既往国内多项研究均得出类似结论，而西方则多有研究报道 PA-TACE 存在过度医疗之嫌，甚至指出超过 40% 的患者对 PA-TACE 治疗无客观反应。为此，国内专家也开始重新评估 PA-TACE 的适用范围与价值。福建医科大学孟超肝胆医院的一项 meta 分析显示 PA-TACE 可能使合并 MVI 的单发肝癌患者获益，但对多发性肝癌合并 MVI 患者则没有明显疗效。浙江大学附属第一医院的一项研究报道，PA-TACE 对于肿瘤直径>5cm、多结节肿瘤和 MVI 阳性的肝癌术后复发高危患者有益，而对于肿瘤直径≤5cm、单发肿瘤或 MVI 阴性的患者似乎不能改善其预后，甚至可能会潜在地促进某些患者术后复发。随着分子生物学技术的发展，多个分子标记物也被纳入了 PA-TACE 疗效的研究。Wang 等发现去泛素化酶 Cezanne 可能通过诱导上皮 – 间质转化而抑制肝癌细胞的侵袭，患者术前低表达 Cezanne 在接受 PA-TACE 治疗后预后有明显改善。Li 等发现 *CRIPTO1* 基因高表达患者接受 PA-TACE 治疗具有更高的 OS 和更长的复发时间，而在 *CRIPTO1* 基因低表达患者中 PA-TACE 治疗可能促进肿瘤复发且不能带来收益。广西医科大学附属肿瘤医院肝胆团队发现 Ki67 及 CK19 阳性指数高的患者难以从 PA-TACE 中获益，可能与 Ki67 及 CK19 阳性细胞具有"强干性特征"有关。当患者的原发肿瘤有较高的 Ki67 及 CK19 阳性细胞指数，那么术前播撒在残肝的微小肿瘤灶也可能具有同特征，从而增强其在不利微环境中的适应性。该团体还

发现 *ALDOB* 基因低表达患者中 PA-TACE 治疗也可能促进肿瘤复发。这是由于 *ALDOB* 重编程下调或可通过激活糖酵解通路促进肿瘤细胞的缺氧耐受，同时糖酵解活动产生的大量乳酸堆积也为肿瘤细胞侵袭、转移、化疗药物耐受和免疫逃逸等创造了温床。上述结果从生物学的维度解释为什么 Ki67、CK19 阳性指数高，*ALDOB* 重编程下调的患者对术后 PA-TACE 不敏感。

此外，HCC 术后"复发模式"的多样性对 PA-TACE 疗效的影响也不容忽视。如前所述，虽然大约 80% 患者术后复发发生在肝内，但也有约 30% 患者伴有肝外转移复发。而 PA-TACE 属于一种（肝脏）局部治疗方式，或许对肝内复发具有一定的作用，但理论上对肝外复发并不具有抑制作用。甚至有研究表明，PA-TACE 治疗打击导致患者免疫力下降，更容易导致肝外复发的发生。因此，合理选择 PA-TACE 入组人群和优化研究设计需要将"复发模式"考虑在内。

2. 术后辅助性肝动脉灌注化疗（PA-HAIC）

PA-HAIC 治疗可增加肝内局部药物浓度，减少化疗药物在其他器官的分布，抗肿瘤作用强且全身不良反应少。研究显示，HCC 肝切除后辅助性 HAIC 治疗可显著提高 5 年 RFS 率，降低肝内复发风险。国内一个小样本回顾性研究结果显示，术后辅助 HAIC 组（5-氟尿嘧啶、奥沙利铂和丝裂霉素联合方案）的 5 年 RFS 显著优于未化疗组。一项多中心前瞻性 RCT 研究显示，以 FOLFOX 化疗方案为主的 PA-HAIC 能够显著延长 HCC 合并 MVI 患者术后 DFS。

3. 血管介入治疗的时机及频次

关于血管介入治疗特别是 PA-TACE 治疗的次数仍存在着争议，部分学者认为只要患者肝功能能够承受，应重复 PA-TACE 治疗贯穿整个手术后高复发阶段（6 个月～2 年）。因为 PA-TACE 术后大多数不良反应较轻，症状具有自限性。但亦有学者认为多次 PA-TACE 可能会进一步加重肝功能恶化，弊大于利，应提倡"按需治疗"理念，术后行 1～2 次 TACE 治疗可能优于更多次治疗。目前，多项研究报道外科术后仅行 1 次 PA-TACE 并依然获得了良好的临床结果，所以是否适当增加 PA-TACE 手术治疗次数更能为患者带来益处仍需进一步的研究。

总之，HCC 术后辅助性血管介入治疗在接受手术切除的 HCC 患者治疗中是否可以发挥恰如其分的辅助作用，降低早期复发风险、延长近期或远期生存时间仍旧是临床上亟待解决的问题。在精准治疗理念的指导下，进一步评估辅助性血管介入治疗的疗效价值，最终划分出辅助性血管介入治疗的"最佳获益人群"仍需更广泛、严谨和深入的研究。

（二）肝癌术后辅助放射治疗

随着调强放射治疗技术在肝癌中的应用，放疗可以更好保护剩余肝脏体积，而给予局部肿瘤更高的剂量，放射治疗已经成为肝癌术后辅助治疗的手段之一。放射治疗分为内照射治疗和外照射治疗。内照射治疗是利用放射性核素，经机体管道或通过针道植入目标区域内。而外照射治疗是利用放疗设备产生的射线（光子或粒子）从体外对目标区域照射。

1. 内照射治疗

目前，常用的内照射治疗途径包括肝动脉灌注和局部方式粒子植入。早期一项来自中国香港的随机对照研究（randomized controlled trial，RCT）对 21 例 HCC 术后接受碘 -131 微粒肝动脉灌注治疗的患者，与 22 例未行该治疗的患者进行对比，结果显示前者的 RFS 和 OS 均显著优于后者。同年，一项澳大利亚的回顾性研究也得出相似的结果。然而，新加坡的一项多中心 RCT 研究结果显示疗效尚不显著。来自我国的一项多中心 RCT 研究纳入 156 例 HCC 组织中 HAb18G/CD147 抗原阳性表达、接受根治性切除者，肝动脉灌注碘 -131 标记的 HAb18G/CD147 单克隆抗体（美妥昔单抗）显示有效降低早期复发率，主要有效对象为伴有 MVI、肿瘤直径＞5cm、低分化肿瘤，以及肿瘤包膜不完整的患者。此外，术中在肝切除创面植入碘 -125 粒子的方法也在国内部分单位开展，一项 RCT 研究结果显示治疗组的 RFS 和 OS 较对照组显著延长。

2. 外照射治疗

三维适形放射治疗可能在 HCC 术后抗复发中具有一定应用价值。北京大学肿瘤医院的一项研究表明，术后辅助性放疗在窄切缘（＜1cm）患者中的 3 年 RFS 率为 64.2%，显著高于窄切缘未放疗组（52.2%）。另一项前瞻性单臂 II 期研究和多项回顾性研究结果显示，肝癌术后窄切缘患者，术后调强放射治疗可显著降低局部复发率，延长 DFS 和 OS。研究结果也表明，肝癌术后微血管侵犯阳性患者，术后常规分割调强放射治疗可显著延长患者 DFS 和 OS，尤其术后微血管侵犯阳性同时合并窄切缘患者，术后放疗的受益更加显著。此外，对于肝癌伴 PVTT 患者行手术治疗后，术后调强放射治疗可显著延长患者的 DFS（P=0.001）和 OS（P=0.005）。

综上所述，对于窄切缘（术后病理学检查结果显示手术切缘距肿瘤≤1cm）、合并 MVI 或 PVTT 的患者，推荐术后调强放疗（证据等级 1，推荐 B）。

（三）抗病毒治疗

由于我国 HCC 中 HBV 相关 HCC 占比非常高，且高病毒负荷与 HCC 术后复发、转移密切相关。因此，抗病毒治疗已成为乙肝相关肝癌综合治疗的重要组成部分，贯穿肝癌治疗的全过程，覆盖肝癌治疗的全分期。HCC 患者抗病毒治疗主要目标为针对肝癌的综合治疗基础上，最大限度长期抑制肝炎病毒复制，减少病毒引起的肝脏损伤并阻止疾病进展，延长患者生存时间。研究表明，无论术前 HBV DNA 处于高水平抑或是低水平，及时及长期使用核苷（酸）类似物抗病毒治疗能够显著降低乙型肝炎病毒的再激活，减少肝功能损害，降低残肝多中心性复发，延长患者生存时间。由于多数 HBV 相关性 HCC 合并肝硬化，核苷（酸）类药物具有使用方便、经济、疗效确切和副作用小的优点。中华医学会感染病学分会及肝病学分会发布的《慢性乙型肝炎防治指南（2019 年版）》《丙型肝炎防治指南（2019 年版）》及《HBV/HCV 相关肝细胞癌抗病毒治疗专家共识（2021 年更新版）》都一致推荐 HBV 相关性 HCC 根治性治疗后均应用一线核苷（酸）类似物（恩替卡韦、替诺福韦、丙酚替诺福韦）抗病毒治疗。无禁忌证者可考虑聚乙二醇干扰素 α（PEG-IFNα）抗病毒治疗。《原发性肝癌诊疗指南（2022 年版）》及《乙肝病毒相关肝细胞癌抗病毒治疗中国专家共识（2023 版）》建议 HBsAg 阳性肝癌患者接受肝切除术前就应尽早启动抗病毒治疗。因为研究表明 HCC 术前甚至更早开始抗病毒治疗有利于降低肿瘤微血管侵犯，改善预后。同时，术前抗病毒治疗亦可改善患者肝功能状态，使患者尽早符合限期手术治疗要求。

干扰素治疗主要包括普通干扰素（IFN-α-2b）和聚乙二醇干扰素（PEG-

IFN-α-2a），均为较强的免疫调节剂，可增强宿主免疫细胞活性并诱导干扰素刺激基因激活，后者直接编码抗病毒效应蛋白。有研究结果显示，干扰素治疗可改善 HCV 相关性 HCC 患者预后，然而对 HBV 相关性 HCC 患者预后的改善效果欠佳，提示干扰素可能对不同病毒性肝炎病史的 HCC 患者效果不一致。此外，干扰素治疗应充分考虑肝癌患者抗病毒治疗的特殊性，目前以推荐干扰素联合 NAs 抗病毒治疗为主，不建议单独应用干扰素治疗。

近年来 HCV 治疗取得了较大进展，应用直接抗病毒药物（DAAs）可治愈 90% 以上的 HCV 患者，可谓是革命性进步。全球多中心研究报道，HCV-HCC 肝移植后 DAAs 或干扰素治疗、未接受抗病毒治疗 3 组 HCC 复发率依次为 6.3%、11.4% 和 28.2%。另有研究显示，PEG-IFN α 联合利巴韦林（PR）方案及 DAAs 治疗获得 SVR 可降低 HCV-HCC 根治后复发风险。然而，亦有学者对 DAAs 在 HCV 相关性 HCC 术后复发的预防作用存在疑问。Singal 等提出，目前针对 HCV 相关肝癌根治性手术后使用 DAAs 治疗的研究存在局限性，还需要高级别循证医学证据来证实 DAAs 治疗与 HCV 相关肝癌术后复发风险及复发后侵袭性的相关性。

总而言之，目前对于 HBV 相关性 HCC 术后抗病毒治疗能够改善预后已经基本达成共识。而对于 HCV 相关性 HCC，术后抗病毒治疗对复发和生存的影响仍需进一步明确。

（四）免疫治疗

免疫治疗是指根据免疫学原理和方法，提高肿瘤细胞的免疫原性和机体内效应细胞的杀伤能力，并通过激发、增强机体的抗肿瘤免疫应答，从而杀伤或抑制肿瘤生长的治疗手段。免疫治疗的不良反应更低，患者耐受性更好，应用于 HCC 术后的辅助治疗具有较大潜力。当前应用于 HCC 的免疫治疗方法主要包括过继免疫疗法、肿瘤疫苗、免疫检查点抑制剂（ICIs）和免疫调节剂等，部分已经用于 HCC 术后的辅助治疗。

1. 过继免疫疗法

过继免疫疗法包括淋巴因子激活的杀伤细胞（lymphokine-activated killer，LAK）疗法、CIK 疗法、自然杀伤细胞疗法、肿瘤浸润淋巴细胞疗法及嵌合抗原受体 T 细胞疗法等。肝脏本身属于一个天然的免疫耐受器官，其免疫耐受性在慢性肝病背景下会进一步增强。鉴于肿瘤早期负荷低和 T 淋巴细胞耗竭较可能逆转，此时应用过继免疫疗法有望增加疗效。在部分研究中，以 LAK 和 CIK 为主的免疫疗法在 HCC 术后辅助治疗中展示了较好的效果。如术后应用 LAK 或 CIK 可延长患者的无复发生存期，甚至总体生存期。一项 meta 分析纳入了 8 项前瞻性临床研究提示，过继免疫疗法可降低 HCC 术后 3 年内的复发及死亡风险，LAK 相较于 CIK 可能疗效更优，然而对远期生存率的改善效果不明显。尽管以上研究结果均提示过继免疫疗法用于 HCC 辅助治疗可改善患者预后，但这些研究多为小样本的单中心研究，其有效性需要大型、多中心前瞻性随机对照临床试验进一步验证，其生物安全性也需进一步评估。此外，过继免疫疗法需要分离免疫细胞后在体外进行培养和扩增，过程较为繁琐，也限制了其临床应用。

2. 免疫检查点抑制剂疗法

免疫检查点抑制剂在 HCC 的治疗和辅助治疗中近几年来备受关注。但几种程序性死亡受体 1（PD-1）单抗在单药治疗 HCC 的临床试验中的效果均不尽如人意，这可能与肝癌微环境异质性有关，如 HCC 微环境中的免疫豁免或免疫抑制状态可能制约了免疫检查点抑制剂的作用。因此，以免疫检查点抑制剂为基础的联合治疗方案正成为 HCC 治疗的发展方向，包括联合抗血管生成药物、放疗、化疗及双免疫检查点抑制剂联用。IMbrave150 研究结果显示，阿替利珠单抗联合贝伐珠单抗（T+A 方案）一线治疗晚期肝癌效果显著优于索拉非尼，可能由于抗血管生成治疗（贝伐珠单抗）改善肿瘤微环境，从而增强了 PD1/PDL-1 抑制剂抗肿瘤的敏感性。这预示着以 PD1/PDL-1 和 CTLA-4 等免疫检查点抑制剂为基础的联合治疗肝癌的新纪元。随后，国内多中心 ORIENT-32 研究也提示信迪利单抗联合贝伐珠单抗类似物一线治疗晚期肝癌效果显著优于索拉非尼，在《原发性肝癌诊疗指南（2022年版）》中同样被推荐为一线治疗方案。在 HCC 辅助治疗方面，近年来多项 ICIs 联合分子靶向药物预防 HCC 术后复发的临床研究正在进行中。其中，阿替利珠单抗联合贝伐珠单抗（T+A）用于合并高危复发因素早期肝癌术后辅助治疗的国际多中心Ⅲ期临床研究（IMbrave050），在预设的中期分析中达到主要研究终点。结果显示，与主动监测相比，阿替利珠单抗联合贝伐珠单抗治疗组意向性治疗人群的 RFS 改善差异具有统计学意义。此外，纳武利尤单抗单药对比安慰剂的 CheckMate-9DX、帕博利珠单抗单药对比安慰剂的 Keynot937 以及度伐利尤单抗联合贝伐珠单抗的 EMERALD-2 等研究仍在进行中，结果值得期待。

（五）分子靶向治疗

目前国内获得 HCC 治疗适应证的分子靶向药物有索拉非尼、仑伐替尼、阿帕替尼及多纳非尼。索拉非尼是最早用于肝癌系统抗肿瘤治疗的分子靶向药物。部分早期的回顾性研究结果提示，索拉非尼有助于防止 HCC 早期复发，特别是对伴有复发高危病理学因素如血管侵犯的 HCC。然而，迄今唯一一项国际多中心前瞻性临床研究（STROM 研究）结果显示，HCC 术后或消融后口服索拉非尼辅助治疗未能降低复发或延长生存。目前亦尚无肝切除术后仑伐替尼和瑞戈非尼辅助治疗文献报道。因此，分子靶向药物想要在 HCC 辅助治疗领域"突围"仍缺乏足够的循证医学证据。但包括仑伐替尼在内的多种靶向药物，或靶向药物联合免疫检查点抑制剂的辅助治疗研究正在进行中。

（六）中药和其他辅助性治疗

多种中药制剂如槐耳颗粒、华蟾素、丹参酮等已被应用于 HCC 治疗的多个环节，包括 HCC 术后辅助治疗，虽然多数方案缺乏高强度循证医学证据。槐耳颗粒被认为可以通过多种途径发挥抗癌作用，比如抑制肿瘤细胞增殖和肿瘤血管生成、诱导肿瘤细胞凋亡以及免疫调节等。2018 年我国一项包括 39 家中心、1 044 例患者的Ⅳ期临床试验证实了槐耳颗粒能够显著提高肝癌术后患者的 RFS 率和总体生存率。同时槐耳颗粒还能降低肝内复发和肝外转移的发生，这为联合其他治疗提供了可能。为此，中国临床肿瘤学会（CSCO）发布的《中国临床肿瘤学会（CSCO）原发性肝癌诊疗指南 2022》将槐耳颗粒推荐为 HCC 术后的辅助治疗（证据等级：1 级）。

华蟾素也是比较常用的具有抗肿瘤、免疫调节作用的中成药。同时，对乙肝等病毒性感染也有一定的治疗效果。尤其对乙肝、肝硬化进一步发展而来的 HCC，临床效果相对更为突出。因此，对于 HCC 患者（特别是 HBV 相关性 HCC）经过积极的手术，放化疗等综合治疗以后，配合使用华蟾素，对防止肿瘤的复发可以起到一定的辅助治疗作用。海军军医大学第一附属医院等的一项多中心 RCT 研究结果证实，术后静脉注射华蟾素加口服解毒颗粒具有优于 TACE 的术后辅助治疗作用。此外，目前还有一些探索性研究或RCT 研究显示肝素酶抑制剂 PI-88、丹参酮等，在降低 HCC 术后复发显示出良好的结果，但其疗效仍需更多前瞻性研究加以证实。

（七）肝癌肝移植患者的术后辅助治疗

肝癌肝移植术后预防肿瘤复发的辅助治疗手段主要包括，合理选择免疫抑制方案、抗病毒治疗和系统抗肿瘤药物治疗。大量研究表明，肝癌肝移植术后采用早期撤除或者无激素免疫抑制方案、早期降低钙调磷酸酶抑制剂用量以及使用以 mTOR 抑制剂为主的方案等，有助于减少肝癌肝移植术后肿瘤复发率，延长患者 OS。此外，肝癌肝移植术后抗病毒治疗也是预防肝癌复发的关键。对于合并 HBV 感染的肝癌肝移植术后患者，主要抗病毒方案为以恩替卡韦、替诺福韦为代表的高效、高耐药屏障核苷类似物联合乙肝免疫球蛋白，有助于预防乙肝复发。对于合并 HCV 感染的肝癌肝移植患者，Watt 等提出，移植术后仅在病理学检查结果确认 HCV 复发后才可行抗 HCV治疗。系统抗肿瘤药物在肝癌肝移植术后辅助治疗的循证医学证据较少，缺乏大样本量的临床研究。仅有部分的小样本量、前瞻性临床研究数据提示，分子靶向药物和系统化疗药物等辅助治疗可能为超标准肝移植受者提供生存获益。

三、结语

为落实《"健康中国 2030"规划纲要》提出的 2030 年实现癌症 5 年生存率提高 15% 的目标，基于国家卫生健康委员会颁布的《原发性肝癌诊疗指南（2022 年版）》，以外科手术为主的综合治疗仍是大多数早期（CNLC 分期Ⅰa～Ⅲa 期）HCC 患者的必然选择。为尽可能延长患者生存期，辅助治疗终将成为 HCC 规范诊疗过程中不可或缺的重要组成部分。然而，由于缺乏较高等级的临床循证医学证据作为指导，术后辅助治疗一直以来仍是 HCC综合治疗模式中的薄弱环节。虽然某些联合辅助治疗方案初步实现降低 HCC

术后复发风险，但能否转化为患者生存期的获益仍有待验证。如何明确辅助治疗获益人群，做到科学合理选择辅助治疗对象，更好地评估辅助治疗相关毒副作用，以谨慎评估风险获益比，也是我们所要关注的问题。当然，我们也注意到，随着精准医学时代的来临，多项囊括了新型药物、疗法及组合的前瞻性临床研究也正在进行中，未来随着这些重量级研究结果的公布，HCC辅助治疗的地位将得到稳固，规范化的辅助治疗方案未来可期。

（向邦德　齐鲁楠）

参考文献

［1］ BRAY F, FERLAY J, SOERJOMATARAM I, et al. Global cancer statistics 2018: GLOBOCAN estimates of incidence and mortality worldwide for 36 cancers in 185 countries [J]. CA Cancer J Clin, 2018, 68(6): 394-424.

［2］ MALUCCIO M, COVEY A. Recent progress in understanding, diagnosing, and treating hepatocellular carcinoma [J]. CA Cancer J Clin, 2012, 62(6): 394-399.

［3］ 陈孝平，沈锋，夏男，等. 肝细胞癌肝切除术后复发预防和治疗中国专家共识（2020 版）［J］. 中国实用外科杂志，2021，41（1）：20-30.

［4］ GAN W, HUANG J L, ZHANG M X, et al. New nomogram predicts the recurrence of hepatocellular carcinoma in patients with negative preoperative serum AFP subjected to curative resection [J]. J Surg Oncol, 2018, 117(7): 1540-1547.

［5］ NG K K, CHEUNG T T, PANG H H, et al. A simplified prediction model for early intrahepatic recurrence after hepatectomy for patients with unilobar hepatocellular carcinoma without macroscopic vascular invasion: An implication for adjuvant therapy and postoperative surveillance [J]. Surg Oncol, 2019, 30: 6-12.

［6］ ZHENG J, CHOU J F, GÖNEN M, et al. Prediction of hepatocellular carcinoma recurrence beyond Milan criteria after resection: Validation of a clinical risk score in an international cohort [J]. Ann Surg, 2017, 266(4): 693-701.

［7］ BRUIX J, TAKAYAMA T, MAZZAFERRO V, et al. Adjuvant sorafenib for hepatocellular carcinoma after resection or ablation (STORM): A phase 3, randomised, double-blind, placebo-controlled trial [J]. Lancet Oncol, 2015, 16(13): 1344-1354.

［8］ SHIM J H, JUN M J, HAN S, et al. Prognostic nomograms for prediction of recurrence and survival after curative liver resection for hepatocellular carcinoma [J]. Ann Surg, 2015, 261(5): 939-946.

［9］ QI L N, MA L, WU F X, et al. Clinical implications and biological features of a novel postoperative recurrent HCC classification: A multi-centre study [J]. Liver Int, 2022, 42(10): 2283-2298.

［10］ SUN Y F, XU Y, YANG X R, et al. Circulating stem cell-like epithelial cell adhesion molecule-positive tumor cells indicate poor prognosis of hepatocellular carcinoma after curative resection [J]. Hepatology, 2013, 57(4): 1458-1468.

［11］ QI L N, XIANG B D, WU F X, et al. Circulating tumor cells undergoing EMT provide a metric for diagnosis and prognosis of patients with hepatocellular carcinoma [J]. Cancer Res, 2018, 78(16): 4731-4744.

［12］LIANG L, LI C, WANG M D, et al. Development and validation of a novel online calculator for estimating survival benefit of adjuvant transcatheter arterial chemoembolization in patients undergoing surgery for hepatocellular carcinoma [J]. J Hematol Oncol, 2021, 14(1): 165.

［13］WANG L, KE Q, LIN N, et al. Does postoperative adjuvant transarterial chemoembolization benefit for all patients with hepatocellular carcinoma combined with microvascular invasion: A meta-analysis [J]. Scand J Gastroenterol, 2019, 54(5): 528-537.

［14］CHEN W, MA T, ZHANG J, et al. A systematic review and meta-analysis of adjuvant transarterial chemoembolization after curative resection for patients with hepatocellular carcinoma [J]. HPB (Oxford), 2020, 22(6): 795-808.

［15］WANG J H, ZHONG X P, ZHANG Y F, et al. Cezanne predicts progression and adjuvant TACE response in hepatocellular carcinoma [J]. Cell Death Dis, 2017, 8(9): e3043.

［16］LI X S, WANG J H, YANG X Z, et al. Beneficial effects of Cripto-1 for transarterial chemoembolization in hepatocellular carcinoma [J]. Aging (Albany NY), 2019, 11(10): 2998-3011.

［17］XU J X, XING W T, PENG Y C, et al. Outcomes of postoperative adjuvant transarterial chemoembolization for hepatocellular carcinoma according to the Ki67 index [J]. Future Oncol, 2022, 18(17): 2113-2125.

［18］LI S H, MEI J, CHENG Y, et al. Postoperative adjuvant hepatic arterial infusion chemotherapy with FOLFOX in hepatocellular carcinoma with microvascular invasion: A multicenter, phase Ⅲ, randomized study [J]. J Clin Oncol, 2023, 41(10): 1898.

［19］LAU W Y, LAI E C, LEUNG T W, et al. Adjuvant intra-arterial iodine-131-labeled lipiodol for resectable hepatocellular carcinoma: A prospective randomized trial-update on 5-year and 10-year survival [J]. Ann Surg, 2008; 247(1): 43-48.

［20］NG K M, NIU R, YAN T D, et al. Adjuvant lipiodol I-131 after curative resection/ablation of hepatocellular carcinoma [J]. HPB (Oxford), 2008, 10(6): 388-395.

［21］CHUNG A Y, OOI L L, MACHIN D, et al. Adjuvant hepatic intra-arterial iodine-131-lipiodol following curative resection of hepatocellular carcinoma: A prospective randomized trial [J]. World J Surg, 2013, 37(6): 1356-1361.

［22］LI J, XING J, YANG Y, et al. Adjuvant ^{131}I-metuximab for hepatocellular carcinoma after liver resection: A randomised, controlled, multicentre, open-label, phase 2 trial [J]. Lancet Gastroenterol Hepatol, 2020, 5(6): 548-560.

［23］CHEN K, XIA Y, WANG H, et al. Adjuvant iodine-125 brachytherapy for hepatocellular carcinoma after complete hepatectomy: A randomized controlled trial [J]. PLoS One, 2013, 8(2): e57397.

［24］WANG W H, WANG Z, WU J X, et al. Survival benefit with IMRT following narrow-margin hepatectomy in patients with hepatocellular carcinoma close to major vessels [J]. Liver Int, 2015, 35(12): 2603-2610.

［25］WANG L, WANG W, YAO X, et al. Postoperative adjuvant radiotherapy is associated with improved survival in hepatocellular carcinoma with microvascular invasion [J]. Oncotarget, 2017, 8(45): 79971-79981.

［26］GORGEN A, GALVIN Z, HUANG A C, et al. The impact of direct-acting antivirals on overall mortality and tumoral recurrence in patients with hepatocellular carcinoma listed for liver transplantation: An international multicenter study [J]. Transplantation, 2020, 104(10): 2087-2096.

［27］ZHAO H, ZHENG M, WANG K, et al. A meta-analysis of adoptive immunotherapy in postoperative hepatocellular carcinoma [J]. J Cancer Res Ther, 2018, 14(4): 807-814.

［28］CHEN Q, SHU C, LAURENCE A D, et al. Effect of Huaier granule on recurrence after curative resection of HCC: A multicentre, randomised clinical trial [J]. Gut, 2018, 67(11): 2006-2016.

［29］ZHAI X F, LIU X L, SHEN F, et al. Traditional herbal medicine prevents postoperative recurrence of small hepatocellular carcinoma: A randomized controlled study [J]. Cancer, 2018, 124(10): 2161-2168.

第十节

肝癌的病理诊断对改善预后的意义

肝癌病理诊断在精准医学时代为了能更好地服务于临床也在不断更新与细化。与预后相关的病理诊断信息，除了分化程度，还有病理形态亚型以及相关分子特征，微脉管侵犯及卫星结节等。依据其分子特征指导相应的传统化疗及介入治疗，靶向治疗或免疫治疗，赢得更多的手术切除机会，因此肝癌病理诊断还应包括新辅助治疗后效果及剩余肿瘤占比评价，从而能更好地反映预后。本节将肝癌相关病理诊断与预后之间的关系进行总结，为临床服务架好桥梁。

一、肝癌病理诊断及分型为精准预后提供依据

（一）肝癌的亚型及预后

众所周知，病理诊断中分化程度与预后相关，相同因素下分化程度差则预后差。随着分子生物学与临床研究深入，2019 版 WHO 消化系统肿瘤分类肝脏章节将肝细胞癌（HCC）按形态学特征表型分类，并与其主要分子特征联系起来，二者共同影响预后。

1. 脂肪肝炎型肝细胞癌

（1）大致占比及临床特征：该亚型占 5%～20%，临床背景多有代谢综合征及酒精摄入。

（2）主要形态学特征及分子特征：①脂肪肝炎亚型形态学特征：与酒精性脂肪肝炎相似，较多脂肪变性肿瘤细胞，广泛气球样变性，其间可见炎症细胞浸润，Mallory-Denk 小体形成。②主要分子特征：涉及 IL-6/JAK/STAT 通路活化，低频率 *CTNNB1*、*TERT* 及 *TP53* 基因突变。

（3）预后：与普通型肝细胞癌相比，总生存率、无疾病进展率、转移及

局部复发率差异无统计学意义。

2. 透明细胞型肝细胞癌

（1）大致占比及临床特征：该亚型占 3%～7%，临床背景尚未明确。

（2）主要形态学特征及分子特征：①透明细胞亚型形态学特征：大于 80% 的肿瘤细胞呈糖原储集至透明状，以及少量细胞脂肪变性。②主要分子特征：目前尚未明确。

（3）预后：与普通型肝细胞癌相比，体积更小，脉管侵犯少，肿瘤分化程度好，预后较好。

3. 粗梁型肝细胞癌

（1）大致占比及临床特征：该亚型约占 5%，临床背景多有血清 AFP 水平高，肿瘤体积较大。

（2）主要形态学特征及分子特征：①粗梁型形态学特征：大于 50% 的肿瘤细胞呈现粗梁形态（肿瘤细胞可达 6～10 层），血管侵犯常见。②主要分子特征：涉及 TP53 基因突变及 FGF19 基因扩增。

（3）预后：比其他亚型肝细胞癌差，特别是血管包绕肿瘤细胞生长模式与微脉管侵犯、早期复发，较短的无疾病进展生存期及总生存期相关。

4. 硬化型肝细胞癌

（1）大致占比及临床特征：该亚型约占 4%；影像学表现常常类似于肝内胆管癌。

（2）主要形态学特征及分子特征：①硬化型形态学特征：>50% 的肿瘤显示肿瘤内纤维化，肿瘤细胞呈高 - 中分化。②主要分子特征：涉及 TSC1/2 突变，TGF-β 通路活化。

（3）预后：目前文献显示与普通型肝癌相比差别不大。

5. 嫌色细胞型肝细胞癌

（1）大致占比及临床特征：该亚型约占 3%；临床背景尚不清晰。

（2）主要形态学特征及分子特征：①嫌色细胞亚型形态学特征：肿瘤细胞含有空亮的胞浆，呈嗜碱性，核仁明显，局灶区可出现细胞核异型。②主要分子特征：与正常端粒维持网络的破坏有关，导致不同程度端粒的延长。

（3）预后：与其他亚型肝细胞癌类似。

6. 纤维板层型肝细胞癌

（1）大致占比及临床特征：该亚型约占 1%；临床背景多为年轻人，没有肝脏疾病背景，AFP 通常不升高。

（2）主要形态学特征及分子特征：①纤维板层型形态学特征：肿瘤细胞体积大且胞浆嗜酸性（丰富线粒体），核仁明显，间质显著纤维化。②主要分子特征：涉及 *DNAJB1∷PRKACA* 基因融合导致 PKA 活化。

（3）预后：与没有硬化的肝细胞癌类似，该亚型通常表现为晚期复发。

7. 富中性粒细胞型肝细胞癌

（1）大致占比及临床特征：该亚型占比<1%；多为老年人，临床实验室检查白细胞计数，C 反应蛋白及 IL6 血清水平升高。

（2）主要形态学特征及分子特征：①富中性粒细胞型形态学特征：肿瘤内部见大量弥漫的中性粒细胞，肿瘤细胞多呈低分化，可有肉瘤样区域。②主要分子特征：报道较少，可能与肿瘤细胞分泌粒细胞集落刺激因子（G-CSF）有关。

（3）预后：与其他亚型的肝细胞癌相比总体较差。

8. 富淋巴细胞型肝细胞癌

（1）大致占比及临床特征：该亚型占比<1%；临床背景尚不清晰。

（2）主要形态学特征及分子特征：①富淋巴细胞型形态学特征：肿瘤细胞间见弥漫且丰富的淋巴细胞浸润，达到或超过 50% 的肿瘤细胞。②主要分子特征：尚不明确，与 EBV 感染无关，有文献显示该亚型 PD-L1 表达率较高以及 *CCND1* 基因扩增。

（3）预后：与普通型肝细胞癌相比，总生存期及无疾病进展生存期较好。

随着对实体肿瘤分子分型的热点研究，关于肝细胞癌的分子分型也为深入研究其发生机制及预后分层奠定了基础。但无论是简单地分为增殖组与非增殖组，还是复杂的 G1-G6 的不同通路基因分型，目前还未达成一致分类意见。基于病理形态亚型及分子特征的病理诊断，可以在报告中说明其亚型并提示分子机制，为临床判断预后及辅助治疗提供依据。

（二）肝癌微脉管侵犯（MVI）分组为辅助治疗提供依据

1. 肝癌"七点"取材规范提出背景

传统的肝癌取材依据阿克曼外科病理学，包括肿瘤区域，交界区域及周围肝间质各 1 块。而随着临床外科病理与预后研究的深入，Lim 等专家提出与米兰标准相比，外科切除肝癌标本微脉管侵犯是预测总体生存率的较好预后因素，微脉管侵犯病理的评估也有益于后续治疗的选择。对肿瘤异质性及微环境的研究发现肝癌最外周前端的细胞群体具有高侵袭性，是微脉管侵犯及卫星结节高发区域。

《原发性肝癌诊疗指南（2022 年版）》将病理诊断规范化报告进行明确并全国推广。最早《原发性肝癌规范化病理诊断指南（2015 年版）》对国内外肝癌临床病理研究的成果进行总结并紧密结合临床，反馈于临床病理工作并为规范化病理诊断提供参考。2015 版《指南》于国内首次提出肝脏肿瘤标本"七点"基线取材方案，特别重视癌与癌旁肝组织交界处以及小于 / 大于 1cm 周围肝取材，基于肿瘤大小及数目相应增加交界处取材数，更能准确评估其生物学特性。

2. 微脉管侵犯病理诊断临床意义

依据《原发性肝癌诊疗指南（2022 年版）》，病理诊断中指出微脉管侵犯与术中肉眼所见脉管侵犯（macrovascular invasion）不同，特指显微镜下所见有内皮细胞衬覆血管腔内见癌细胞巢团。浏览每例病例的全部组织学切片后对 MVI 进行计数，将 MVI 数量及分布情况进行风险分级：M0，未发现 MVI；M1（低危组），≤5 个 MVI 且发生于近癌旁肝组织区域内（≤1cm）。M0 及 M1 亚组提示患者疾病相关生存期及无复发生存期较长。M2（高危组），>5 个 MVI，或 MVI 发生于远癌旁肝组织区域（>1cm）。M2 亚组则提示患者疾病相关生存期及无复发生存期较短。因此 MVI 是术后复发风险重要预测指标，也是规范化病理报告中体现的信息，并可指导临床术后辅助治疗。

Liao 等研究者的前瞻性研究结果显示，该中心在"七点"基线取材规范下的 MVI 检出率显著高于其他研究中心（53.2% *vs.* 17%，$P<0.001$），因此"七点"基线取材有助于进一步提高肝癌患者的 MVI 检出率和优化预后分层。MVI 是肝癌根治性切除术后预后不良的独立危险因素。Xiong 等研究者

指出由 AFP、肿瘤直径和 TNM 分期组成 MVI 预测模型，在 MVI 预测方面显示出优越的预测效果和强大的临床实用性，为 HCC 患者提供标准化的治疗策略。

MVI，特别是高危组，临床上可以卫星结节体现。2015 年《指南》中指出卫星结节（子灶）主要指瘤周近癌旁肝组织内出现肉眼或显微镜下小癌灶，与主瘤分离却与主瘤形态学相似。在病理报告中应描述卫星结节的数量及分布范围，这是术后复发风险重要预测指标。Lim 等研究发现卫星结节在肿瘤体积小于及大于 5cm 时检出率差异较大，检出率高与总生存期差相关。在日常病理诊断中，卫星结节的诊断需要与多结节型肝癌相区别，与肿瘤细胞是否为单克隆或多克隆相关。

（三）肝内胆管癌亚型分析临床意义

肝内胆管癌（ICC）发病率较肝细胞癌低，但恶性程度高。随着临床研究的深入及 2019 版 WHO 消化系统肿瘤分类肝脏章节部分内容的更新，根据 ICC 的解剖结构、形态特征及分子改变，可以总结归纳规范 ICC 病理报告，提示临床精准治疗。

ICC 的病理取材大体与 HCC 相似，但需要留意正常胆管切缘及相关区域淋巴结的取材。大胆管型 ICC 起源于肝内大胆管或胆管周腺体，与肝门部胆管的组织学形态类似，由不规则大腺管结构及间质显著纤维化构成，周边也可见发生在大胆管特有的胆管内乳头状病变或上皮内瘤变等癌前病变，分子特征以 *KRAS* 突变常见。小胆管型 ICC 起源于小叶间胆管或隔胆管，形态学以小胆管结构为主，分子改变以 *IDH1/2* 突变或 *FGFR2* 融合 / 重排常见，从而指导相应的靶向治疗。Hayashi 等研究学者指出大胆管型 ICC 术后 5 年无复发生存率与总生存率均比小胆管型 ICC 低。本中心研究 326 例肝内胆管癌中 *IDH1/2* 突变率（34 例 10.4%），发现 *IDH1/IDH2* 突变与患者总生存期更长有关。IDH1/2 及 FGFR 抑制剂在胆管癌二线治疗中均显示出较高的响应率和生存获益前景。病理形态分型与分子特征同样可以为肝内胆管癌患者在预后及辅助用药方面提供依据。

二、新辅助治疗后的原发性肝癌病理评估的临床意义

（一）新辅助治疗后原发性肝癌病理评估方法及内容

新辅助治疗后手术标本的病理切片一般由病理医师进行独立评估，记录肿瘤中国肝癌的分期方案（CNLC）分期、分化分级［Edmondson-Steiner 四级（Ⅰ～Ⅳ）分级法］、组织学类型、包膜完整性、有无被膜侵犯、有无切缘累及、有无微脉管侵犯（MVI）、有无卫星灶、癌栓、淋巴结及正常肝组织纤维化分期。与治疗相关的组织学形态比例评估及残余肿瘤比例评估，大体取材时对肿瘤主体进行全貌观察，大概评估残留活性肿瘤比例并描述于巨检中。对 HE 切片进行镜下观察，评估肿瘤瘤床非活性肿瘤区域，包括坏死反应、纤维化反应、出血反应、泡沫细胞反应、胆固醇结晶现象出现、肿瘤浸润淋巴细胞（tumor infiltrating lymphocytes，TILs）及三级淋巴结构（tertiary lymphoid structure，TLS）组织学形态。并计算镜下残留活性肿瘤区域比例。评估残留肿瘤比例需要分别对退行床（病理缓解）区域进行百分比评估，以 5% 为最小增值进行评估，原肿瘤主体减去各种治疗反应比例之和为残留肿瘤比例（residual viable tumor，RVT），即残留肿瘤比例（%）= 残留肿瘤区域（1– 退行床）/ 总瘤床区域 ×100%。

退行床，即免疫介导的肿瘤清除面积，它的特征是：①免疫激活——致密的肿瘤浸润淋巴细胞与巨噬细胞和三级淋巴结构；②大量肿瘤细胞死亡——胆固醇结晶；③组织修复——新生血管形成和增殖性纤维化。这种特异的组织学特征不存在或很少出现在无免疫应答患者的标本中。已证明退行床的组织病理学特征可用于制定“免疫相关病理反应标准”（immune-related pathologic response criteria，irPRC）。

除了病理常规的 HE 切片诊断评估，还可以借助一些分子病理手段辅助我们评估肝癌的新辅助治疗后的改变。目前在肝癌及肝内胆管癌新辅助治疗后评估当中常规应用的生物标志物方法包括肿瘤突变负担（tumor mutational burden，TMB），基因表达谱（gene expression profiling，GEP），多重免疫组化 / 免疫荧光（multiplex IHC/ immunofluorescence，mIHC/IF）等，其中 TMB 可作为生物标志物是基于这样的概念，即更多的突变产生更多的 T 细胞可识别肿瘤新抗原，当 PD-1 检查点被抑制剂所阻断时，可能导致更强的抗肿瘤

免疫反应，其在黑色素瘤的研究中表明，高 TMB 可能与预后差有关，而在 HCC 当中，肿瘤的 TMB 中位值为 60～70 个突变（相当于＜3mut/Mb），高 TMB 与免疫浸润水平无关。基因表达谱则是通过量化多个蛋白质表达情况，同时可评估多种参数，如炎症基因、免疫检查点基因、致癌基因的 mRNA 转录水平等，而它的缺点是缺乏细胞的共表达以及肿瘤微环境内不同细胞抗原表达的位置信息。而多重免疫组化 / 免疫荧光技术可以很好地解决这个问题，它可同时在同一组织切片上原位显示多个 IHC/IF 蛋白标记，这可用于生成给定组织区域内的细胞密度指标或者评估两种给定组织细胞类型之间的距离，有助于定量免疫细胞亚群的蛋白共表达并评估他们的空间排列，具有与多模态跨平台复合方法相当的诊断准确性。这些生物标志物的方法着重于分子以及细胞层面的肿瘤微环境，能进一步提升病理评估在临床反馈当中的精确度。

（二）新辅助治疗后病理评估对前期治疗效果的反映及临床意义

临床上对肝癌新辅助治疗方案的效果评估，需要经过数年时间对患者进行随访，统计生存率以及客观缓解率等数据。而病理反应评估的优点是能在数周或者数月内提供较为准确的治疗效果早期反馈，还可以让医生确定是否需要在切除术后进行额外的辅助治疗。由于关于肝癌的新辅助治疗病理评估并没有统一的评分标准，目前依据非小细胞肺癌、恶性黑色素瘤等实体肿瘤的新辅助病理评估方法，根据病理缓解情况将所有患者分为病理完全缓解（pCR）、显著病理缓解（mPR）、部分病理缓解（partial pathological response，pPR）和无显著病理缓解（pathologic non-response，pNR）。pCR 定义为原瘤床、脉管癌栓及淋巴结中未见到残留肿瘤组织，pNR 为残留肿瘤组织占原瘤床的 50% 以上，其中对于 mPR 多采用残留肿瘤组织占比≤10% 的标准。

近年来随着新辅助治疗的在临床上的广泛应用，用于评估其疗效的病理评估也得到了重视，尤其在 2014 年的 meta 分析当中引进了显著病理缓解（mPR）这一概念后，临床上将残余肿瘤组织占原瘤床的 10% 以下作为临床治疗的终点，并已证实 mPR 可作为 OS 的替代指标。由此可见，制定统一的肝癌免疫相关病理应答标准具有一定的临床意义。

新辅助治疗后的病理评估也能对临床其他科室的疗效判断进行一定的补充，Cottrell 等的研究发现，治疗后 CT 扫描评估的病变大小与显微镜下残留肿瘤量之间存在差异，这种差异可能是残余肿瘤组织周围的退行床所导致的。然而退行床内的坏死及修复反应并不一定是对免疫检查点阻断反应的特异性体征，也有可能是其他药物的治疗反应所引起的。坏死的组织学类型也可能因肿瘤所在背景的不同而有差异。例如，当肿瘤的增殖范围超过其血液供应时，可以在高级别肿瘤沉积物中观察到中心性坏死，此类肿瘤很难对免疫治疗产生反应。在这种特定情况下，在计算残留存活肿瘤的比例时应包括中心性坏死面积，即此类中心性坏死并不是免疫治疗所导致的。相反，间质当中以增殖性纤维化、组织细胞和染色质碎片较少为特征，直接界面的坏死可能意味着治疗有效。需要进一步研究以确定可能具有临床意义的坏死类型。

免疫相关病理应答标准（irPRC）还有可能应用于最终手术清扫淋巴结的评估当中。相比于当前应用于淋巴结成分分析的 AJCC 分期以及用于化疗新辅助治疗"残余肿瘤负担计算器"的计算方法，irPRC 具有更高的分辨率，前两种方法都是为了统计出肿瘤所累计的淋巴结数量和肿瘤沉积的最大尺寸。而 irPRC 可以提供一个衡量在该位置的肿瘤细胞能否被任何免疫介导的新辅助治疗清除的标准。

（三）新辅助治疗后对非肝癌组织治疗反应的病理评估意义

随着免疫治疗的广泛应用，免疫治疗所引起的不良反应也是值得关注的问题，严重的免疫治疗不良事件可能会导致手术延期，甚至使患者错失手术机会。其中一部分是因为免疫检查点抑制剂（ICIs）会激活自身反应性 T 杀伤细胞并攻击自身抗原，不仅打破机体原有免疫耐受平衡，还造成自身正常细胞受损，引起免疫相关并发症。

复旦大学附属中山医院所报道的原发性肝癌新辅助治疗后的病例当中，新辅助治疗后的肝脏手术标本在非肿瘤区域出现了不同程度的细胞损伤，这类损伤程度根据用药方案的不同而略有差异。

在使用 ICIs 单药治疗的病例当中出现了轻 – 中度肝损伤，其主要表现为均匀分布于肝小叶内及汇管区的炎性病变，以淋巴细胞浸润为主，伴有不同数量的组织细胞、浆细胞、中性粒细胞及嗜酸性粒细胞等炎症细胞的浸润。肝细胞水肿较为常见，可伴有不同程度的嗜酸性变、微泡型空泡变以及点灶状坏死。部分肝细胞内可出现胆汁淤积。而在肝血管损伤当中可出现中央静脉内皮炎，中央静脉管壁增厚，管腔狭窄，可出现血栓，常伴小叶中央充血等改变。

在 ICIs 及抗血管 TKIs 联合治疗的病例中，可出现严重的肝损伤，其主要表现为肝细胞出现浊肿、点状坏死及细胞内胆汁淤积。小叶内及汇管区淋巴细胞浸润，伴局灶区界面性肝炎。汇管区出现中度炎性病变伴界面性肝炎，局部可形成淋巴滤泡，小胆管上皮变性，肝小叶内有大片桥接坏死，小叶中央静脉周围可见浆细胞浸润及渗血，汇管区周围混合性炎症细胞浸润，以 CD8+ 淋巴细胞为主。

在预后方面，当患者出现严重肝细胞损伤时立即停药，使用糖皮质激素等药物进行治疗，但是仍有少数患者出现严重的免疫功能失调甚至死亡。由此可见精准及时的病理评估在临床当中可用于早期判断免疫治疗不良事件的发生，并为临床修改治疗方案提供依据。

三、结语

病理诊断在原发性肝癌的诊治中发挥着重要的作用。不同的病理亚型及分子病理学特征对 R0 切除的患者具有不同的临床预后意义。同时，随着对原发性肝癌发病机制研究的深入以及相关靶点药物及免疫检查点抑制剂临床研究的推广，病理诊断也能给临床提供更为完整的信息，如新辅助治疗后的组织形态学改变，残留肿瘤细胞占比，免疫检查点抑制剂对非肿瘤肝组织的药物毒性反应等。对现有评估方法的摸索也使得病理诊断的结果愈加精确。例如对于坏死这一形态学改变，不同治疗方法如介入治疗及免疫治疗引起的坏死及其周边组织的反应不完全一样。病理诊断则需结合临床治疗病史，在观察肿瘤微环境细节方面准确描述并评估残留肿瘤细胞占比，不仅对临床提供直观的疗效评估，MVI 或卫星结节等相关预后病理特征，也可为临床预后及后续治疗提供依据，同时也可以结合影像学随访为其提供更为准确的参考。现阶段，病理诊断不仅限于对肿瘤性质的判断，还扩展到对肿瘤微环境的观察及对相关治疗所产生的不同治疗反应的反馈。为配合临床多学科诊治的发展，病理医生应多与临床沟通、学习，及时更新及反馈临床所需信息。

（纪元）

参考文献

［1］RENNE S L, WOO H Y, ALLEGRA S, et al. Vessels encapsulating tumor clusters (VETC) is a powerful predictor of aggressive hepatocellular carcinoma [J]. Hepatology, 2020, 71(1): 183-195.

［2］CHAN A W, ZHANG Z, CHONG C C, et al. Genomic landscape of lymphoepithelioma-like hepatocellular carcinoma [J]. J Pathol, 2019, 249(2): 166-172.

［3］LIM K C, CHOW P K, ALLEN J C, et al. Microvascular invasion is a better predictor of tumor recurrence and overall survival following surgical resection for hepatocellular carcinoma compared to the Milan criteria [J]. Ann Surg, 2011, 254(1): 108-113.

［4］LU X Y, XI T, LAU W Y, et al. Hepatocellular carcinoma expressing cholangiocyte phenotype is a novel subtype with highly aggressive behavior [J]. Ann Surg Oncol, 2011, 18(8): 2210-2217.

［5］国家卫生健康委办公厅. 原发性肝癌诊疗指南（2022年版）[J]. 浙江实用医学，2022，27（6）：528-536.

［6］原发性肝癌规范化病理诊断指南（2015版）[J]. 临床与实验病理学杂志，2015，（3）：241-246.

［7］SUMIE S, NAKASHIMA O, OKUDA K, et al. The significance of classifying microvascular invasion in patients with hepatocellular carcinoma [J]. Ann Surg Oncol, 2014, 21(3): 1002-1009.

［8］LIAO B, LIU L, WEI L, et al. Innovative synoptic reporting with seven-point sampling protocol to improve detection rate of microvascular invasion in hepatocellular carcinoma [J]. Front Oncol, 2021, 11: 726239.

［9］XIONG Y, CAO P, LEI X, et al. Accurate prediction of microvascular invasion occurrence and effective prognostic estimation for patients with hepatocellular carcinoma after radical surgical treatment [J]. World J Surg Oncol, 2022, 20(1): 328.

［10］CHICHE L, MENAHEM B, BAZILLE C, et al. Recurrence of hepatocellular carcinoma in noncirrhotic liver after hepatectomy [J]. World J Surg, 2013, 37(10): 2410-2418.

［11］LIM C, MISE Y, SAKAMOTO Y, et al. Above 5 cm, size does not matter anymore in patients with hepatocellular carcinoma [J]. World J Surg, 2014, 38(11): 2910-2918.

［12］《肝内胆管癌病理诊断专家共识（2022版）》编写专家委员会. 肝内胆管癌病理诊断专家共识（2022版）[J]. 中华病理学杂志，2022，51（9）：819-827.

［13］HAYASHI A, MISUMI K, SHIBAHARA J, et al. Distinct clinicopathologic and genetic features of 2 histologic subtypes of intrahepatic cholangiocarcinoma [J]. Am J Surg Pathol, 2016, 40(8): 1021-1030.

［14］WANG P, DONG Q, ZHANG C, et al. Mutations in isocitrate dehydrogenase 1 and 2 occur frequently in intrahepatic cholangiocarcinomas and share hypermethylation targets with glioblastomas [J]. Oncogene, 2013, 32(25): 3091-3100.

［15］COTTRELL T R, THOMPSON E D, FORDE P M, et al. Pathologic features of response to neoadjuvant anti-PD-1 in resected non-small-cell lung carcinoma: A proposal for quantitative immune-related pathologic response criteria (irPRC)[J]. Ann Oncol, 2018, 29(8): 1853-1860.

［16］LU S, STEIN J E, RIMM D L, et al. Comparison of biomarker modalities for predicting response to PD-1/PD-L1 checkpoint blockade: A systematic review and meta-analysis [J]. JAMA Oncol, 2019, 5(8): 1195-1204.

［17］BRUIX J, QIN S, MERLE P, et al. Regorafenib for patients with hepatocellular carcinoma who progressed on sorafenib treatment (RESORCE): A randomised, double-blind, placebo-controlled, phase 3 trial [J]. Lancet, 2017, 389(10064): 56-66.

［18］PATAER A, KALHOR N, CORREA A M, et al. Histopathologic response criteria predict survival of patients with resected lung cancer after neoadjuvant chemotherapy [J]. J Thorac Oncol, 2012, 7(5): 825-832.

［19］HELLMANN M D, CHAFT J E, WILLIAM W N JR, et al. Pathological response after neoadjuvant chemotherapy in resectable non-small-cell lung cancers: Proposal for the use of major pathological response as a surrogate endpoint [J]. Lancet Oncol, 2014, 15(1): e42-e50.

［20］章琼燕，陈伶俐，高峰，等. 免疫检查点抑制剂治疗后肝功能异常的组织病理学分析［J］. 中华病理学杂志，2020，49（4）：329-335.

第三章

肝癌的局部治疗

第一节
肝癌介入治疗的发展历史概况

介入治疗通常基于影像学诊断，在医学影像诊断设备（如 X 线、B 超、CT 或 MRI 等）的引导下，经血管或经皮穿刺途径将特殊器械置于病变部位，是对疾病进行诊断和治疗的新兴治疗手段。肝癌的介入治疗是在不断探索、创新、完善中发展起来的，近 70 年发展已获得令人鼓舞的疗效，并逐渐成为肝癌非手术治疗中最有效且最成熟的一种治疗方法，是肝癌患者尤其是不能手术切除肝癌患者的最主要治疗方式。根据治疗途径可分为经血管介入治疗和经皮穿刺介入治疗，经血管介入治疗是将导管选择性或超选择性送至肿瘤供血动脉，将化疗药物、栓塞剂或放射性元素直接注入肿瘤血管；经皮穿刺介入治疗是在影像设备导引下对肿瘤进行冰冻、高温、电化学、酒精注射及局部内照射等治疗。本节将就肝癌介入治疗的发展历史进行简单回顾。

一、肝癌经血管介入治疗的发展历史

目前肝癌经血管介入治疗主要包括经动脉灌注化疗术、经动脉化疗栓塞术、经动脉选择性内照射治疗以及血管内近距离放疗等。

（一）动脉造影

自 1895 年伦琴发现 X 射线后，19 世纪末至 20 世纪初兴起经血管造影研究的热潮。其中最具里程碑意义的是 1928 年 Forssmann 发明了经皮导管造影术及 1953 年瑞典医师 Seldinger 首创的经皮股动脉插管血管造影法（Seldinger 穿刺法），操作大大简化并提升了安全性，为当代肿瘤经血管介入治疗奠定了基础。1956 年学者 Ödman、Morino 与 Tillander 等进行了以改变了导管头弯度的导管作选择性插管术的尝试，使选择性内脏动脉造影技术得到广泛应用。复旦大学附属中山医院林贵教授等于 1974 年在国内率先开展了选择性腹腔动脉和肠系膜上动脉造影，对肝癌进行了诊断性血管造影研究，1979 年发表了我国第一篇有关选择性血管造影诊断肝癌的论著。

（二）经动脉灌注化疗（TAI）和肝动脉灌注化疗（HAIC）

经动脉灌注化疗（transcatheter arterial infusion，TAI）是肝癌经血管介入治疗的重要手段之一，最早在 20 世纪 50 年代被应用于肝癌治疗。1951 年 Bierman 通过对 36 位肝癌患者进行动脉插管获得 75 张肝动脉造影图片，发现具有不规则分支、奇异构造的血管增殖模式是肝脏肿瘤累及的特征，同时结合既往的灌注模型，确认肝脏肿瘤的血液供应几乎全部来自肝动脉。同年 Bierman 进一步使用化疗药物对肝脏肿瘤进行动脉给药，结果显示 36 位患者共给药 40 次，给药后肝脏可触及结节减少，60% 患者病情改善，15% 患者生存达 4～12 个月。

自 20 世纪 80 年代以来 TAI 技术逐步得到丰富并被广泛接受。1983 年 Charnsangavej 等人研究发现 14 例接受 TAI 的患者中有 10 例（71.4%）达到部分缓解（PR），中位生存时间达到 12.3 个月。从那时起，TAI 技术就吸引了医学界的注意。其后该技术也产生了许多变种和不同的药物方案，对肝癌的介入治疗和其他领域产生了深远的影响。

肝动脉灌注化疗（HAIC）是由 TAI 演变而来，通过延长灌注时间维持化疗药物作用，从而加大局部药物浓度和肿瘤吸收率，并将全身毒性降到最低。早在 1961 年，日本学者就提出采用股动脉穿刺插管或经胃腹右动脉开腹插管灌注化疗药物来治疗原发性肝癌。自此以后 HAIC 引起了国内外专家的关注，不断有专家学者对 HAIC 进行了各种尝试和改进。1985 年，Hochster 等首先比较了表柔比星与多柔比星治疗原发性肝癌的疗效，发现在应答率相似的前提下表柔比星可以作为一种毒性相对较小的化疗药物应用于临床。在此基础上全球学者进行了更多的 HAIC 研究，但大部分的临床效果并不理想。20 世纪 90 年代，以顺铂为基础的化疗方案取代了以前的传统方案。顺铂联合 5- 氟尿嘧啶（PF 方案）逐渐成为日本最常用的 HAIC 方案。因此，联合用药也逐渐成为 HAIC 的主要手段。目前，国内的 HAIC 方案大多采用奥沙利铂联合氟尿嘧啶的 FOLFOX 方案，多用于晚期肝癌的治疗，国内学者报道 FOLFOX 方案用于 HAIC 治疗的总体应答率可达到 79.6%。

近年来，HAIC 在晚期肝癌的临床研究和应用得到了广泛发展。研究发现与索拉非尼相比，HAIC 在改善伴有门静脉癌栓（PVTT）肝癌患者的总生存期（OS）、无进展生存期（PFS）和疾病控制率（DCR）方面具有优势。许多学者也对 HAIC 联合索拉非尼治疗晚期肝癌进行了研究，发现与索拉非尼单药相比，HAIC 联合索拉非尼能够有效降低肝癌组织中凋亡因子水平，具有更高的应答率、更长的中位生存期和无进展生存期，而且在毒性反应方面，患者也可以耐受。

（三）经动脉化疗栓塞（TACE）

1930 年 Brooks 首次实现了以肌肉片栓塞创伤性颈动脉 – 海绵窦瘘，从而开启了栓塞治疗的新纪元。20 世纪 70 年代，各种栓塞剂（如明胶海绵、聚乙烯醇、组织粘合剂，解脱球囊等）的发展及导管技术的改进，推动了栓塞治疗在临床上的应用。根据肝癌的动脉血供特点，人们开始尝试在超选择肝动脉造影的基础上，应用末梢栓塞材料重点栓塞肿瘤供血动脉和肿瘤血管，来有效阻断肿瘤经侧支循环获得血供，从而提高疗效并取代疗效甚微的肝动脉结扎术。1976 年 Goldstein 首次报告了这种方法，在随后的三年内，Yamada 及 Nakakuma 分别应用浸入丝裂霉素（MMC）的明胶海绵、碘化油栓塞治疗肝癌，这些成为了最早的 "TACE"。国内学者林贵教授于 1983 年首次报道了采用肝动脉栓塞治疗肝癌的临床应用结果。真正具有现代意义的 TACE 治疗，是 1986 年 Uchida 应用的碘化油 + 化疗药物 + 明胶海绵颗粒栓塞治疗组合，该方法迅速得到推广普及。不过，在之后的十年内对于 TACE 的疗效依然存在争议，虽然相比于对症治疗可有效控制肿瘤进展，但术后并发症使得患者生存期并没有得到较好的改善。直到 2002 年这一争议才得到了有效的解决。来自于巴塞罗那和中国香港的两项随机对照研究和 meta 分析结果显示，对于中期肝癌患者，TACE 可将 3 年总体生存率提升至近 30%、3~6 个月持续客观有效率提升至近 40%，优于最佳对症治疗下的生存结局，使得 TACE 作为中期肝癌标准治疗方法的地位得以稳固。

国内介入学者从 20 世纪 80 年代中期开始，在肝癌动脉血供、TACE

不同栓塞剂、节段性栓塞、TACE 疗效和影响因素、TACE 后病理学改变、TACE 联合其他治疗等方面进行了大量的实验和临床研究并出版了多部专著，明显提高了我国肝癌 TACE 治疗的技术和水平，不断加强 TACE 在肝癌尤其是中晚期肝癌治疗中的地位。目前，国内外指南也已将 TACE 纳入推荐：①国外指南将其作为巴塞罗那临床肝癌（BCLC）分期 B 期患者的标准治疗；②我国卫健委发布的《原发性肝癌诊疗指南（2022 版）》将Ⅰb～Ⅲb 期肝癌列为其适应证，并作为Ⅱb 期、Ⅲa 期肝癌首选治疗。

虽然 21 世纪初 TACE 在肝癌临床治疗中得到了广泛开展，但由于化疗药物、栓塞剂的选择多样，治疗的肝癌目标人群异质性较大，不同单位、不同医师采用的 TACE 技术和方案差异较大，肝癌 TACE 疗效差异也较大。为规范肝癌 TACE 的临床应用，多年来国内众多专家提倡实施精细 TACE，2018 年颜志平教授率先在国内提出了精细 TACE 的具体内涵，但这还只停留在 TACE 的具体手术过程。2021 年颜志平教授再次从更高层次、更广视角对精细 TACE 进行定义：将全程管理的概念应用到 TACE 中，制订个体化治疗目标、认真准备并实施、术后密切随访。因此，精细化 TACE 不仅局限于术中的具体操作，而且贯穿患者的整个医疗过程，甚至将疗效评判、社会适应证、方案效价比也包括在内。

栓塞材料的进步将 TACE 逐渐归为两大类，传统 TACE（conventional TACE，cTACE）及药物洗脱微球 TACE（drug-eluting beads TACE，DEB-TACE，D-TACE）。目前比较普遍的观点认为，D-TACE 耐受性更高、药物全身反应更小，但相比于 cTACE 是否疗效更好，则仍有待于进一步的验证。

（四）经动脉钇 -90 微球（^{90}Y）选择性内照射治疗（SIRT）

选择性内照射治疗肝癌起步于 20 世纪 50 年代。之后，Ariel 于 1965 年首次尝试了 ^{90}Y 标记的陶瓷微球，可有效缩瘤、缓解症状且具有良好的耐受性，不过因陶瓷微球比重大、球化差被淘汰。20 世纪 70—80 年代出现的树脂微球虽然微球性能明显改善，但因与 ^{90}Y 核素结合不牢固，致 ^{90}Y 析出率高、并发症发生率高，也跌入低谷。1987 年 ^{90}Y 玻璃微球在美国问世。1990 年，国内也研制出 ^{90}Y 玻璃微球，在林贵教授指导下，颜志平教授在原发性肝癌中开展的国产 ^{90}Y 玻璃微球相关基础及临床研究结果成功报道，这也是中国大陆最早开展的放射性微球栓塞治疗工作。同期，新颖的 ^{90}Y 树脂微球 SIR-Sphere 研制成功，刘允怡教授团队于中国香港完成的数项前期临床试验验证了其有效性和安全性。依据上述研究证据，基于 ^{90}Y 微球的选择性内照射治疗得以在多个国家和地区陆续获批；在 1999 年，英国公司研制的基于 ^{90}Y 微球选择性内照射治疗，以 "人道主义器械豁免（humanitarian device exemption，HDE）" 政策经美国食品药品管理局（Food and Drug Administration，FDA）批准用于治疗原发性肝癌。2001 年，Gray 等报道的关于肝动脉灌注化疗（HAIC）联合 ^{90}Y 树脂微球的 III 期临床试验结果，证明了这一方案可明显提升结直肠癌肝转移患者的治疗应答率及无进展生存期；依据此研究结果，在 2002 年，基于 ^{90}Y 树脂微球选择性内照射治疗以上市前审批（premarket approval，PMA）的方式经美国 FDA 正式批准用于结直肠癌肝转移。

二十余年的临床探索奠定了 ^{90}Y 微球在肝癌治疗中的地位。目前，^{90}Y 微球选择性内照射治疗也已进入国际指南推荐，成为不可手术肝癌患者姑息或转化治疗的重要选择。并且因为良好的安全性，基于 ^{90}Y 微球的新辅助治疗，及与免疫治疗联合治疗，均有望成为未来的研究趋势。此外，不断优化的 ^{90}Y 微球剂量计算模型，使得放射性肝段或肝叶切除获得创新性进展，为未来 ^{90}Y 微球替代外科手术、成为治愈性手段提供了契机。目前在中国大陆也已正式批准 ^{90}Y 树脂微球用于结直肠癌肝转移的选择性内照射治疗，^{90}Y 玻璃微球正在进行临床试验，有望近期在中国大陆获批上市。

（五）血管内近距离放射治疗肝癌合并门静脉癌栓（PVTT）

20 世纪 90 年代，随着性能优良的金属支架相继问世，有人开始尝试采用支架来治疗门静脉癌栓。1993 年 Kishi 首次通过植入门静脉支架治疗肝癌合并门静脉癌栓，发现可显著改善 PVTT 导致的门静脉高压所继发的消化道出血和腹水等并发症。1998 年，Yamakado 等报道的 21 例接受门静脉支架植入治疗 PVTT 患者中位生存期为 13.7 个月，术后 1 年的门脉支架累积通畅率为 53.6%，支架的平均通畅期为 12.4 个月。2003 年龚高全等报道的 19 例接受上述治疗的患者，术后 3、6、12 个月患者生存率分别为 43.8%、25%、12.5%，支架中位通畅期为 4 个月。由此可见，支架植入仅能恢复正常肝组织血供，而抑制癌栓生长效果不佳。

由此，2008 年颜志平教授团队首先在国内外提出"血管内近距离放射治疗门脉癌栓"的理念，发明制作"植入性碘 -125 粒子条"，并根据美国医用物理协会提供的公式编制了碘 -125 粒子条辐射场强计算软件。经过一系列的体外及动物实验验证了其疗效及安全性后，又率先在临床上开展血管内植入碘 -125 粒子条近距离放射治疗肝癌合并 PVTT。滕皋军教授团队也发明了碘 -125 粒子支架治疗门脉癌栓。中国学者在门静脉支架联合放射性粒子植入在治疗肝癌合并 PVTT 方面进行了大量相关研究，验证了其安全性与有效性，与未联合血管内植入碘 -125 粒子条相比，支架累计通畅率、患者生存率明显提升。

二、肝癌经皮介入治疗的发展历史

（一）经皮消融治疗

经皮消融术是肝癌介入治疗的另一种重要手段，随着介入技术和器械的不断进步，目前主要包含热消融（激光 / 射频 / 微波 / 高强度聚焦超声消融）、化学消融、冷冻消融及不可逆电穿孔等。

肝癌消融治疗的探索始于 20 世纪 80 年代，最初采用无水乙醇局部注射（percutaneous ethanol injection，PEI）进行肝脏肿瘤化学消融，主要用于小肝癌治疗。1983 年 Sugiura 等对小鼠肝癌病灶进行无水乙醇注射治疗获得成功后采用超声介入无水乙醇注射治疗了 133 例肝癌患者。随后有学者报道无水乙醇注射用于直径≤3cm 的单发或多发（总数≤3）的肝癌疗效确切。对于直径≤5cm 肝癌，Manabu 等报道 PEI 治疗的 1、3、5 年生存率依次为 95%、75% 和 59%。PEI 治疗可以使肿瘤局部凝固性坏死，其优点是操作简单、费用低，但其缺点是局部复发率高、难以消融卫星灶、需重复开展等。目前，随着消融方法的增多，PEI 法更多用于肿瘤邻近消化管道、较大胆管、胆囊及单个或数个腹腔转移灶等情况，在更精确的方向发挥着独特的价值。PEI 法也是我国最早开展的肿瘤消融法，在初期拥有难以替代的地位，对不适合手术切除小肝癌的治疗效果可与手术相媲美，在不适合手术切除大肝癌中与 TACE 联用的效果也令人鼓舞（部分患者可获得 5 年和 10 年以上的生存期）。

1977 年，Storm 尝试以磁力线圈导入射频高温治疗肿瘤；1983 年，Gabriele 尝试以射频高温热疗单独治疗肿瘤患者。1990 年 Rossi 等提出了采用间质性热疗经皮消融治疗肝癌的可能性，随后于 1993 年发表了射频消融治疗肝癌的临床研究。1997 年 Solbiati 报道了 Cooled-tip 针进行肝转移癌消融的初步研究成果。20 世纪 90 年代初进入我国的 RFA 技术是安全有效的介入方法，伴随着多年的应用与完善，其技术手段已臻于成熟；目前，RFA 在单发肿瘤（直径≤5cm）与多发肿瘤（最大直径≤3cm、数量≤3）中均可适用，尤其在直径≤3cm 的肝癌中，患者 5 年生存率方面甚至可达到与手术切除同样的效果。

早在 1988 年就有学者进行微波凝固灭活肿瘤的尝试。MWA 起源于东亚，日本学者 Seki 在 1994 年首次成功用 MWA 治疗原发性肝癌。1996 年，我国学者及微波厂家对超声引导 MWA 治疗仪及辐射点击进行了改进，扩大了治疗适应证。2001 年，吕明德教授报道 MWA 治疗 HCC，患者 1、2 及 3 年生存率分别为 92.6%、74.2% 和 51.6%。发展至今天，MWA 技术因其热效率高、升温快、高温热场较均匀、凝固区坏死彻底、受血流影响小等优势得以在肝癌治疗中广泛应用。目前，MWA 不但适用于单发肿瘤（直径≤5cm）与多发肿瘤（最大直径≤3cm、数量≤3），而且在单针多点或多针组合叠加消融技术或联合 TACE 治疗直径＞5cm 大肝癌中也可取得较好的疗效。复旦大学附属中山医院开展的 TACE 同步微波消融治疗大肝癌和巨块型肝癌，术后 1 个月 CR 率达 42.4%，PR 率达 51.5%，客观应答率（ORR）为 93.9%。中位 PFS 和 OS 时间分别为 9 个月和 21 个月。6、12 和 18 个月的 OS 率分别为 93.9%、85.3% 和 66.6%。

高强度聚焦超声消融（high-intensity focused ultrasound，HIFU）治疗通过超声的可视性、组织穿透性和聚焦性等物理特征，利用其加热效应、空化效应和机械效应，从体外定位，超声能量聚焦，直接通过温度骤升破坏肝内肿瘤组织。重庆医科大学王智彪教授于 1999 年 3 月 17 日自主研发的 JC-A 型聚焦超声肿瘤治疗设备通过了国家药品监督管理局的技术鉴定，3 月 19 日予以注册并用于肿瘤的临床治疗。这是世界上第 1 台 HIFU 商品，之后，我国对 HIFU 核心技术的掌握也一直处于世界的前沿。1999 年，伍烽教授首先在原发性肝癌中成功应用高强度聚焦超声。Ng 等报道应用 HIFU 治疗原发性肝癌患者术后 1 年、3 年的生存率分别为 87.7% 和 62.4%。

氩氦刀冷冻消融（Cryo-A）的原理是基于超低温永久性冻杀肿瘤细胞。1845 年 Faraday M 尝试利用冰和盐水冷冻肿瘤。1980 年，首次出现了经皮冷冻消融肝脏肿瘤。1998 年，美国氩氦刀治疗系统被美国 FDA 批准用于临床，早期的冷媒主要是液氮。1998 年，美国一种新型（氩气做冷媒、氦气做热媒）的介入治疗设备氩氦刀超导靶向手术系统通过美国 FDA/ 欧盟等国的认证进入医疗市场。一项对 360 例原发性肝癌进行的多中心随机对照研究发现，冷冻消融与 RFA 疗效相似，1 年、3 年、5 年的总生存率分别为 97%、67%、40% 和 97%、66%、38%，1 年、3 年、5 年的无瘤生存期分别为 89%、54%、35% 和 84%、50%、34%。

不可逆电穿孔（IRE）消融治疗的原理主要基于持续高压电场下的微秒脉冲，靶区细胞的细胞膜跨膜电势改变、导致细胞膜脂质双分子层上出现纳米级孔隙、细胞通透性增强，靶区细胞因此出现不可逆的电穿孔，肿瘤细胞死亡。20 世纪 30 年代，生物材料领域起用电场，而后可逆性电穿孔崭露头角，并在体内、体外研究中逐步得到证实。1936 年，McKinley 从对 1920—1930 年发表的研究中总结发现，高频电场并不是凭借热能造成组织损害、且对组织具有选择性，这就为微创消融提供了新的思路。1993 年 Salford LG 报道了使用电穿孔疗法治疗脑肿瘤的成功案例。IRE 最早在 2012 年，经美国 FDA 批准和欧盟认证，在 2015 年，经我国 CFDA 批准，可用于临床治疗。IRE 消融治疗血管周围肝恶性肿瘤最早是在 2012 年由 Kingham TP 等人所报道。之后许多学者对 IRE 治疗毗邻血管、胆道等重要器官的肝肿瘤消融效果进行了安全性和有效性的研究，发现治疗成功率为 75%～93%，2 年总生存率为 62%，无进展生存率为 18%。

（二）经皮近距离放射治疗

放射性粒子组织间植入，是经皮近距离放疗的手段之一，在肿瘤内或受肿瘤侵犯组织中放置持续发出低能量射线的微型放射源，以最大限度地彻底杀伤肿瘤组织，而正常组织不受损伤或损伤轻微。20 世纪 80 年代美国首先采用 ^{125}I 和 ^{103}Pd 粒子植入治疗恶性肿瘤。1983 年 Holm 等在超声引导下经会阴植入碘 -125 粒子对 12 例前列腺癌患者进行治疗，随访 6～40 个月。1、2

年生存率分别为 95%、68%，中位生存期为 19 个月。近 20 年随着影像学技术进展、计算机三维治疗计划系统问世以及新型、低能、安全、易防护的放射性核素 ^{125}I 的成功研制，^{125}I 粒子植入被广泛用于颅内、肺癌、腹部恶性肿瘤和前列腺癌的治疗。近期研究表明 ^{125}I 粒子植入可持续杀伤肝癌组织，在联合 TACE 情况下治疗中晚期肝癌患者的中位 OS 达到 8.78 个月，3 个月、6 个月、12 个月的累计生存率分别为 90.9%、76.4% 和 32.7%。此外，在肝癌中 ^{125}I 粒子的植入还能刺激抗肿瘤免疫应答，阻断 VEGFA/ERIC 信号通路从而阻止肿瘤新生血管形成。

三、介入设备及器械的发展历史

介入影像设备的改良在肝癌介入治疗的发展中也起了重要的作用。1932 年 Moniz 与 Caldas 第一次使用人工快速换片机，能连续拍摄动脉、毛细血管及静脉相片。1943 年 Sanchez-Perez 开始使用自动换片机。20 世纪 80 年代后进展更快，如影像增强器、自动注射器等，随之出现电视影像增强透视、电影摄影和电视录像，Jongon 等引用杠杆原理设计了不锈钢高压注射器，其后不久瑞典学者发明了第一个高压注射器与双向卷片换片器。数字减影血管造影（digital subtraction angiography，DSA）的出现，进一步使得清晰的减影后血管造影图像不再依赖高浓度的造影剂。近年来，随着基于锥形束 CT（C-arm cone-beam CT，CBCT）及三维重建功能开发的一系列 DSA 新技术的广泛应用，介入治疗更精细精准。

在引导手段上，超声应用到临床之前，一般依靠普通 X 射线通过骨性解剖标志进行穿刺，仍然存在着危险性大、准确性小的问题。超声实时监视、超声穿刺探头和 CT 引导穿刺的出现，不仅使一次穿刺成功更为常见，而且由穿刺导致的血管损伤等并发症的发生率也大大减小。开放式 MR 和 CT-DSA 一体机的开发和应用，以及 DSA 导航技术配备高清类 CT、一体化导航引擎及三维融合功能等功能，为介入治疗提供精确引导，并及时评估介入疗效。

造影剂也由临床反应多和易发生过敏的离子型造影剂，改良为非离子型造影剂；由于造影剂的反应轻微，术者能够准确判断术中患者出现的症状，使并发症大为减少，进一步有利于介入治疗的开展。

在影像设备不断提高和完善的同时，介入治疗器械也得到巨大的发展。穿刺针、导管等经皮导入器械的外径逐渐变细而内径越来越大，微导管的出现与创新如可控微导管、超细微导管、微球囊导管、防反流微导管、母导管侧孔及斜面技术等，以及栓塞材料的改良如均一粒径的小粒径载药微球（40μm、70μm、100μm）等均为肝癌介入治疗安全、高效、可靠的发展提供有利的条件。

（颜志平）

参考文献

［1］ BIERMAN H R, BYRON R L, KELLEY K H, et al. Studies on the blood supply of tumors in man. Ⅲ. Vascular patterns of the liver by hepatic arteriography in vivo [J]. J Natl Cancer Inst, 1951, 12(1): 107-131.

［2］ BIERMAN H R, MILLER E R, BYRON R L, et al. Intra-arterial catheterization of viscera in man [J]. Am J Roentgenol Radium Ther, 1951, 66(4): 555-568.

［3］ CHARNSANGAVEJ C, CHUANG V P, WALLACE S, et al. Work in progress: Transcatheter management of primary carcinoma of the liver [J]. Radiology, 1983, 147(1): 51-55.

［4］ ITO I, HATTORI T, KOYAMA Y, et al. Chemotherapy of primary and metastatic hepatic cancer by hepatic artery infusion [J]. Gan No Rinsho, 1964, 10: 423-424.

［5］ HOCHSTER H S, GREEN M D, SPEYER J, et al. 4'Epidoxorubicin (epirubicin): Activity in hepatocellular carcinoma [J]. J Clin Oncol, 1985, 3(11): 1535-1540.

［6］ ITAMOTO T, NAKAHARA H, TASHIRO H, et al. Hepatic arterial infusion of 5-fluorouracil and cisplatin for unresectable or recurrent hepatocellular carcinoma with tumor thrombus of the portal vein [J]. J Surg Oncol, 2002, 80(3): 143-148.

［7］ TAKAO T, NISIDA M, MAEDA Y, et al. Significance of reduction surgery for giant hepatocellular carcinoma with diffuse lung metastases and multiple intrahepatic metastases [J]. Gan To Kagaku Ryoho 2000, 27(12): 1947-1950.

［8］ LYU N, LIN Y, KONG Y, et al. FOXAI: A phase Ⅱ trial evaluating the efficacy and safety of hepatic arterial infusion of oxaliplatin plus fluorouracil/leucovorin for advanced hepatocellular carcinoma [J]. Gut, 2018, 67(2): 395-396.

［9］ LIU M, SHI J, MOU T, et al. Systematic review of hepatic arterial infusion chemotherapy versus sorafenib in patients with hepatocellular carcinoma with portal vein tumor thrombosis [J]. J Gastroenterol Hepatol, 2020, 35(8): 1277-1287.

［10］ HE M, LI Q, ZOU R, et al. Sorafenib plus hepatic arterial infusion of oxaliplatin, fluorouracil, and leucovorin vs sorafenib alone for hepatocellular carcinoma with portal vein invasion: A randomized clinical trial [J]. JAMA Oncol, 2019, 5(7): 953-960.

［11］ZHENG K, ZHU X, FU S, et al. Sorafenib plus hepatic arterial infusion chemotherapy versus sorafenib for hepatocellular carcinoma with major portal vein tumor thrombosis: A randomized trial [J]. Radiology, 2022, 303(2): 455-464.

［12］张雯，周永杰，颜志平. 再论精细 TACE［J］. 介入放射学杂志，2021，30（10）：971-975.

［13］牛娜. ^{90}Y 微球选择性内放射治疗在肝细胞癌中的应用及研究进展［J］. 中国癌症杂志，2021，31（5）：428-434.

［14］龚高全，王小林，周康荣，等. 肝癌伴门静脉癌栓的金属内支架治疗的初步研究［J］. 临床放射学杂志，2003，22（6）：498-500.

［15］郑加生. 中国肝癌消融治疗现状与未来［J］. 肝癌电子杂志，2015，2（2）：1-4.

［16］WANG C, WANG H, YANG W, et al. Multicenter randomized controlled trial of percutaneous cryoablation versus radiofrequency ablation in hepatocellular carcinoma. Hepatology [J]. 2015, 61(5): 1579-1590.

［17］SI Z M, WANG G Z, QIAN S, et al. Combination therapies in the management of large (≥5cm) hepatocellular carcinoma: Microwave ablation immediately followed by transarterial chemoembolization [J]. J Vasc Interv Radiol, 2016, 27(10): 1577-1583.

［18］NG K K, POON R T, CHAN S C, et al. High-intensity focused ultrasound for hepatocellular carcinoma: A single-center experience [J]. Ann Surg, 2011, 253(5): 981-987.

［19］WANG C, WANG H, YANG W, et al. Multicenter randomized controlled trial of percutaneous cryoablation versus radiofrequency ablation in hepatocellular carcinoma [J]. Hepatology, 2015, 61(5): 1579-1590.

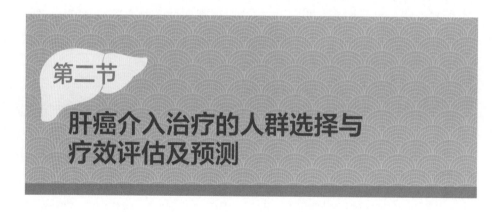

第二节

肝癌介入治疗的人群选择与疗效评估及预测

肝癌的介入治疗主要包括肝动脉栓塞化疗术（TACE）、肝动脉灌注化疗（HAIC）、^{90}Y- 选择性内照射疗法（selective internal radiation therapy with yttrium-90，^{90}Y-SIRT）。TACE 是目前不可切除肝癌最常用的治疗方式，被多个国家或地区的肝癌诊疗指南所推荐。因此，本节所探讨的内容仅针对 TACE。

TACE 目前分为传统碘油 TACE（cTACE）和药物缓释微球 TACE（DEB-TACE）。cTACE 是通过将化疗药（如蒽环类、铂类等）和碘油混匀后通过微导管输送至肿瘤供血动脉进行栓塞化疗，而 DEB-TACE 是通过将预先加载化疗药（多为蒽环类，如表柔比星）的载药微球通过微导管输送至肿瘤供血动脉进行栓塞化疗，载药微球可在肿瘤局部缓慢释放化疗药以维持肿瘤局部高浓度的化疗药。Lammer 等通过纳入 212 例中期肝癌患者以比较 cTACE 和 DEB-TACE 的有效性和安全性的 II 期随机对照试验（PRECISION V）发现：两组的有效性的主要观察终点（6 个月 ORR）和安全性的主要观察终点（30 天内治疗相关的严重不良事件发生率）均无明显差异（P 值分别为：0.11 和 0.86）。Golfieri 等发起的比较 cTACE 和 DEB-TACE 治疗中期肝癌的多中心随机对照试验（PRECISION ITALIAN）通过 2 次中期分析发现：两组的主要观察终点（2 年生存率）仍无统计学差异（DEB-TACE：56.8%，cTACE：55.4%，P=0.949）。基于以上两项研究结果，多个肝癌诊疗指南并未推荐 DEB-TACE 优先于 cTACE 作为中期肝癌的治疗选择。

一、TACE 治疗的人群选择

人群选择是 TACE 治疗是否成功的重要关键点。在巴塞罗那分期系统（BCLC）提出之前，肝癌被分为可手术治疗和不可手术治疗两类，并将不可手术治疗的患者作为临床试验探索的人群，然而这类人群范围非常广泛，其肝功能、体能、肿瘤大小、数目、是否存在血管侵犯、是否存在肝外转移等均不同。Bruix 等在此基础上提出将无血管侵犯、无肝外转移、肝功能和体能较好的患者定义为中期肝癌，随着两项随机对照试验和一项 meta 分析的阳性结果发表，进一步确定了中期肝癌的定义，并将 TACE 作为中期肝癌的标准治疗方式。然而，上述两项随机对照试验纳入人群样本小，TACE 对研究之外的人群（如有血管侵犯、肝外转移的患者）是否有效并未获知，由于缺乏 TACE 对比最佳支持治疗该类人群的随机对照试验，尚不能认为 TACE 对该类人群没有疗效。例如，患者的体能评分是非常主观的，难以准确的界定，特别对于 ECOG 0 或 1 分的患者，多位学者提出仅 ECOG 体能评分 1 分的晚期肝癌不应作为 TACE 禁忌证，应归类到中期肝癌。更重要的是多项研究表明，TACE 对于无肝硬化腹水的肝功能 Child-Pugh B 级或肿瘤负荷小的局部晚期肝癌患者仍然有效，可改善其预后。一项全球多中心调研的 Bridge 研究发现无论是中期肝癌或是晚期肝癌，TACE 均是最常用的治疗方式。中国肝细胞癌经动脉化疗栓塞治疗临床实践指南（2021 年版）对 TACE 适应证做出了明确规定：①中国肝癌分期（CNLC）Ⅱb、Ⅲa 和部分Ⅲb 期，肝功能 Child-Pugh A 级或 B 级（7～8 分），ECOG 功能状态（performance status，PS）评分 0～2 分；②部分有肝外转移的 CNLC Ⅲb 期，预计通过 TACE 治疗能控制肝内肿瘤生长而获益的肝癌患者；③可手术切除或消融治疗，但由于其他原因（如高龄、严重肝硬化等）不能或不愿接受手术、局部消融治疗的 CNLC Ⅰ期、Ⅱa 期肝癌患者；④巨块型肝癌，肿瘤占整个肝脏的比例＜70%；⑤门静脉主干未完全阻塞，或虽完全阻塞但门静脉代偿性侧支血管丰富或通过门静脉支架置放可以复通门静脉血流的肝癌患者；⑥肝癌破裂出血及肝动脉–门静脉分流造成门静脉高压出血者；⑦具有高危因素（包括肿瘤多发、合并肉眼或镜下癌栓、姑息性手术、术后 AFP 等肿瘤标志物未降至正常范围等）肝癌患者根治术后，辅助性或预防性 TACE 能降低复发，数字减影血管造影（DSA）可以早期发现残癌或复发灶；⑧肝癌切除、肝移植、消融等治疗后复发，肝功能、ECOG 评分符合条件①；⑨初始不可切除肝癌患者手术前转化或降期治疗，以实现转化甚至降低肿瘤分期，为手术切除、肝脏移植、消融创造机会；⑩预计肝移植等待期超过 6 个月，可采用 TACE 桥接治疗。因此，TACE 治疗的肝癌人群非常广泛，如何选择合适的人群尤为重要。

（一）TACE 的绝对禁忌证和相对禁忌证

绝对禁忌证的排除是判断适合接受 TACE 的先决条件。《中国肝细胞癌经动脉化疗栓塞（TACE）治疗临床实践指南（2021 年版）》对 TACE 禁忌证做出了明确定义。绝对禁忌证：①严重肝功能障碍，Child-Pugh C 级，包括严重黄疸、肝性脑病、难治性腹腔积液或肝肾综合征；②无法纠正的凝血功能障碍；③癌栓完全栓塞门静脉主干，门静脉侧支不充分代偿、门静脉向肝血流无法经门静脉成形术复通；④合并严重感染且不能有效控制；⑤广泛转移性或弥漫性肿瘤，生存期预计不足 3 个月；⑥ ECOG 评分＞2 分、恶液质或多脏器功能衰竭；⑦肾功能障碍，血肌酐＞176.8μmol/L 或者肌酐清除率＜30ml/min；⑧化疗等药物所致外周血白细胞和血小板显著减少，白细胞＜3.0×10⁹/L、血小板＜50×10⁹/L 且不能纠正；⑨严重碘对比剂过敏。相对禁忌证包括：①肿瘤侵犯全肝七成以上，Child-Pugh A/B 级（7～8 分）患者可进行分次栓塞；②脾功能亢进所致的外周血白细胞＜3.0×10⁹/L、血小板＜50×10⁹/L，TACE 可在部分性脾动脉栓塞后进行；③化疗性骨髓抑制及合并其他疾病者，TACE 须在白细胞、血小板升至相对安全水平后进行，特殊或紧急情况（如肝癌破裂，肝穿刺活检、消融、外科手术等治疗后的出血等）可以适当放宽。而国外专家共识提出的 TACE 绝对禁忌证和相对禁忌证相对更加严格，绝对禁忌证包括：①失代偿期肝硬化（Child-Pugh 评分超过8 分），包括黄疸、肝性脑病、肝肾综合征；②异常的门静脉血流（门静脉血栓、离肝血流）；③双叶广泛多发病灶；④门静脉癌栓形成；⑤肾功能障碍，血肌酐＞176.8μmol/L 或者肌酐清除率＜30ml/min；⑥技术因素导致无法行经肝动脉治疗。相对禁忌证包括：①高出血风险的食管 – 胃底静脉曲张；②肿瘤直径超过 10cm；③严重并发症；④胆管扩张；⑤合并严重感染。

随着靶向治疗和免疫治疗研究的进展，目前已有多种药物被证实可延长不能行 TACE 治疗的中期肝癌、晚期肝癌患者的生存时间，而 TACE 可能会造成患者的肝功能损伤。良好的肝功能和体能状况是肝癌患者接受肿瘤治疗的前提，在恰当的时机针对适宜的人群选择合理的治疗，对尽可能延长肝癌患者的生存时间有重大意义。

（二）用于首次 TACE 人群筛选的风险评分辅助工具

在临床实践过程中，对介于缺乏明确的 TACE 禁忌证和理想的 TACE 人群（ECOG 0 分、低肿瘤负荷、肝功能良好）之间的这类患者制定临床治疗决策是困难的，预后结局好并不意味着治疗获益，预后结局差也不意味着不能从治疗中获益。近些年，学者提出了一系列的风险评分工具，旨在筛选合适的 TACE 人群。

2012 年，Bolondi 等提出了中期肝癌亚分期的概念，基于患者的肝功能（Child-Pugh A5～B9）、肿瘤负荷（是否超过"up-to-7 标准"）、ECOG 体能评分以及是否存在血管侵犯，将患者分为 B1～B4 四个亚分期，并针对相应的亚分期提出治疗策略。Giannini 等通过将 265 例既往未接受任何针对肿瘤治疗的肝癌患者根据 B1~B4 亚分期分层，发现从 B1 到 B4 亚分期，患者的中位 OS 明显降低，分别为 25 个月、16 个月、9 个月和 5 个月，差异有统计学意义。然而，Ha 等通过对纳入 TACE 治疗的中期肝癌患者分析发现，B1 分期和 B2 分期的中位 OS 分别为 41 个月和 22 个月，然而 B3 分期和 B4 分期的中位 OS 分别为 14.1 个月和 17.2 个月，两组无明显差异，因此进一步建议将 B3 和 B4 分期合并。因此，基于上述结果，提出将 B1 分期的患者作为 TACE 的适宜人群，然而 B2~B4 的人群的异质性仍很大，需要前瞻性研究进一步确定该类人群的适宜治疗策略。Kadalayil 等基于 TACE 治疗不可切除肝癌患者的数据建立了 HAP 评分（hepatoma arterial embolization prognostic score）用于进行首次 TACE 的人群选择，通过肿瘤负荷（最大肿瘤直径≤7cm/>7cm）、白蛋白（≤36g/dl/>36g/dl）、AFP（>400ng/ml/≤400ng/ml）和总胆红素（>17μmol/L/≤17μmol/L）建立 HAP 评分，将患者分为 A（HAP 0 分）、B（HAP 1 分）、C（HAP 2 分）和 D（HAP>2 分）四个亚组，其中位 OS 分别为 27.6 个月、18.5 个月、9.0 个月和 3.6 个月，多项研究证实其可行性，并且对其进行修订，进而提出了 mHAP、mHAP-Ⅱ、以及 mHAP-Ⅲ评分，并建议将 HAP A 和 B 的患者作为 TACE 适宜人群。Hucke 等提出了 STATE 评分（the selection for transarterial chemoembolization treatment score）用于筛选首次 TACE 的适宜人群，基于 131 例患者基线特征利用 COX 逐步回归法建立 STATE 评分，评分参数包括白蛋白、C 反应蛋白和肿瘤负荷，并且在另一队列（146 例）进行了验证，STATE 评分将患者分为两组预后不同的人群（STATE 评分<18 分/≥18 分），中位 OS 分别为 5.3 个月和 19.5 个月（$P <$ 0.001），STATE 评分越低，患者的预后越差，因此，被推荐不适合行 TACE 治疗。2019 年，一项纳入全中国 24 中心的观察性研究，基于 1 604 例理想 TACE 人群建立了"Six-and-twelve"评分，不仅可将理想的 TACE 人群分为预后不同的三个亚组（最大肿瘤直径＋肿瘤数目≤6、6<最大肿瘤直径＋肿瘤数目≤12、最大肿瘤直径＋肿瘤数目>12，中位 OS 分别为 49 个月、32 个月、16 个月），并可精准预测患者预后。同时，进一步研究发现不同肿瘤负荷的患者，TACE 术后首次 ORR 和最佳 ORR 也明显不同，负荷越低，ORR 越高，低负荷患者的 ORR 超过 80% 且 OS 超过 49 个月，故建议其作为 TACE

的适宜人群，而中高等负荷患者预后相对较差，ORR 较低，提升空间较大，单纯 TACE 治疗获益有限，建议将该类人群作为未来介入联合系统治疗临床试验的探索人群。

此外，还有多项风险评分工具用于选择首次 TACE 人群如 CHIP 评分、KS 评分、Four and seven 标准、Seven and eleven 标准、Kinki 标准等。

（三）再次 TACE 的人群选择

TACE 是一把双刃剑，既可控制肿瘤生长，延长患者生存，也可能造成肝功能恶化，引起肝功能衰竭，甚至死亡。TACE 的最佳策略是引起肿瘤缓解，特别是完全缓解，同时保持肝功能稳定。该策略应贯穿患者多次 TACE 治疗的整个过程。因此，再次 TACE 治疗原则不仅考虑患者影像学的变化，同时更应关注肝功能、体能的变化。事实上，目前已提出的多个再次 TACE 的指导原则都将保护患者肝功能作为首要条件。肿瘤缓解，特别是完全缓解，是 TACE 治疗的目标，然而并非所有的患者都能实现肿瘤缓解，因此，提出了 TACE 失败的概念，目前多数学者认为两次 TACE 治疗后仍获得肿瘤缓解的可认为是 TACE 治疗失败，也有学者认为三次 TACE 治疗后仍无影像学应答可认为 TACE 失败，另有学者提出对于大负荷肿瘤，SD 也可认为 TACE 治疗成功。BCLC 分期系统也提出了"不可治疗进展"的概念。

1. 肝功能损害，包括任何程度的腹水、肝功能持续 Child-Pugh B 级（含 B-7 分）。

2. BCLC 分期进展，包括出现血管侵犯或肝外转移。

3. 体能状况恶化，如 ECOG 体能评分≥2 分。

4. 两次 TACE 治疗仍未获得影像学缓解。

事实上，在临床实践中，有些肿瘤进展的特殊情况，如肝内新病灶、原有的肝内病灶增大，甚至进展到晚期肝癌，且肝功能保持良好的前提下，患者仍然可再次行 TACE 治疗，且能获益。此外，有些学者提出风险评分用于辅助患者再次 TACE 选择，如 ART 评分（the assessment for retreatment with TACE score），根据首次 TACE 术后是否出现影像学反应（有 / 无）、肝功能损伤（无 /Child-Pugh 评分增加 1 或 2 分）以及肝损害（AST 是否增加 25% 以上）建立评分，用于预测多次 TACE 后患者生存，ART 评分可将患者分为预后明显不同的两组（0～1.5 *vs.* 2.5 分），首次 TACE 术后 ART 评分 2.5 分的患者不建议再接受 TACE 治疗。同时，ART 评分也可用于第三次 TACE 术前评估，更重要的是，联合前序提出的 STATE 评分，建立了患者全程 TACE 管理的 START 策略。然而，到目前为止，该策略并未得到其他地区的外部验证。

二、TACE 的疗效评估和预测

2002 年 Llovet 等和 Lo 等通过随机对照研究发现 TACE 能明显延长不可切除肝癌患者 OS，2003 年 Llovet 等通过 meta 分析证实 TACE 可明显延长中期肝癌患者 OS，中位 OS 约为 20 个月，3 年生存率为 26%～29%。近 15 年来，TACE 技术得到了长足发展，包括用微导管超选择插管和栓塞材料的改进。2012 年 Burrel 等前瞻性队列研究表明 DEB-TACE 治疗中期肝癌患者可以取得良好的预后，1 年、3 年和 5 年生存率分别达到了 89.9%、66.3% 和 38.3%。2016 年一项纳入 101 项研究和 10 108 例 cTACE 治疗的中期肝癌患者的 meta 分析发现 TACE 治疗的 1 年、3 年和 5 年生存率分别为 70.3%、40.4% 和 32.4%。然而，回顾近 20 年 TACE 相关的随机对照试验，TACE 的疗效并未取得明显提高。目前指南推荐 TACE 治疗中期肝癌的中位 OS 为 26～30 个月，2020 年美国肝病学会（AASLD）肝癌专家共识推荐 TACE 预期中位 OS 也为 26～30 个月，中位 PFS 约为 7 月，ORR 为 45%～54%（mRECIST 标准）。然而，各研究之间 TACE 疗效存在显著的差异，中位生存时间 14～48 个月不等，3 年生存率 26%～66% 不等，ORR（mRECIST）40%～80% 不等。中期肝癌异质性非常显著，是引起预后差异明显的重要原因。TACE 的疗效受患者的肿瘤负荷、肝功能、体能、以及对 TACE 的应答等多个因素共同影响，每个影响因素所占权重可能明显不同，因此，如何早期准确地评估和预测 TACE 疗效是临床一直急需解决的重大问题。

（一）影像学评价

影像学评价是评估 TACE 疗效的重要方法，对指导后续治疗起到核心作用，其评估方法主要包括 WHO 标准、EASL 标准、RECIST 标准和

mRECIST 标准。RECIST 标准是判断肿瘤疗效首选的影像学评估标准。不同于其他肿瘤，肝癌的疗效评价具有独特性：一方面，约 80% 肝癌患者并存肝硬化，肝硬化固有的致病性和血流动力学变化可能会在影像上表现出或掩盖肿瘤特征，为影像学评估带来独特的复杂性。此外，慢性肝病的肝外表现，如肝门淋巴结肿大或腹水的发生可能造成基于 RECIST 标准评价的肿瘤进展的假象。另一方面，肝癌的非手术治疗（包括局部和全身治疗）在不引起大面积肿瘤缩小的情况下，可明显提高生存率，使用标准 RECIST 指标难以准确评估肿瘤治疗反应，特别针对射频消融和 TACE 治疗的患者。2010 年首次提出修订版的 RECIST 标准，即 mRECIST，引用测量肝内"活性病灶"的概念，通过避开肿瘤坏死区域，测量活性病灶的最大径，以克服直接测量肿瘤直径的缺陷。10 余年来，mRECIST 标准广泛应用于肝癌的临床研究，以及多项中晚期肝癌的 Ⅱ/Ⅲ 期临床试验，同时，EASL、AASLD 肝癌诊疗指南及中国原发性肝癌诊疗规范均推荐使用 mRECIST 标准用于评估早中期肝癌的 ORR、PFS 和 TTP，使用 mRECIST 标准和 RECIST 标准评估晚期肝癌的 ORR、PFS 和 TTP。因此，mRECIST 标准的临床意义非常重大。

随着多种系统治疗药物被证实能延长不可切除肝癌患者 OS，选择合适的 OS 替代指标越来越重要，而基于 mRECIST 标准评估的 TACE 术后的 ORR 已经被多项研究证实可作为 OS 的替代指标。Gillmore 等采用不同评价方法（包括 EASL 标准、RECIST 1.1 标准、mRECIST 标准）评估 83 例 TACE 治疗的肝癌患者的 ORR（中位评估时间为首次 TACE 术后 64 天）发现：采用 EASL 和 mRECIST 标准评估的总体应答率分别为 57% 和 58%，而采用 RECIST 1.1 标准评价的总体应答率 7.2%。值得注意的是，研究发现基于 EASL 和 mRECIST 标准评估的 ORR（CR 和 PR）与 OS 独立相关，获得缓解的患者的 OS 明显延长。多项研究也证实了 mRECIST 标准评估的 ORR 可作为生存的替代指标，2018 年 EASL 肝癌诊疗指南将 TACE 术后 ORR（mRECIST 标准）作为 OS 的替代指标。值得注意的是，影响 ORR 的因素很多，包括肿瘤大小、数目、肿瘤血供、肿瘤位置、体能状况等，其中肿瘤大小和数目对其影响较为显著。Wang 等总结发现随着肿瘤负荷增大，ORR 呈逐渐降低趋势，负荷越大，评估 ORR 的时机越晚才能预测生存。Xia 等通过大样本多中心回顾性研究发现，基于"Six-and-twelve"评分判定的低负荷和中负荷患者，患者的初次 ORR （mRECIST 标准）和最佳 ORR（mRECIST 标准）均可预测生存时间，且与生存时间存在强相关性，可作为生存的替代指标，而对于高负荷患者，初次 ORR 不能预测生存，与生存的相关性弱，不可作为生存的替代指标，而多次 TACE 之后评估的最佳 ORR 可预测生存，与生存呈强相关，并可作为生存的替代指标。因此，TACE 疗效的影像学评估时机应根据肿瘤负荷不同而选择，更强调了人群选择在肝癌预后判断的重要性。

（二）甲胎蛋白应答

甲胎蛋白（AFP）是目前广泛应用的肝癌筛选、诊断、判断预后的肿瘤标志物。接受外科切除或肝移植的早期肝癌患者，通过观察甲胎蛋白的变化可早期判断肿瘤是否复发。2009 年，Chan 等观察接受系统化疗的晚期肝癌患者 AFP 的变化，首次提出甲胎蛋白应答（AFP response）的概念，发现 AFP 应答是生存的独立预测因素。随后，多项研究证实对于接受 TACE 治疗的患者，AFP 应答也能判断患者的预后，是生存的独立预测因素。Riaz 等通过将 125 例基线 AFP 超过 200ng/ml 的 TACE 或 TARE 治疗的患者，将治疗后甲胎蛋白降低超过 50% 定义为 AFP 应答，发现 AFP 应答与 ORR，至疾病进展时间（time to progression，TTP），以及 OS 明显相关，对于出现 AFP 应答的患者，其 ORR、TTP、OS 均显著优于没有出现的患者。AFP 应答可作为一种简单、快捷、容易重复操作、客观的评价 TACE 疗效的办法。值得注意的是，AFP 应答的预后价值得到广泛证实，但是仍有一定的局限性。首先，以上研究均为回顾性研究，且基线 AFP 选择不同，AFP 超过 20ng/ml，100ng/ml 或 200ng/ml 常作为该类研究的筛选标准，尚无统一的标准。约 30% 的肝癌患者基线水平的 AFP 处于正常范围水平，因此，AFP 应答在该类人群中值得进一步探讨。其次，AFP 应答的临界值和评价时间点不同。研究通常将 AFP 降低超过 20% 或 50% 作为定义为 AFP 应答，然而，上述临界值多为臆断，其灵敏度和特异度并未得到证实，且多数研究并未提供 AFP 评价时间点，如何选择合适的临界值和评估时机需要进一步前瞻性大样本研究进行探索。因此，当前对于 TACE 疗效评价依然以影像学评价为主要手段，AFP 应答可以作为辅助的评价方法。

（三）个体化预测模型

目前，有多项研究通过列线图（nomogram）建立 TACE 治疗不可切除肝癌的个体化预测模型，根据预测因子建立回归模型方程，从而实现个体化预后预测。2015 年，Xu 等通过分析 2 938 例患者，其中 BCLC A 期、B 期和 C 期患者分别占 9.6%、59.2% 和 31.2%，通过 Cox 回归确定预测因子，包括门脉侵犯、肿瘤数目、包膜是否完整、AFP、AST、ICGR15，并建立预测预后的列线图，该列线图的 C 指数为 0.755（95%CI：0.726，0.783），明显优于其他分期系统，该研究结果也得到另外两个队列的验证。2019 年，Wang 等建立的"Six-and-twelve"评分是首个针对理想的 TACE 人群（肝功能 Child-Pugh A～B7 且无失代偿期肝硬化表现、ECOG 0 分、不可切除的 BCLC A 期及 BCLC B 期患者）的预测模型，不仅可以实现根据肿瘤负荷（最大肿瘤直径＋肿瘤数目）进行临界值 6 以及 12 进行危险分层，同时可以基于 3 年生存率的等高线图以及列线图实现个体化的预后预测。肿瘤负荷、肝功能、体能、治疗应答等是肝癌 TACE 模型建立的主要因素，由于研究人群的特点不同，每个因素在建模所占的权重可能不同，进而影响模型的预测能力和可重复性，选择合适的人群是实现个体化预测的关键。同时预测模型应简单方便，利于临床医生床旁评估患者预后，"Six-and-twelve"模型因其纳入了理想的 TACE 人群，在该类人群中，由于肝功能、体能状况良好，而肿瘤负荷的异质性较大导致了肿瘤大小和数目是建模的关键因素，也正是因为其仅有两个变量，易于床旁评估。更重要的是，自"Six-and-twelve"模型提出后，得到了包括欧洲、亚洲多个国家和地区的验证，并且在多项重要的临床试验中作为筛选人群和分层的标准（NCT04246177 和 NCT 04712643）。此外，由于 TACE 的人群较广泛，仅仅针对理想的 TACE 人群进行个体化预测，是难以满足临床实践需要的。Han 等在全球 11 个国家共 19 个中心中，纳入分析 4 621 例 TACE 治疗的不可切除肝癌患者，建立"TACE-specific"的预测模型，该模型分别根据基线变量，结合术后影像学评价建立术前（因素包括肿瘤数目、大小、AFP、白蛋白、总胆红素、血管侵犯、病因）、术后（因素包括肿瘤数目、大小、AFP、总胆红素、血管侵犯和术后基于 mRECIST 标准的影像学评价）评估模型，根据患者模型评分进行分层，均可将患者分为预后明显差异的 4 个亚组，并根据上述变量建立网页（https://jscalc.io/calc/2omTf eWrmO Lc41ei）进行个体化预测，更重要的是，其预测能力优于 HAP 评分和 mHAP-Ⅲ评分。

此外，近年来机器学习模型越来越多的应用到肿瘤患者的预后评估，根据患者的基线特征，利用不同的机器学习模型算法建立预测模型，尽管很多机器学习模型可以做出非常好的预测，但是并不能很好的解释其是如何进行预测的，很难知晓为什么该算法会得到不同的预测结果，因此，该类方法在临床中应用较少。

三、结语

TACE 是目前全世界应用最广泛的肝癌治疗方式，能明显延长不可切除肝癌患者的生存时间。人群选择是 TACE 治疗是否成功的关键，选择合适的人群有助于提高 TACE 疗效。目前 TACE 的疗效评估主要基于影像学评价，然而 TACE 的长期疗效有限，新型栓塞材料的应用也未明显改善预后，如何提高 TACE 的疗效是目前的研究热点和难点，随着多项 TACE 联合不同系统治疗药物的临床试验深入开展，期待联合治疗突破当前单纯 TACE 疗效有限的困局，让更多的肝癌患者生存时间得以延长。

（韩国宏）

参考文献

［1］ European Association For The Study Of The Liver. EASL clinical practice guidelines: Management of hepatocellular carcinoma [J]. J Hepatol, 2018, 69(1): 182-236.

［2］ HEIMBACH J K, KULIK L M, FINN R S, et al. AASLD guidelines for the treatment of hepatocellular carcinoma [J]. Hepatology, 2018, 67(1): 358-380.

［3］ 中华人民共和国国家卫生健康委员会医政医管局. 原发性肝癌诊疗指南（2022 年版）[J]. 中华肝脏病杂志，2022，30（4）：367-388.

［4］ LAMMER J, MALAGARI K, VOGL T, et al. Prospective randomized study of doxorubicin-eluting-bead embolization in the treatment of hepatocellular carcinoma: Results of the PRECISION V study [J]. Cardiovasc

Intervent Radiol, 2010, 33(1): 41-52.

[5] GOLFIERI R, GIAMPALMA E, RENZULLI M, et al. Randomised controlled trial of doxorubicin-eluting beads vs conventional chemoembolisation for hepatocellular carcinoma [J]. Br J Cancer, 2014, 111(2): 255-264.

[6] 中国医师协会介入医师分会临床诊疗指南专委会. 中国肝细胞癌经动脉化疗栓塞（TACE）治疗临床实践指南（2021 年版）[J]. 中华医学杂志，2021，101（24）：1848-1862.

[7] FORNER A, GILABERT M, BRUIX J, et al. Treatment of intermediate-stage hepatocellular carcinoma [J]. Nat Rev Clin Oncol, 2014, 11(9): 525-535.

[8] KUDO M, HAN K, YE S, et al. A changing paradigm for the treatment of intermediate-stage hepatocellular carcinoma: Asia-Pacific Primary Liver Cancer Expert Consensus statements [J]. Liver Cancer, 2020, 9(3): 245-260.

[9] GIANNINI E G, MOSCATELLI A, PELLEGATTA G, et al. Application of the intermediate-stage subclassification to patients with untreated hepatocellular carcinoma [J]. Am J Gastroenterol, 2016, 111(1): 70-77.

[10] HA Y, SHIM J H, KIM S O, et al. Clinical appraisal of the recently proposed Barcelona Clinic Liver Cancer stage B subclassification by survival analysis [J]. J Gastroenterol Hepatol, 2014, 29(4): 787-793.

[11] KADALAYIL L, BENINI R, PALLAN L, et al. A simple prognostic scoring system for patients receiving transarterial embolisation for hepatocellular cancer [J]. Ann Oncol, 2013, 24(10): 2565-2570.

[12] HUCKE F, PINTER M, GRAZIADEI I, et al. How to STATE suitability and START transarterial chemoembolization in patients with intermediate stage hepatocellular carcinoma [J]. J Hepatol, 2014, 61(6): 1287-1296.

[13] WANG Q, XIA D, BAI W, et al. Development of a prognostic score for recommended TACE candidates with hepatocellular carcinoma: A multicentre observational study [J]. J Hepatol, 2019, 70(5): 893-903.

[14] REIG M, FORNER A, RIMOLA J, et al. BCLC strategy for prognosis prediction and treatment recommendation: The 2022 update [J]. J Hepatol, 2022, 76(3): 681-693.

[15] SIEGHART W, HUCKE F, PINTER M, et al. The ART of decision making: Retreatment with transarterial chemoembolization in patients with hepatocellular carcinoma [J]. Hepatology, 2013, 57(6): 2261-2273.

[16] BURREL M, REIG M, FORNER A, et al. Survival of patients with hepatocellular carcinoma treated by transarterial chemoembolisation (TACE) using Drug Eluting Beads. Implications for clinical practice and trial design [J]. J Hepatol, 2012, 56(6): 1330-1335.

[17] LENCIONI R, DE BAERE T, SOULEN M C, et al. Lipiodol transarterial chemoembolization for hepatocellular carcinoma: A systematic review of efficacy and safety data [J]. Hepatology, 2016, 64(1): 106-116.

[18] LLOVET J M, VILLANUEVA A, MARRERO J A, et al. Trial design and endpoints in hepatocellular carcinoma: AASLD Consensus Conference [J]. Hepatology, 2021, 73 Suppl 1: 158-191.

[19] LLOVET J M, LENCIONI R. mRECIST for HCC: Performance and novel refinements [J]. J Hepatol, 2020, 72(2): 288-306.

[20] GILLMORE R, STUART S, KIRKWOOD A, et al. EASL and mRECIST responses are independent prognostic factors for survival in hepatocellular cancer patients treated with transarterial embolization [J]. J Hepatol, 2011, 55(6): 1309-1316.

[21] WANG W, ZHAO Y, BAI W, et al. Response assessment for HCC patients treated with repeated TACE: The optimal time-point is still an open issue [J]. J Hepatol, 2015, 63(6): 1530-1531.

[22] XIA D, WANG Q, BAI W, et al. Optimal time point of response assessment for predicting survival is associated with tumor burden in hepatocellular carcinoma receiving repeated transarterial chemoembolization

[J]. Eur Radiol, 2022, 32(9): 5799-5810.

［23］CHAN S L, MO F K, JOHNSON P J, et al. New utility of an old marker: Serial alpha-fetoprotein measurement in predicting radiologic response and survival of patients with hepatocellular carcinoma undergoing systemic chemotherapy [J]. J Clin Oncol, 2009, 27(3): 446-452.

［24］RIAZ A, RYU R K, KULIK L M, et al. Alpha-fetoprotein response after locoregional therapy for hepatocellular carcinoma: Oncologic marker of radiologic response, progression, and survival [J]. J Clin Oncol, 2009, 27(34): 5734-5742.

［25］XU L, PENG Z W, CHEN M S, et al. Prognostic nomogram for patients with unresectable hepatocellular carcinoma after transcatheter arterial chemoembolization [J]. J Hepatol, 2015, 63(1): 122-130.

［26］HAN G, BERHANE S, TOYODA H, et al. Prediction of survival among patients receiving transarterial chemoembolization for hepatocellular carcinoma: A response-based approach [J]. Hepatology, 2020, 72(1): 198-212.

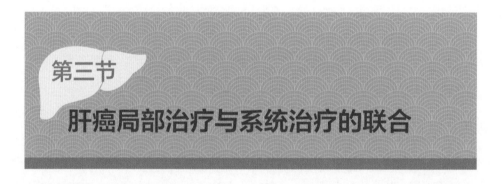

第三节

肝癌局部治疗与系统治疗的联合

近年来，肝癌的局部和系统治疗均取得显著的进展，为探索肝癌的联合诊疗新模式提供了理论和实践基础，极大地丰富了肝癌的治疗手段。目前，各种局部联合系统的肝癌治疗方式层出不穷，为中晚期肝癌的临床治疗优化提供了多种研究思路和参考方案，更为重要的是，其在手术前后的新辅助、辅助治疗中亦显示出了应用前景，有望进一步提高转化治疗的成功率，减少肝癌术后复发。

目前的国内外肝癌诊疗指南，包括我国《原发性肝癌诊疗指南（2022 年版）》、欧洲 BCLC 指南和美国 AGA（AASLD）指南等，针对各期肝癌多以推荐单一种类的治疗方式为主，对局部联合系统治疗的方案和临床应用效果则仍存争议。临床实践表明，肝癌的治疗需要多学科的协同，单一治疗模式

常难以达到最好的治疗效果。目前包括由笔者主导的和世界其他知名肝癌研
究专家已发表的多个高质量临床研究和真实世界临床研究结果表明，局部联
合系统治疗的临床方案可使部分肝癌患者生存进一步获益。因此，在临床治
疗过程中应充分遵循循证医学证据，结合肝癌分期、病理和患者身体、经济
状况，科学选择最优的治疗方案。

　　近几年来随着靶向和免疫治疗方案应用的日益成熟，系统药物治疗可使
晚期肝癌患者的生存期达到 20 个月以上；在此基础上，进一步联合局部疗
法以增强治疗效果的综合治疗模式的尝试正在肝癌转化治疗领域如火如荼地
进行，在 ESMO、ASCO 各类会议报道中层出不穷，前期结果也让我们对其
效果充满期待。下面我们就将近年来局部和系统联合治疗在肝癌综合治疗中
的应用做一个系统性阐述。

一、肝癌的局部和系统治疗

　　肝癌的局部疗法包括消融治疗、血管介入治疗、放疗等。局部消融最常
用的方法包括射频消融（RFA）和微波消融（microwave ablation，MWA），
其他如经皮乙醇消融（PEI）、冷冻消融（cryoablation，CA）和不可逆电穿孔
（irreversible electroporation，IRE）临床应用相对较少。血管介入治疗包括经
导管动脉栓塞（transcatheter arterial embolization，TAE），经导管动脉灌注化
疗（HAIC），经导管动脉化疗栓塞（TACE）和经动脉放射栓塞（transarterial
radioembolization，TARE），以 TACE 和 HAIC 应用居多。本部分内容介绍
的局部治疗将重点围绕 TACE 展开。由于肝癌患者诊断时多数已经进入中晚
期，不适于手术治疗，因此 TACE 在不可切除肝癌中（BCLC 分期 B 期，肝
内多个病灶的情况和 CNLC 分期Ⅰb 到Ⅲb 期）均作为重要的推荐治疗手段。

　　系统治疗方面，2007 年，多靶点酪氨酸激酶抑制剂（TKI）索拉非
尼（sorafenib）成为第一个在随机、对照临床试验中被证实能够为肝癌患
者带来生存获益的靶向药物，开启了肝癌靶向治疗的新时代，并成为晚期
肝癌的标准治疗推荐。后续国内外研究证实仑伐替尼（lenvatinib）、阿替
利珠单抗（atezolizumab）联合贝伐珠单抗（bevacizumab）、度伐利尤单抗
（durvalumab，PD-L1 单抗）联合替西木单抗（tremelimumab，CTLA-4 单抗）、

信迪利单抗（sintilimab）联合贝伐珠单抗生物类似物、卡瑞利珠单抗联合阿帕替尼分别被证实在晚期肝癌一线治疗中的疗效优于索拉非尼，并在不同指南中被推荐为晚期肝癌的一线治疗推荐方案。此外，瑞戈非尼（regorafenib）和卡博替尼（cabozantinib）和雷莫西尤单抗（ramucirumab）等靶向药物以及帕博利珠单抗、替雷利珠单抗等 PD-1 抗体被推荐为肝癌的二线治疗药物。

二、局部和系统治疗的局限性及联合应用的潜在优势

TACE 无法根治中晚期肝癌，且大部分患者治疗后肿瘤坏死不完全，主要原因包括：①难以完全栓塞所有供瘤血管；②栓塞后血管再通和肿瘤新生血管形成；③侧支循环的重建。热消融在直径小于 3cm 的病灶可以实现 90% 左右的坏死率，但是当肿瘤直径增大后不完全消融的概率显著增加，且部分病灶由于解剖位置的限制不适宜消融治疗。相比于系统治疗，局部治疗能够明确的针对病变部位进行精准化处理。相比之下，系统治疗可谓"无孔不入"，能够针对多发乃至远处转移的病灶实现系统性打击；但是由于肿瘤的异质性、瘤内血管内皮的非正常化和免疫微环境的改变，使得肿瘤对系统治疗的客观缓解率较低。因此将系统和局部治疗相结合，理论上优势互补，可产生协同治疗作用。

局部联合系统治疗的科学依据在于局部治疗（TACE、消融、放疗）能够有效杀灭肿瘤细胞，大幅度降低机体肿瘤负荷；另一方面，肿瘤坏死后相关抗原和新抗原被释放，诱导淋巴细胞浸润和抗原提呈，增强了肿瘤相关抗原特异性 T 细胞应答，激活了可能增强机体抗肿瘤的免疫应答反应，此时如果联合免疫治疗则可能产生协同抗肿瘤作用。这些理论基础为局部 + 系统免疫治疗提供了科学依据。此外，TACE 后肿瘤细胞局部缺氧会诱发缺氧诱导因子和血管内皮生长因子（vascular endothelial growth factor，VEGF）的表达和释放，同时诱导 Treg、MDSC 等抑制性免疫细胞在瘤内募集，从而逃避免疫监视和应答，促进肿瘤进展，此时联合应用靶向药物可在杀灭残留肿瘤细胞的同时，抑制血管再生、促进肿瘤血管正常化，进一步减少抑制性 T 细胞聚集，增加效应性淋巴细胞瘤内募集，从而进一步发挥抗肿瘤作用。如果在 TACE 联合靶向药物的同时联合免疫治疗，基于以上原理，有可能进一步提

高整体治疗效果。因此，目前衍生出了介入＋靶向、介入＋免疫、介入＋靶向＋免疫，甚至介入＋放疗＋靶向＋免疫等多种治疗方案的组合，目的均在于实现"1+1＞2"的协同治疗效果。

三、局部联合系统治疗研究进展

TACE 是一种难以完全标准化的技术，适应证和结果受包括颗粒类型和大小、化疗、使用碘油、时间表和选择性程度等变量的影响。针对肝切除术后复发的晚期肝癌，笔者团队选择了肝内肿瘤最大直径<7cm，数量<5 个的患者，在索拉非尼的基础上联合 TACE-RFA 治疗。结果显示联合治疗的预后显著优于单独应用索拉非尼，两组的中位 OS 分别为 14 个月和 9 个月，疾病进展时间（time to progress，TTP）分别为 7 个月和 4 个月；多变量分析显示，治疗方式的选择是影响预后的独立危险因素。笔者认为，联合治疗获得较好效果的原因主要考虑以下几点：①因为肝内病灶进展是晚期肝癌患者主要死亡原因，而 TACE-RFA 可降低肿瘤负荷，显著降低肝内病灶进展；②在 TACE 联合 RFA 有效控制肝内病变的基础之上，索拉非尼能更好地发挥抗肿瘤作用，从而进一步控制肝内病变进展；③ TACE 引发的缺氧和血管生成又会被索拉非尼所抑制，由此实现协同作用。证实了该联合治疗方案的疗效和安全性。

美国胃肠病学会（AGA）在 2022 年新发布的肝癌系统治疗临床实践指南中总结了既往 5 个对比 TACE 和 TACE 联合索拉非尼的 RCT 研究，排除其中一个研究无 OS 数据，其余四个研究中共 1 284 例患者，其中 620 例 TACE 后应用索拉非尼。结果显示联合治疗后的 HR 为 0.92（95%CI，0.76，1.10）。值得关注的是，其中仅有 1 个研究结果显示联合治疗组的 PFS 有明显改善（HR=0.66；95%CI：0.47，0.94）。疾病进展方面，仅有 TACTICS 研究显示了联合治疗的优势，TTP 两组分别为 22.8 个月和 13.5 个月。基于上述证据，AGA 肝癌诊疗指南并不推荐 TACE 联合索拉非尼的治疗。此外，该指南总结了两个小型 RCT 研究结果，联合治疗组效果反而更差，因此对于 TACE 术后辅助应用贝伐珠单抗（bevacizumab）也持反对态度。

在 TACTICS 研究中，Kudo 等认为 TACE 术后肝内新发病灶未改变肿瘤分期，仍是 TACE 的目标人群，因而不应该视为 TACE 治疗失败。由此他们将无法进行 TACE（unTACEable）作为疾病进展的研究终点。另一个值得关注的方面是，基于基础研究应用索拉非尼后能够使肿瘤血管正常化，同时能够抑制 HIF-α 引发的血管增生，因此他们选择在 TACE 治疗前 2～3 周（既往为 3～7 天）开始服用索拉非尼，继而行 TACE 治疗，结果显示联合治疗组的中位 PFS 显著优于由于单独 TACE 组（25.2 个月和 13.5 个月，P=0.006），而中位至无法再次 TACE 的时间（median time to untreatable progression，TTUP）分别为 26.7 个月和 20.6 个月（P=0.02）。两组 1 年和 2 年的总生存率分别为 96.2%，82.7% 和 77.2%，64.6%。就治疗相关副作用而言，联合治疗组明显更多，基本与服用索拉非尼有关，例如手足皮肤反应，高血压、疲劳、腹泻等。在疾病进展方面，联合治疗组血管侵犯出现的时间显著延长（31.3 个月 $vs.$ 4.0 个月，HR=0.26，P=0.008），出现肝外转移的时间也显著延长（15.7 个月 $vs.$ 6.9 个月；HR=0.21，P=0.006）。联合治疗组需要行 TACE 治疗的间隔明显延长（21.1 周 $vs.$16.9 周，P=0.018），因而对肝功能的损害也进一步减少。而且联合治疗组服用索拉非尼的时间显著长于既往研究（38.7 周和 17～21 周）。

笔者团队也开展了一项多中心、随机、对照临床研究（Launch），探讨了 TACE 联合仑伐替尼作为一线治疗方案在晚期肝癌中的作用，我们将 338 例晚期肝癌患者随机分为联合治疗组（170 例）和仑伐替尼治疗组（168 例）。结果显示，两组的中位 OS 分别为 17.8 个月和 11.5 个月（P<0.001）；两组 PFS 分别为 10.6 个月和 6.4 个月（P<0.001）。两组客观缓解率（ORR）分别为 54.1% 和 25.0%（P<0.001）。我们充分利用了 TACE 对肝内病灶的缩瘤功能和仑伐替尼的抑制血管生成作用，即仑伐替尼能够促进肿瘤血管正常化，从而增强栓塞剂的传递优化栓塞效果，而 TACE 后导致肿瘤坏死、缺氧，诱导血管生成的作用有可能被仑伐替尼所抑制，从而实现协同抗肿瘤效果。该研究中联合治疗组有 26 例（15.3%）患者获得降期并予以手术切除，和 2 例（1.2%）获得病理学完全缓解。

既往文献报道 TACE、消融治疗具有诱导外周血免疫反应的作用，Duffy 等开展了第一个探索 TACE 联合 ICI 的临床研究，探索 TACE 或消融联合系统免疫治疗（CTLA4 单抗、替西木单抗）的可行性。该研究筛查了 32

例 HCC 患者，排除 4 例快速进展的病例，最终入选 28 例患者，其中 75%
（21/28）为索拉非尼治疗后进展或无法耐受其副作用的患者。在该试验中，
患者首先每 4 周服用 1 次替西木单抗（3.5 或 10mg/kg i.v.），一共 6 次，之
后每 3 个月用药一次直至退组；在治疗的第 36 天，患者接受减瘤消融或者
TACE 治疗。结果显示最常见的毒性反应为皮肤瘙痒，未发现因不同药物剂
量所引发的异常毒副作用。19 个可评估的患者中，5 例（26.3%）获得部分
缓解（PR），14 例 HCV 阳性患者中 12 例病毒载量下降。免疫治疗后 6 周，
肿瘤活检（2 次免疫治疗后）显示在临床获益患者中 CD8$^+$T 细胞浸润水平显
著升高；6 周和 12 周 PFS 率分别为 57.1% 和 33.1%，中位 PFS 和 OS 分别为
7.4 个月和 12.3 个月。其中一例右肝行 TACE 治疗的患者，左肝肿瘤亦得到
控制，直至 2 年后才发生疾病进展需再次 TACE。总体而言，12 例接受消融 +
免疫的患者中位生存期（mOS）为 10.1 个月，接受 TACE+ 免疫治疗的患者
mOS 则为 13.6 个月。该研究证实了局部联合系统免疫治疗的安全性和可行
性，也给未来研究提供了实践依据。

　　肝动脉灌注化疗（HAIC）对晚期肝癌有治疗作用，由于没有在大规模
随机临床试验中进行验证，因此包括 AASLD、EASL、NCCN、APASL 等
指南没有推荐其作为晚期肝癌的治疗手段。目前，HAIC 多与系统治疗联合
应用于临床。Kudo 等比较了索拉非尼联合低剂量顺铂和 5-FU 的 HAIC 治
疗（103 例）与单用索拉非尼（103 例）治疗晚期 HCC 的随机、对照临床
效果（SILIUS 研究），结果显示，索拉非尼联合 HAIC 组与索拉非尼单药
组的 mOS 相近［11.8 个月（95%*CI*：9.1，14.5）*vs.*11.5 个月（95%*CI*：8.2，
14.8）］，而联合治疗组的 3～4 级不良事件发生率高于索拉非尼单药组，但索
拉非尼联合 HAIC 治疗与索拉非尼单药治疗的患者生存无显著差异。针对合
并门静脉癌栓（BCLC C 期）的肝癌患者，首选的治疗方案为系统治疗或介
入治疗，针对该组人群，He 等开展了 HAIC（FOLFOX 方案）联合索拉非尼
治疗对比单纯索拉非尼治疗的随机对照临床研究，他们将 247 例患者随机分
配到 HAIC 联合索拉非尼治疗组（SoraHAIC 组）和索拉非尼治疗组，结果
显示，两组患者 3、6、9 个月的 OS 率分别为 96%，82.4%，65.6%（SoraHAIC
组）和 87.7%，59.0%，24.6%（索拉非尼组）；中位 OS 分别为 13.37 个月
（95%*CI*：10.27，16.46）和 7.13 个月（95%*CI*：6.28，7.98），联合治疗组患者

的中位无进展生存时间显著延长，分别为 7.03 个月（95%CI：6.05，8.02）和 2.6 个月（95%CI：2.15，3.05；HR=0.33；95%CI：0.25，0.43；$P<0.001$）。此外，两组患者的中位肝内无进展生存期分别为 8.07 个月（95%CI：6.69，9.44）和 3.1 个月（95%CI：2.66，3.54）（HR=0.28；95%CI：0.21，0.37；$P<0.001$）。根据 mRECIST 标准，联合治疗组 14 例患者肝内病灶达到完全缓解（CR）标准。联合治疗组中 16 例（12.8%）患者实现降期并获得根治性手术切除，其中 3 例为病理学完全缓解；相比之下，索拉非尼治疗组仅有 1 例（0.8%）患者在后续进行 HAIC 治疗后获得手术切除 [1（0.8%）$vs.$ 16（12.8%），$P<0.001$]。在 Lai 等开展的一项单臂、单中心、前瞻性 Ⅱ 期研究中，他们将 HAIC 与特瑞普利单抗（PD-1 单抗）和仑伐替尼三种治疗方式联合用于晚期高危肝癌患者的治疗，主要研究终点为 6 个月的 PFS 率（RECIST 1.1），次要研究终点为 OS、PFS、ORR 和安全性，结果显示 ORR 为 63.9%，中位起效时间为 1.97 个月（1.8～4.03 个月），mPFS 为 10.4 个月，mDoR 为 14.4 个月（95%CI：8.9，19.9）；如果按照 mRECIST 标准，ORR 为 66.7%（24 例），包括 5 例（13.9%）获得影像学 CR。这项 Ⅱ 期研究表明，FOLFOX-HAIC 联合靶免治疗安全性良好，在高危晚期肝癌患者中具有良好的抗肿瘤活性。

四、结语

综上所述，局部联合系统治疗应用于中晚期肝癌可进一步改善患者生存。这些重要的证据推动了联合方案在肝癌新辅助治疗、辅助治疗和转化治疗等方面的临床研究（表 3-3-1），也为进一步提高肝癌的疗效提供了希望。

表 3-3-1　局部联合系统治疗肝癌的部分临床研究

试验名	注册号	联合治疗组（系统＋局部）	对照	病例数	入组病例	局部治疗	预期结束时间	主要研究终点
EMERALD-1	NCT03778957	度伐利尤单抗＋贝伐珠单抗＋TACE	TACE＋安慰剂	724	中晚期	TACE	2024	PFS
EMERALD-3	NCT05301842	度伐利尤单抗＋贝伐珠单抗＋仑伐替尼＋TACE	TACE	525	不可切除	TACE	2027	PFS
TACE-3	NCT04268888	纳武利尤单抗＋TACE/TAE	TACE	522	中期	TACE/TAE	2026	OS，TTTP

续表

试验名	注册号	联合治疗组 （系统＋局部）	对照	病例数	入组病例	局部 治疗	预期结 束时间	主要研究 终点
LEAP-012	NCT04246177	仑伐替尼＋帕博利 珠单抗＋TACE	TACE	450	不可切除／ 无转移	TACE	2029	OS， PFS
	NCT04712643	阿替利珠单抗＋贝 伐珠单抗＋TACE	TACE	342	不可切除	TACE	2029	PFS， OS
	NCT05198609	卡瑞利珠单抗＋阿 帕替尼＋HAIC	卡瑞利 珠单抗， 阿帕替尼	214	合并PVTT	HAIC	2026	OS

注：PVTT，门静脉癌栓；TTTP，TACE进展时间；PFS，无进展生存期；OS，总生存期。

　　系统联合局部治疗有可能增加患者获得根治性切除手术的机会，降低术后复发率，延长患者无瘤生存期和无"药物治疗"生存期，从而获得更好的生活质量。肝癌的异质性（瘤内或不同病灶）决定了其对治疗反应性的不一致性，也是联合应用不同机理治疗方案的重要依据。但是，联合治疗目前仍存在很多亟待解决的问题，如何选择接受联合治疗的患者？适当的治疗组合？联合治疗的时间安排和治疗顺序？如何识别和预测可能从联合治疗中获益的患者？转化治疗成功后如何去联合治疗？

　　当前有很多研究尝试通过临床指标（外周血、病理学指标）、肿瘤活检行多组学检测（miRNA、ctDNA、蛋白质组学等）、影像组学、类器官体外药敏实验等方法去探索肿瘤治疗的有效方案和预测治疗反应的标记物，这对于更好的识别那些最有可能受益于治疗选择的患者具有指导意义；有助于筛选患者治疗和结果的异质性，为联合治疗的选择提供实验依据。但是目前仍没有可靠的方案，这也是未来研究的方向之一。目前有很多局部联合系统治疗的临床研究在开展过程中，我们期待在不久的将来，这些研究结果能够为我们解决上述疑惑，让更多的肝癌患者获益。

（匡铭　沈顺利）

参考文献

［1］ 中华人民共和国国家卫生健康委员会医政医管局. 原发性肝癌诊疗指南（2022 年版）［J］. 中华肝脏病杂志，2022，30（4）：367-388.

［2］ PENG Z, CHEN S, WEI M, et al. Advanced recurrent hepatocellular carcinoma: treatment with sorafenib alone or in combination with transarterial chemoembolization and radiofrequency ablation [J]. Radiology, 2018, 287(2): 705-714.

［3］ SU G L, ALTAYAR O, O'SHEA R, et al. AGA clinical practice guideline on systemic therapy for hepatocellular carcinoma [J]. Gastroenterology, 2022, 162(3): 920-934.

［4］ KUDO M, UESHIMA K, IKEDA M, et al. Randomised, multicentre prospective trial of transarterial chemoembolisation (TACE) plus sorafenib as compared with TACE alone in patients with hepatocellular carcinoma: TACTICS trial [J]. Gut, 2020, 69(8): 1492-1501.

［5］ PENG Z, FAN W, ZHU B, et al. Lenvatinib combined with transarterial chemoembolization as first-line treatment for advanced hepatocellular carcinoma: A phase Ⅲ, randomized clinical trial (LAUNCH)[J]. J Clin Oncol, 2022, JCO2200392.

［6］ DUFFY A G, ULAHANNAN S V, MAKOROVA-RUSHER O, et al. Tremelimumab in combination with ablation in patients with advanced hepatocellular carcinoma [J]. J Hepatol, 2017, 66(3): 545-551.

［7］ KUDO M, UESHIMA K, YOKOSUKA O, et al. Sorafenib plus low-dose cisplatin and fluorouracil hepatic arterial infusion chemotherapy versus sorafenib alone in patients with advanced hepatocellular carcinoma (SILIUS): A randomised, open label, phase 3 trial [J]. Lancet Gastroenterol Hepatol, 2018, 3(6): 424-432.

［8］ HE M, LI Q, ZOU R, et al. Sorafenib plus hepatic arterial infusion of oxaliplatin, fluorouracil, and leucovorin vs sorafenib alone for hepatocellular carcinoma with portal vein invasion: A randomized clinical trial [J]. JAMA Oncol, 2019, 5(7): 953-960.

［9］ LAI Z, HE M, BU X, et al. Lenvatinib, toripalimab plus hepatic arterial infusion chemotherapy in patients with high-risk advanced hepatocellular carcinoma: A biomolecular exploratory, phase Ⅱ trial [J]. Eur J Cancer, 2022, 174: 68-77.

第四节

消融治疗

一、概念

肝癌消融治疗是运用化学消融、能量消融（包括热消融与非热消融）等微创治疗技术，通过导入化学试剂或能量诱导肝癌细胞不可逆损伤，从而实现肿瘤局部灭活。化学消融常用的消融剂包括无水乙醇、聚桂醇、醋酸（乙酸）、盐酸等。1993 年日本 Sugiura 首先报道了经皮乙醇注射（PEI）疗法治疗肝癌。能量消融技术包括射频消融（RFA）、微波消融（MWA）、激光消融（laser ablation，LA）、高频聚焦超声消融（HIFU）、冷冻消融（CA）以及不可逆电穿孔消融（IRE），20 世纪 80—90 年代，RFA、MWA、LA、HIFU 以及冷冻消融技术开始在国内外应用于肝癌治疗，而 IRE 作为更新的消融技术于 21 世纪 10 年代应用于肝癌治疗。由于肿瘤坏死彻底性好，治疗次数少，同时具备安全、微创、可重复的优势，随着医学影像的发展，能量消融得以快速兴起和发展，已逐渐取代化学消融在临床的应用，化学消融目前主要作为能量消融治疗危险部位小肿瘤的技术补充。

二、适用人群

历经 20 余年，肝癌消融已发展为一种被广泛认可的治疗手段，其中以影像引导射频和微波经皮消融应用最为成熟。消融治疗已被美国国立综合癌症网络（NCCN）指南、欧洲巴塞罗那（BCLC）指南和《中国临床肿瘤学会（CSCO）原发性肝癌诊疗指南 2022》等国内外权威指南推荐为早期肝癌的标准治疗方法。肝癌消融治疗包括经皮、术中、腹腔镜和内镜引导途径，具有影像引导的微创、精准优势，经皮途径消融是主要的肝癌消融模式，而

165

其中尤以超声引导应用更为普遍。近年来，腹腔镜消融在肝胆外科医生中应用得越来越多，它可以作为经皮消融无法治疗的肝癌另一种微创治疗的选择。

根据目前中国 CSCO 指南推荐，消融治疗肝癌可以获得根治性治疗效果的适用人群包括：中国肝癌临床分期Ⅰa期及部分Ⅰb期肝癌（即单个肿瘤、直径≤5cm；或 2~3 个肿瘤、最大直径≤3cm）；无血管、胆管和邻近器官侵犯以及远处转移，肝功能 Child-Pugh A/B 级者。对于不适合手术切除的直径 3~7cm 的单发肿瘤或多发肿瘤，可以联合肝动脉化疗栓塞（TACE）、靶免治疗作为姑息减瘤治疗的选择。

三、全球应用形势

与亚洲肝癌高发有关，目前全球肝癌消融应用和研究的第一大洲是亚洲。以 SCI 收录论文发表量计算，截至 2021 年 11 月亚洲约占比 65.3%，其次是欧洲（24.6%）和北美洲（8.1%）。全球排名前五位国家分别是中国（37.7%），日本（16.4%），意大利（9.7%），韩国（9.6%）和美国（6.6%）。亚洲有 22 个国家和地区应用消融技术治疗肝癌，主要集中在东亚（92.8%）。亚洲应用率位居前五位的国家地区依次为中国大陆（40.7%）、日本（36.5%）、韩国（11.6%）、中国台湾地区（4.0%）和印度（1.3%）。

全球最常使用的消融技术是 RFA 和 MWA，占据了化学和能量消融技术报道总量的近 90%，CA（3.6%），HIFU（2.7%），化学消融（2.2%），LA（1.5%）和 IRE（1.0%）在肝癌治疗中的应用相对有限。

四、技术和设备研发现状

（一）射频消融（RFA）

RFA 频率范围从 300kHz~300GHz 之间，是一种高频交流变化电磁波，每秒变化大于 10 000 次，射频是高频电磁波的较高频段。医用射频大多采用 200~750kHz 的频率。目前国内外有近 20 个品牌 RFA 设备，其中我国自主研发设备占半数以上，技术水平在全球处于并跑状态。

肿瘤 RFA 治疗原理主要为热效应，当射频电流流经人体组织时，因电磁场的快速变化使得细胞内的正、负离子快速运动，于是它们之间以及它们与细胞内的其他分子、离子等之间的摩擦使病变部位升温，致使细胞内外水分蒸发、干燥、固缩脱落以致无菌性坏死，从而达到治疗的目的。

RFA 设备按工作方式可分为单极技术和双极技术，双极技术可以应用于体内有金属植入物或者心脏起搏器的患者，无需负极板。按冷却方式可分为灌注电极、水循环电极、无水循环电极。灌注电极可以在治疗过程中辅助打药及注水，在肺癌消融时优势明显，由于肺部有大量肺泡，射频电流传导受阻，通过注水可以降低阻抗、扩大消融范围；内置水循环电极可以有效避免电极周围组织炭化，扩大消融范围。按电极形状可分为伞状、锚状、针状以及软性电极，伞状电极和锚状电极具有消融范围较大的优势，但在邻近重要脏器和血管旁的病灶穿刺定位时会受到限制；针状电极是研发应用主流，可提高穿刺消融的安全性；软性电极主要用于腔道消融治疗，最常见静脉曲张消融，胆管消融，气管消融等。伞状（锚状）电极展开范围为 0～50mm，针状电极辐射窗口长度包括 7mm、9mm、15mm、20mm、30mm、40mm 等，部分产品具备一针多档可调功能，针杆长度 10～25cm 不等，直径 15～18G 不等。

（二）微波消融（MWA）

微波是指频率为 300MHz～300GHz、波长在 1mm～1m（不包括 1m）之间的电磁波，也被称为"超高频电磁波"。中国是 MWA 设备生产制造大国，目前国内已有 13 个品牌的 MWA 产品上市，美国、意大利、日本三国共有 8 个品牌的 MWA 产品。

从微波的频率来看，临床主要应用 915MHz 和 2 450MHz 两种频率的微波进行消融治疗。915MHz 频率低、波长长，穿透性更强，可以获得更大的消融范围，且中心区域温度相对较低，不容易出现炭化。目前 MWA 设备多采用 2 450MHz 频率，中国作为 MWA 大国，拥有双源甚至三源、双频率的 MWA 设备。

按微波发射源来划分，MWA 设备可分为磁控管和固态源两种。早期的 MWA 设备，发射源多采用磁控管，近年来 MWA 设备发射源基本都为固态源。相比于磁控管，固态源的性能更稳定，使用寿命也更长。

按冷却方式来划分，MWA 设备可分为水冷和气冷（二氧化碳）两大类，在消融针内部精细的冷媒管道内，气体的通行效率更高，气冷可以将 MWA 针杆温度降至 0℃以下，使针杆和组织"锚定"，消融针不易移位，但是需要在低温（一般在 0℃以下）、加压条件下才能达到预期的冷却效果；而水冷相对受环境影响较小，冷却效果稳定，且易获得，因此水冷 MWA 设备更为常见。

根据所使用的主材质的不同，MWA 针可分为合金钢、陶瓷、玻璃纤维三种。目前普遍应用的是合金钢 MWA 针，受材料和工艺的限制，陶瓷和玻璃纤维消融针还有很大的提升空间。

为了达到适形消融的目的，MWA 针设计了不同大小的微波辐射窗口，包括 3mm、5mm、11mm、19mm、20mm、22mm 等，针杆长度 5～30cm 不等，直径 13～18G 不等，可根据病灶的大小部位，选择适合的 MWA 针。

（三）冷冻消融（CA）

CA 的工作原理是焦耳 - 汤姆逊原理，即当气体通过一个狭小的微孔从较高压力区域喷入较低压力区域时，氩气温度将下降，氦气温度反而上升。CA 的压力梯度为从 2 800psi 急剧下降到大约 150psi，造成氩气形成冰球可达到 -165℃，而氦气使温度急升，30 秒内达到 0℃以上。因此，CA 导致细胞死亡的机制包括细胞内冰晶快速生长导致细胞壁损坏和蛋白质变性；治疗靶区快速冷热交替、冻融循环，引起微血栓，形成栓塞效应，并可持续数小时或更长时间；复温后间质中水分进入细胞，导致细胞发生渗透性损伤。继美国和以色列设备后，国产冷冻系统也已进入临床应用，设备可连接 8 支独立控制的冷冻器，电极包括 1.7mm、2mm、2.4mm、3.8mm、5mm、8mm 等不同直径，长度 15～23cm 不等，可根据肿瘤大小选择。

（四）激光消融（LA）

LA 是以电源激发激励源内部的光子辐射，被激发的光子在两面镜子来回反射并激励出更多的光子（光放大过程），被组织内血红蛋白及水分吸收产生高温，从而达到汽化、炭化、凝固坏死目标组织的目的。LA 中心温度可达到300℃，使组织出现熔化、汽化。血红蛋白和水对1 000nm左右波段激光有较高吸收率，该波段激光最适合肿瘤消融，因而目前临床使用肝癌消融的激光分别为1 064nm Nd：YAG激光及980nm半导体激光，前者消融形态为椭球形，后者为球形且同等能量条件下消融范围更大。虽然消融范围较射频和微波小，但激光光纤外径细，灵活性好，穿刺并发症发生率低，治疗肝癌具有热沉降少、范围精准可控等优势。激光光纤直径包括273nm、365nm、400nm、550nm和600nm，长度1.5～2.5m不等，穿刺引导针直径包括18G和21G。

（五）高频聚焦超声消融（HIFU）

HIFU的原理主要是利用机械振动的超声波（频率为0.8～3.5MHz）具有可聚焦性、组织穿透性和能量沉积性的特点，于焦点部位形成高温（65～100℃），对组织和细胞产生杀伤作用。此外，超声波的机械效应、空化效应和声化学效应，也发挥一定杀伤作用。HIFU治疗肿瘤最大的优势在于非侵入性操作，皮肤表面无创口。但是组织不均匀性可能会影响聚焦准确性，经体表聚焦的方式使其热效率比较低，肿瘤坏死彻底性受限。近20年，中国的HIFU设备发展迅速，在肝癌治疗方面走在世界前列，但仅超声引导HIFU被各国批准用于肝癌治疗。HIFU根据聚焦方式不同可以分为单一聚焦和多元聚焦方式；根据治疗模式不同可以分为下置式探头湿式和上置式探头干式。

（六）不可逆电穿孔（IRE）

IRE是利用高电压（1 500～3 000V）电场内的陡脉冲波，作用于细胞膜的脂质双分子层，破坏其正常的分子极性排列从而出现纳米级孔隙，使细胞内外离子交换失去平衡，细胞稳态受到破坏而凋亡。其特点为不会引起组织内温度变化，也不会受热沉效应影响，对于特殊部位的肿瘤治疗具有独特的优势。继美国之后，中国也有自主研发设备获得国家药品监督管理局审批治疗肝癌，消融时需要心电监护和全身麻醉，至少2根电极同时工作。目前IRE电极针直径为19G，长25cm，辐射窗口可调节长度为1.5～4cm。IRE对邻近肝门、胆管、胆囊、胃肠道等热消融治疗风险较高的肿瘤是可选择的技术。

五、各消融技术的疗效

（一）射频消融（RFA）

射频和微波是肝癌应用最多、最成熟的消融技术。我国 20 世纪 90 年代末开始应用 RFA 治疗肝癌，陈敏山、陈敏华、吕明德教授等团队在中国最早提供 RFA 小肝癌长期随访数据，其中陈敏山教授最早进行了 RFA 和手术的对比研究，明确了该技术在小肝癌治疗中与手术可比的疗效。肿瘤最大径<5cm、肿瘤数目<3 个的原发性肝癌 RFA 治疗的 5 年、10 年总体生存（OS）率分别为 49.7% 和 28.4%，5 年、10 年无进展生存（DFS）率分别为 42.7% 和 19.5%。陈敏华教授团队 2021 年在 Radiology 报道了 RFA 对复发性肝癌的疗效，回顾性分析了 560 例直径≤5cm 单发肝癌患者（263 例初发，297 例复发）疗效，复发肝癌取得了与初发肝癌相似的长期生存疗效。马宽生教授近年也多次报道了使用非接触（no-touch）RFA 治疗肝癌的系列研究结果，meta 分析显示非接触 RFA 治疗直径≤5cm 肝癌后 1 年、2 年和 3 年局部肿瘤进展的累积发生率是 3%，5% 和 8%，显著低于常规 RFA（HR=0.28，RR=0.26，$P<0.01$），为提高肿瘤局部灭活彻底性提供了新的技术方法。由于缺乏高质量随机对照研究，对于 3～5cm 较大肝癌的 RFA 治疗无论 OS 或 DFS 疗效结果不一，尚存较多争议，部分学者建议对于直径>3cm 的肿瘤应当采用手术或移植治疗，具体详见与手术对比评价部分。

（二）微波消融（MWA）

MWA 由于更高的致热效率、更大的消融范围和更少受血流热沉降影响等优势，在中国和世界上许多肝脏中心得到了极大的发展和推广，国际肝癌协会创始人，肝癌 BCLC 指南制定者 Bruix J 教授也在 Hepatology 撰文评价：MWA 在许多中心已取代 RFA。在中国，MWA 的肝癌应用与 RFA 基本同步，董宝玮、吕明德和梁萍教授是最早在国际发表 MWA 肝癌研究结果的中国团队，目前样本量最大且随访时间最长的一项历时 12 年大型队列研究是由我国梁萍教授团队报道，纳入了 2 354 例中国肝癌患者 5 326 个肿瘤病灶，中位随访时间 61.3 个月，报告 MWA 治疗 BCLC 0 期、A 期、B 期肝癌的 5 年和 10 年总生存（OS）率分别为 73.6% 和 51.9%、67.7% 和 42.7%、51.7% 和

29.1%，中位无病生存时间从 2007—2010 年的 19.4 个月增加到 2015—2018 年的 28.1 个月。1 年、5 年和 10 年局部肿瘤进展率分别为 5.4%，10.6% 和 12.2%，严重并发症发生率 3.0%。这一真实数据研究显示，在 12 年的随访时间内，随着技术成熟，MWA 为 BCLC 0～B 期肝癌患者提供了生存率逐渐提升的良好疗效。来自日本的 Ryu 教授团队也报道了术中 MWA 肝癌的长期生存结果，459 例患者平均肿瘤直径 2.4cm，10 年局部肿瘤进展率 8.3%，5 年和 10 年 OS 率分别为 61.9% 和 35.1%。两篇研究通过长达 10 年的疗效分析明确了 MWA 治疗早期肝癌的可靠性。

近年发表的 MWA 治疗肝癌系列综述明确 MWA 由于更短的消融时间和更稳定的消融范围，而在消融技术领域发展后劲十足。谢晓燕教授等报道 MWA 也可以作为一种大肝癌的有效姑息性治疗方法，对于 5～8cm 肝癌，完全消融率为 73.1%～92.6%，对不适合切除或移植，或者需要联合 TACE、靶免药物治疗的患者，可以作为减瘤治疗的选择。然而，基于不同微波设备的综述分析提示，各品牌设备具有不同的等圆率和消融范围，医生在应用时需全面了解设备性能，从而合理做出消融计划，提高完全消融成功率。

（三）冷冻消融（CA）

与 RFA 和 MWA 相比，CA 治疗肝癌报道相对较少。最大样本量、较长随访的单中心报道来自中国的杨永平教授团队，报道了 2003—2013 年 10 年间共计 1 595 例患者、2 313 个肝癌病灶共进行了 2 958 次 CA 治疗的结果，完全消融率为 99.4%（<3cm），94.4%（<5cm），45.6%（>5cm），严重并发症发生率为 3.4%，在平均 33.4 个月的随访期内，5 年总体生存率为 25.7%。目前尚未检索到近 5 年对单一 CA 技术治疗肝癌的相关综述。

（四）高频聚焦超声消融（HIFU）

超声和 MRI 均可用于指导和监测 HIFU。目前 HIFU 应用于肝癌治疗的各个研究报道病例总量约千人，其中近半数是与其他技术包括 TACE、RFA、PEI 联合治疗。2020 年，根据最新的系统综述报道，单一 HIFU 治疗肝癌，55% 的患者实现了肿瘤完全消融，5 年生存率 39%，最常见的并发症是皮肤灼伤（15%），但遗憾的是对肿瘤大小并未分析阐述。HIFU 治疗肝癌的最大样本量研究来自于 Xu 等，他们回顾性分析了 145 名使用海扶治疗的 HCC 患者，有 84.8% 的患者症状改善或疼痛减轻，血清 AFP 下降率为 71.7%，目标肿瘤大小出现了不同程度的缩小，其中Ⅰb，Ⅱa，Ⅲa 期患者的两年生存率分别为 80%，51.4% 和 46.5%。皮肤烫伤为最常见的并发症（37.2%），但该研究并未明确肿瘤生存获益效果。

（五）激光消融（LA）

近年来在腹腔镜和内镜超声引导下的 LA 治疗获得更多关注，对于高危复杂肝癌的消融展现出一定优势，但研究报道尚不充分。蒋天安教授团队总结了单中心 5 年的结果显示，25 个尾状叶肿瘤通过超声内镜引导下 LA 可实现完全消融，中位随访 27 个月，局部进展率为 16%，肿瘤＞2cm 显著增加LA 后局部肿瘤进展的风险，未发生严重并发症。对于经皮穿刺困难的肝癌（左肝或尾状叶），超声内镜近距离高清成像和 LA 精准的优势相结合，有望提供安全高效的解决方案。除肝癌外，近些年也有学者将 LA 用于门脉癌栓的局部治疗，可减少肿瘤负荷并实现门脉血流局部再通，但该方法可能损伤血管壁且短期复发率较高，需谨慎使用。

（六）不可逆电穿孔（IRE）

IRE 作为近年来新出现的消融技术，临床应用尚不成熟，目前小样本研究证实它在肝癌治疗中安全有效，可作为 RFA 和 MWA 等标准消融治疗不可行时的补充技术，虽然对肝癌长期生长和复发的控制能力不及 RAF，但具有调动更强系统和瘤周免疫反应的优势，促进消融后 $CD8^+T$ 细胞、抑制 Treg 和 $PD-1^+T$ 细胞表达，但疗效还需要大样本、长时间的对照研究证实。

六、消融技术的疗效对比

（一）消融技术之间的疗效对比

2021 年一篇系统回顾和贝叶斯网络 meta 分析对极早期和早期（BCLC 0 期和 A 期）肝癌的 RFA、MWA 和 CA 治疗后总体生存和局部复发进行了比较，纳入 19 项研究（3 043 例患者），包括 6 项随机对照研究（RCT）和

13 项观察性研究。在 1 年 OS 方面，与 RFA 相比，CA 的 HR 为 0.81（95%CI：0.43，1.51），MWA 的 HR 为 1.01（95%CI：0.71，1.43）。在 3 年 OS 方面，与 RFA 相比，CA 的 HR 为 0.90（95%CI：0.48，1.64），MWA 的 HR 为 1.07（95%CI：0.73，1.50）。在 1 年局部复发情况方面，CA 和 MWA 相对于 RFA 的 RR 分别为 0.75（95%CI：0.45，1.24）和 0.93（95%CI：0.78，1.14）。在 3 年局部复发情况方面，CA 和 MWA 相对于 RFA 的 RR 分别为 0.96（95%CI：0.74，1.23）和 0.98（95%CI：0.87，1.09）。总体来说，这些比较结果差异都没有统计学意义。患者年龄、肿瘤大小对治疗效果无显著影响。

另一篇 2021 年发表的基于 5 篇 RCT 研究进行的 meta 分析报道了 MWA 与 RFA 对比的疗效。在纳入的 5 项原始研究中，共 413 例患者接受了 RFA 治疗，431 例患者接受了 MWA 治疗。所有研究的目标人群均为极早期和早期肝癌。完全消融率（RFA $vs.$ MWA，96.7% $vs.$ 96.9%，P=0.88）、总生存率（1 年：91.9% $vs.$ 94.1%，P=0.26；3 年：77.5% $vs.$ 78.4%，P=0.91），无复发生存率（1 年：94.6% $vs.$ 93.9%，P=0.68；3 年：76.8% $vs.$ 77.1%，P=0.94），并发症发生率（所有类型 P＞0.05）。MWA 的平均消融时间明显短于 RFA（26.9min $vs.$14.1min，P＜0.001）。总体来说，对于极早期和早期 HCC，RFA 和 MWA 同样安全有效，但包括 Yu 等进行的 RCT 研究均明确 MWA 需要较少的消融次数和消融时间，尤其是治疗直径＞3cm 的肿瘤，MWA 局部肿瘤进展率更低。当病变靠近大血管及胆囊时，微波更不容易受到热沉降效应的影响，这也被黄金华教授的研究证实。MWA 治疗直径≤3cm 临近血管肿瘤，较 RFA 具有更低的肿瘤局部进展率。

Costanzo 等进行的一项 RCT 研究比较了 LA（70 名）与 RFA（70 名）治疗符合米兰标准肝癌的疗效。结果表明，LA 组和 RFA 组的肿瘤完全消融率分别为 96.3%，97.4%。两组总体生存率均为 42 个月，LA 组和 RFA 组 1 年、3 年生存率分别为 94% $vs.$94%，80% $vs.$89%，上述疗效差异均无统计学意义。随机对照研究证实，LA 治疗小肝癌的疗效不劣于 RFA，但 RFA 布放消融针操作会更简单，而肿瘤的消融时间 RFA 显著长于 LA。但 2022 年报道的 MWA 对比 LA 分别治疗 250 例和 53 例肝癌患者（直径＜5cm，＜5 个肿瘤），MWA 组 1、3、5 年 OS 率显著优于 LA（94.3%、65.4%、49.1% $vs.$96.2%、54.7%、30.2%，P=0.002）。

Wang 等发表的一项对比 CA 与 RFA 治疗肝癌的 RCT 研究共纳入了 360 例肿瘤直径≤4cm 的初诊肝癌患者（180 *vs.* 180），CA 的 1、2、3 年局部肿瘤进展率明显低于 RFA 组（3% *vs.* 7%，7% *vs.* 9% 及 11% *vs.* 11%，P=0.043），但两组 1、3、5 年 OS 无显著差异（P=0.747），并发症发生率无显著差异（3.9% *vs.* 3.3%，P=0.776）。Xu 回顾了 2004—2013 年 SEER 数据库中 3 239 例接受 CA 和 RFA 治疗的 I 期或 II 期肝癌患者，倾向匹配后分析显示，接受上述两种消融治疗的患者的 OS（P=0.977）和肿瘤特异生存（P=0.102）均无差异。

（二）消融与手术疗效对比

消融与手术切除治疗的对比是肝癌局部治疗的研究热点，以 RFA 的研究最多。10 余年前，RFA 与手术治疗小肝癌的选择尚存在诸多争议，陈敏山教授和卢胜男教授团队分别在 *Radiology* 和 *Journal of Hepatology* 发表权威研究，明确两种技术治疗 BCLC 极早期肝癌取得可比的总体生存率，且 RFA 对中央型肝癌复发和生存疗效更有优势，这为指南推荐消融成为与手术共同的小肝癌一线治疗方式提供了循证医学依据。2021 年 Kudo 教授一项比较手术与 RFA 治疗小肝癌的前瞻性多中心 RCT 研究结果显示，对于 308 例直径≤3cm 的肝癌，两组的 DFS 率（49.8% 和 47.7%，HR=0.96，P=0.793）相当，但消融治疗时间和住院时间显著短于手术。董家鸿教授团队通过 RCT 研究对比 RFA 和手术治疗直径≤4cm 的肝癌，结果显示两者取得一致的 3 年生存率，但提示对邻近包膜肝癌，手术可以取得更彻底的肿瘤局部控制效果。沈峰教授也在 *JAMA Oncology* 发表一项针对复发肝癌患者重复肝切除术与 RFA 的长期疗效对比 RCT 研究，表明两者术后的 OS（P=0.17）与 DFS（P=0.09）差异均没有统计学意义。近 5 年报道的回顾性队列研究显示治疗米兰标准内肝癌，多数研究中 RFA 的 DFS 劣于手术，但两者 OS 接近。这也提示 RFA 治疗 3cm 以上直径的较大肝癌疗效，还有待开展更多高级别循证医学研究明确和手术的区别。

2020 年 Li 等人回顾总结了 16 个研究中 2 622 名肝脏肿瘤患者，对亚组（米兰标准肝癌）的分析显示，MWA 可为患者提供与手术可比的 1 年（OR=0.87，P=0.67）、3 年（OR=1.36，P=0.05）、5 年（OR=1.31，P=0.05）OS。梁萍教授组织报道了 MWA 与腹腔镜肝切除对比的多中心研究，对

2008—2019 年 1 289 例初诊单发直径为 3～5cm 肝癌患者进行了总结分析。经过 35.8 个月的中位随访，MWA 后患者可获得与腹腔镜肝切除相似的 OS（HR=0.88，P =0.420），DFS 随着消融技术的进步，从 5 年前劣于手术到近 5 年疗效与手术可比（HR=1.33，P=0.071）。虽然两种治疗方式主要并发症相似，但接受 MWA 的患者住院时间更短、住院总花费更低（$P<0.001$）。

对于 CA、LA、HIFU 和 IRE 与手术的疗效对比，目前尚缺乏文献依据。

（三）消融与放疗对比

关于肝癌消融与放疗的对照研究多局限于 RFA 与立体定向放疗（SBRT）之间，个别文献包含了 MWA 和质子束放射治疗（proton beam radiotherapy，PBT）。Rajyaguru DJ 2018 年发表了美国的 RFA 与 SBRT 对照观察性研究结果，对于直径≤5cm 初发肝癌患者，RFA 的 5 年总生存率明显优于 SBRT（$P<0.01$）。Hera K 等 2019 年发表在 *Hepatology* 上的研究选取了肿瘤数目≤3 个，最大径≤3cm，肝功能代偿良好的肝癌患者，SBRT 具有较好的局部控制率（$P<0.01$），而两者的总生存率（P=0.86）、肝脏不良反应（P=0.99）相似，推荐 SBRT 可作为不适用于 RFA 的肝癌患者的替代局部治疗方式。Kim N 2020 年在 *Journal of Hepatology* 上发表的基于 2 064 例亚洲患者的多中心回顾性研究中，SBRT 组局部控制率优于 RFA 治疗（$P<0.001$），尤其是肿瘤直径>3cm、位于膈下或 TACE 术后复发的 HCC，放疗可作为 RFA 的替代治疗方式。Kim TH 2021 年在 *Journal of Hepatology* 上报道了一项 PBT 与 RFA 治疗复发性小肝癌的Ⅲ期 RCT 研究，结果显示 PBT 的两年局部无进展生存不劣于 RFA，PBT 可安全地应用于复发性小肝癌患者。通过 meta 分析总结消融与放疗的多篇对照研究，SBRT 治疗小肝癌的总生存率、局部控制率非劣于 RFA，对于肿瘤位置不适合消融时，放疗可为一种替代疗法。但大部分研究均为回顾性研究，SBRT 程序及剂量的不同可能导致研究偏倚，消融方式局限于 RFA，需要设计精良的 RCT 研究探索两种治疗方式的最优适应证。

七、消融的前沿技术和未来展望

肝癌消融治疗，是临床医学、医学影像学和生物工程学交叉融合的技术结晶，随着各类技术的快速发展，数字医疗时代将推动肝癌消融从术前方案规划、术中精准导航到术后疗效评估的全流程环节向着精准、量化、智能的方向发展。

三维可视化导航系统能够根据超声、CT、MRI 的 DICOM 影像数据，重建肝肿瘤和组织、器官的三维立体形态，实现术前感兴趣区域快速分割，手术方案规划及术后对比评估。使医生可从三维空间任意角度观察肿瘤及周围器官结构位置关系，并定量测量空间距离及肿瘤体积；多针热场融合计算及路径规划，实现三维空间上进针路径、针数及针距的精准模拟，残肝体积的精准预测，为医生提供最佳消融规划方案，打破传统经验下的消融禁区，同时降低并发症发生率；术中多模态影像融合导航，兼顾超声实时性和CT/MRI 的高空间分辨率，通过磁定位系统进行多模图像融合精准定位，使消融针精准安全到达靶区；通过术前术后影像的弹性配准，量化评估消融安全边界，提高三维空间上肿瘤一次完全灭活率。三维影像导航消融，已在技术成熟的中心临床推广应用，较常规二维影像引导消融，应用该技术肝癌单次消融成功率提升>10%，对于直径 3～7cm 中大肝癌的热消融治疗完全灭活率达 92.6%；对于超声显示不清和危险部位肿瘤，通过超声与 CT 的三维融合导航，肿瘤消融后 2 年内局部复发率较单一超声引导降低 10.9%；在三维导航系统指导下，联合酒精消融及精准测温技术消融紧邻大血管、肠道等肝肾肿瘤，完全灭活率达到 96.3%。

随着计算机技术的快速发展和医工结合的愈加深入，人工智能在肝癌消融治疗领域已经实现了对临床信息、多模态影像、微观病理分子等多维度信息的整合分析，应用的技术包括人工神经网络、Xgboosting（XGB）以及支持向量机为代表的机器学习算法，以影像组学、卷积神经网络、Transformer、YOLO 为代表的图像处理技术，以图神经网络为代表的知识推理、以 Class Activation Mapping 为代表的图像可视化等，正在与肝癌消融领域深度融合，在肝癌消融与手术治疗决策的选择、消融预后预测，以及辅助医生制定消融参数中有望提供基于大数据分析的智能、可靠结果，对缩短消融技术的学习曲线，为患者制订消融个体化综合治疗方案和随访方案具有重要意义。在未来，人工智能在肝癌治疗领域还有着更加巨大的发展潜力，是推动肝癌消融智能化发展的重要技术力量。

机器人技术是20世纪人类科学技术发展的重要产物之一，其结合了临床医学、物理学、电子技术、医学图像处理技术以及机械控制技术等多学科领域。机器人具有人脑无法建立的完整的三维立体成像能力，能够根据CT、MRI的DICOM影像数据，重建肝肿瘤和组织、器官的三维立体形态，具备精准术前感兴趣区域分割和手术方案规划导航功能，可更准确地设定靶点，促使消融针远离影像显示的重要功能区和血管密集区，迅速获取手术最优路径，提高手术安全性。其具有空间定位准确、稳定性高、可长时间连续工作等特点。目前，国内外已有介入穿刺辅助消融机器人设备在临床试验应用，未来，将机器人技术引入介入消融手术中有望提高手术的成功率和精准性，减少对操作者经验的依赖，降低精准消融技术的门槛，以最小的代价在三维层面上最大程度的损毁肿瘤，使消融技术向规范化、精准化、智能化迈进，具有重要的临床应用价值。

（梁萍 于杰）

参考文献

［1］ WANG L, XU J, YU J, et al. Review of clinical tumor ablation advance in Asia [J]. Int J Hyperthermia, 2021, 38(1): 1639-1649.

［2］ BAI X M, CUI M, YANG W, et al. The 10-year survival analysis of radiofrequency ablation for solitary hepatocellular carcinoma 5cm or smaller: Primary versus recurrent HCC [J]. Radiology, 2021, 300(2): 458-469.

［3］ YU J, CHENG Z G, HAN Z Y, et al. Period-dependent survival benefit of percutaneous microwave ablation for hepatocellular carcinoma: A 12-year real-world, multicentric experience [J]. Liver Cancer, 2022, 11(4): 341-353.

［4］ CHEUNG T T, MA K W, SHE W H. A review on radiofrequency, microwave and high-intensity focused ultrasound ablations for hepatocellular carcinoma with cirrhosis [J]. Hepatobiliary Surg Nutr, 2021, 10(2): 193-209.

［5］ RONG G, BAI W, DONG Z, et al. Cryotherapy for cirrhosis-based hepatocellular carcinoma: A single center experience from 1595 treated cases [J]. Front Med, 2015, 9: 63-71.

［6］ XU M, XU D, DENG Z, et al. Long-term outcomes of endoscopic ultrasound-guided laser ablation for liver tumors in the caudate lobe: 5 years of experience [J]. Scand J Gastroenterol, 2023, 58(5): 558-564.

［7］ GUPTA P, MARALAKUNTE M, KUMAR-M P, et al. Overall survival and local recurrence following RFA, MWA, and cryoablation of very early and early HCC: A systematic review and Bayesian network meta-analysis [J]. Eur Radiol, 2021, 31(7): 5400-5408.

［8］ YU Q, LIU C, NAVULURI R, et al. Percutaneous microwave ablation versus radiofrequency ablation of hepatocellular carcinoma: A meta-analysis of randomized controlled trials [J]. Abdom Radiol (NY), 2021, 46(9): 4467-4475.

［9］ YU J, YU X L, HAN Z Y, et al. Percutaneous cooled-probe microwave versus radiofrequency ablation in early-stage hepatocellular carcinoma: A phase III randomised controlled trial [J]. Gut, 2017, 66(6): 1172-1173.

［10］DI COSTANZO G G, TORTORA R, D'ADAMO G, et al. Radiofrequency ablation versus laser ablation for the treatment of small hepatocellular carcinoma in cirrhosis: A randomized trial [J]. J Gastroenterol Hepatol, 2015, 30: 559-565.

［11］WANG C, WANG H, YANG W, et al. Multicenter randomized controlled trial of percutaneous cryoablation versus radiofrequency ablation in hepatocellular carcinoma [J]. Hepatology, 2015, 61(5): 1579-1590.

［12］KUDO M, HASEGAWA K, KAWAGUCHI Y, et al. A multicenter randomized controlled trial to evaluate the efficacy of surgery versus radiofrequency ablation for small hepatocellular carcinoma (SURF trial): Analysis of overall survival [C]. Journal of Clinical Oncology, 2021, 39(15_suppl): abstr 4093.

［13］WANG Z, LIU M, ZHANG D Z, et al. Microwave ablation versus laparoscopic resection as first-line therapy for solitary 3-5-cm HCC [J]. Hepatology, 2022, 76(1): 66-77.

［14］ERIGUCHI T, TAKEDA A, TATEISHI Y, et al. Comparison of stereotactic body radiotherapy and radiofrequency ablation for hepatocellular carcinoma: Systematic review and meta-analysis of propensity score studies [J]. Hepatol Res, 2021, 51(7): 813-822.

［15］LAIMER G, SCHULLIAN P, JASCHKE N, et al. Minimal ablative margin (MAM) assessment with image fusion: An independent predictor for local tumor progression in hepatocellular carcinoma after stereotactic radiofrequency ablation [J]. Eur Radiol, 2020, 30(5): 2463-2472.

［16］DING W, WANG Z, LIU F Y, et al. A hybrid machine learning model based on semantic information can optimize treatment decision for naïve single 3-5-cm HCC patients [J]. Liver Cancer, 2022, 11(3): 256-267.

［17］TINGUELY P, PAOLUCCI I, RUITER S J S, et al. Stereotactic and robotic minimally invasive thermal ablation of malignant liver tumors: A systematic review and meta-analysis [J]. Front Oncol, 2021, 11: 713685.

［18］AN C, LI W Z, HUANG Z M, et al. Small single perivascular hepatocellular carcinoma: Comparisons of radiofrequency ablation and microwave ablation by using propensity score analysis [J]. Eur Radiol, 2021, 31(7): 4764-4773.

［19］PENG Z W, LIN X J, ZHANG Y J, et al. Radiofrequency ablation versus hepatic resection for the treatment of hepatocellular carcinomas 2cm or smaller: A retrospective comparative study [J]. Radiology, 2012, 262(3): 1022-1033.

［20］WU G, LI J, LI C, et al. Long-term efficacy of no-touch radiofrequency ablation in the treatment of single small hepatocellular carcinoma: A single center long-term follow-up study [J]. Cancer Med, 2023, 12(6): 6571-6582.

［21］RYU T, TAKAMI Y, WADA Y, et al. Actual 10-Year survival after surgical microwave ablation for hepatocellular carcinoma: A single-center experience in Japan [J]. Ann Surg Oncol, 2019, 26(12): 4126-4133.

第五节

肝癌经动脉介入治疗模式与时机不断精进

近年来，随着肝癌介入微创技术的发展，介入治疗在肝癌综合治疗中的作用越来越大，地位越来越高。尤其是介入治疗设备、器械和栓塞材料的不断发展，使介入技术日趋精准化。同时各种肝癌靶向、免疫治疗药物的研发与应用，临床经验和研究数据的不断积累，使介入治疗的理念、方式也发生了较大的变化。肝癌介入治疗已从传统的单一化局部治疗转向综合治疗模式，包括多种局部治疗手段联合，局部与系统治疗药物联合，肿瘤降期后及时进行手术转化等，综合治疗的时机也在不断精进。

一、经动脉化疗栓塞治疗术与发展

（一）治疗原理和分类

血管内介入治疗是中晚期肝癌主要的非手术治疗方法，其中经动脉化疗栓塞术（TACE）是治疗不可切除的原发性肝癌最常用的方法。TACE治疗通过导管选择性或超选择性地插入肿瘤供血动脉，直接注入化疗药物和栓塞剂，具有适应证宽、微创、高选择性和疗效快速等特点。机制上，TACE能阻断肿瘤血液供应，导致肿瘤细胞因缺血、缺氧而死亡。被送至肿瘤区域的化疗药物能提高局部药物的剂量和浓度，增强对肿瘤细胞的杀灭作用，而较小的全身剂量减少了全身不良反应。TACE被推荐为巴塞罗那肝癌分期（BCLC）B期的标准治疗方法，被欧洲肝脏研究学会（EASL）和美国肝病研究学会（AASLD）等多个指南广泛采纳。《中国临床肿瘤学会（CSCO）原发性肝癌诊疗指南2020》将TACE作为中国肝癌分期（CNLC）Ⅰb到Ⅲb期患者的标准治疗方法之一，尤其对Ⅱb和Ⅲa期患者推荐为首选治疗方法。

常规 TACE（cTACE）是通过将碘化油与化疗药物按一定比例混合形成乳剂，然后经导管注入肿瘤动脉中，其在临床上已开展近 50 年，在改善中晚期肝癌患者的临床症状、延长生存期上取得了明显的效果。据一项包含 10 108 名接受 TACE 治疗的肝癌患者的文献统计资料显示，TACE 治疗患者的 1、2、3 和 5 年的总体生存（OS）率分别为 70.3%，51.8%，40.4% 和 32.4%，中位 OS 达到 19.4 个月，TACE 对中晚期肝癌有明显疗效。但多年来的临床实践也显示，TACE 术后肝癌患者的长期生存率仍不理想。cTACE 作为一种重要的治疗方法仍存在一定的局限性：①不同医院和医生采用的化疗药物方案和介入操作手法差异较大，TACE 治疗难以同质化；②碘化油和化疗药物乳剂难以充分混匀，化疗药物早期从碘油中分离；③在缺乏血供肝癌和一些转移性肝癌中，碘化油化疗药物乳剂难以进入和充分地沉积到肿瘤病灶，而碘化油化疗药物乳剂的沉积与病灶的治疗效果密切相关。以上这些因素对于 cTACE 的疗效均有较大影响。鉴于各中心实施 TACE 的差异较大，中国医师协会介入医师分会滕皋军教授牵头全国介入领域的专家制定了《中国肝细胞癌经动脉化疗栓塞（TACE）治疗临床实践指南（2021 年版）》，邵国良教授组织相关专家撰写了《原发性肝细胞癌经动脉内用药与联合用药中国专家共识》，对 TACE 治疗的适应证、禁忌证、影像检查、操作技术、相关药物和联合用药、疗效随访及联合治疗方法等诸多方面提出了推荐方案、建议、相关要求，以供临床实践参考。

基于 cTACE 技术的局限性，发展了基于药物洗脱微球的 TACE（DEB-TACE，D-TACE）技术。药物洗脱微球在栓塞肿瘤血管的同时，可在肿瘤局部缓慢释放化疗药物。药物洗脱微球一般采用聚乙烯醇或与其他材料的共聚物制成，微球的直径 30～700μm 不等。由于微球本身带负电荷，因此能以电荷吸附的方式加载诸如阿霉素、伊立替康等带正电荷的化疗药物，再通过导管将载药微球输送到肿瘤供血动脉内，以实现肿瘤血管的长效栓塞、化疗药物的靶向输送和持续性释放。在操作上，与 cTACE 相比，D-TACE 更容易达到治疗技术的同质化和标准化，邵国良牵头制定了《药物洗脱微球治疗不可切除原发性肝癌的临床应用共识》，提供临床实践指导和参考。但是在疗效上，D-TACE 并没有显示出显著的优势，仍需要开展更多的前瞻性 RCT 研究加以证实。

（二）TACE 器材、栓塞材料的进展

1. 影像设备的发展

影像设备的不断发展，包括平板探测器的进步和锥形束 CT（CBCT）的使用，推动着 TACE 的精细化发展。CBCT 将三维断层成像技术运用到数字减影血管造影（DSA）平板探测器系统中，突破了二维成像的局限，其能在肝肿瘤介入手术中进行 CT 成像，获得包括肿瘤滋养动脉评估和路径可视化等在内的更多解剖及影像信息，并具有良好的特异度和灵敏度。CBCT 的容积重组所需的时间短，具有实时成像的优点，可以获得如最大密度投影和容积再现图等特殊的重组影像。目前大型的 DSA 机基本都配备 CBCT 的功能。刘凤永等的研究结果显示 CBCT 对于提高 TACE 治疗的精准性，发现潜在小病灶和术中出血等并发症具有明显作用。CBCT 可以显著提高肿瘤和肿瘤滋养动脉的检出率，且该技术的真阳性率可达 88%，比传统 DSA 的灵敏度高 29%～50%。当然 CBCT 也存在一定的不足，如密度分辨率和空间分辨率较低，伪影较重等。随着重组算法、后处理技术、软件设备等进步，其成像的质量也在进一步提升。DSA-CT 融合系统（例如 Angio-CT）的研发和应用，使介入术中 CT 的功能进一步得到升级，DSA 下介入治疗和 CT 检查与 CT 下介入操作均可在同一手术室内完成，如 TACE 同步消融治疗。DSA-CT 融合系统术中 CT 成像也更清晰，各种后处理功能更强大，避免了来回搬运患者，进一步提升了介入治疗的精准性，为各种局部联合治疗的实施提供便利。

2. 介入导管的发展

从早期应用的 8F 导管开始，到目前 TACE 术中微导管的普及，随着导管越来越细、顺滑性和可操控性的提高，肿瘤供血动脉的插管越来越精准。微导管的种类繁多，各有优缺点。同时一些新研发的特殊微导管也被推向临床应用。例如防反流的微导管，有一个漏斗状的自膨胀尖端，在收缩期流动时部分塌陷，但在舒张期膨胀，能为防止颗粒反流提供一个屏障。有研究评估了使用该导管进行 D-TACE 后的治疗反应，结果显示 91% 的患者和 85%的病变在单次治疗后表现出较好的治疗反应率。此外，回流控制微导管，根据流体动力学产生一个局部流体屏障以便将更多的微球输送到目标血管。该

导管存在侧缝结构，侧缝的大小允许造影剂流出，使其在微导管周围形成一个液体屏障，减少了栓塞微球回流。一项研究比较了回流控制微导管与标准微导管在猪模型中的非目标栓塞和血管微球填充的差异。与标准微导管相比，回流控制微导管将非目标栓塞的风险从 11% 降至 1.7%，并将微球输送到 98% 的目标血管。

3. 栓塞材料的演进

选择合适的栓塞材料和精确把握栓塞程度对介入栓塞的效果以及患者的预后至关重要。理想的栓塞剂应包括以下特性：①良好的栓塞性能；②良好的生物相容性和安全性；③可灵活装载亲水性和疏水性药物；④可控的降解率。栓塞材料根据性质可以分为液体栓塞材料和固体栓塞材料。常见的液体栓塞材料主要包括碘油、硬化剂、无水乙醇和粘胶等。固体栓塞材料依据能否降解分为可吸收降解栓塞材料和永久性栓塞材料。其中可吸收降解栓塞材料包括明胶海绵、淀粉微球及自体性栓塞材料等。永久性栓塞材料主要包括机械性栓塞材料（钢圈、封堵器等）、聚乙烯醇（PVA）颗粒和微球。临床上根据栓塞微球的功能又可以分空白栓塞微粒（PVA、水凝胶微球和丙烯酸微球等）和载药微球（可加载药物、放射性元素和磁性材料等）。

上述栓塞材料大多已广泛应用于临床，有各自的优缺点。临床应用时，更多地会考虑不同材料的局限性并加以选择。固体栓塞材料如 PVA、明胶海绵、弹簧圈等一般用于栓塞近端较粗的血管，存在肿瘤末梢血管栓塞不完全、不彻底、易形成侧支循环及向远端移位等缺陷。液体栓塞剂如无水乙醇在注射时较难掌控，容易误入非靶血管而造成严重并发症。碘化油具有短时的血管栓塞作用，长时间易受血液冲刷而失去栓塞效果。微球栓塞剂具有不同的直径规格，选择不合适或注射时反流，会造成正常组织的损伤和坏死。在目前的 TACE 临床实践中，常规以注入碘化油 – 化疗药物乳剂，再注入 PVA 或明胶海绵颗粒进一步栓塞为标准治疗方案。

近年来，温度敏感型液体栓塞剂正在走向临床，该产品在常温下为液体状态，但当环境温度接近体温时可迅速固体化，达到栓塞效果。与传统栓塞材料相比，温敏栓塞剂可血管铸型栓塞末梢血管、透视下可显影、使操作者在术中可以实时观察到栓塞剂的走向及位置，注射时容易控制，并且还具有可载药的特点，实现"栓塞 + 化疗"的双重治疗效果，但目前仍处于临床初步试用阶段。

4. 载药微球的发展

在过去 20 年中，以载药微球为代表的 D-TACE 治疗技术在临床逐渐推广与应用。不同化学结构和载药机制的微球有不同的药物释放性能，微球的粒径大小也与疗效相关。目前临床上可用的载药微球大小规格多样，从 $30\sim60\mu m$ 到 $700\sim900\mu m$ 不等。有研究显示，使用 $100\sim300\mu m$ 的载药微球比使用 $700\sim900\mu m$ 的载药微球治疗后的肿瘤坏死率高。另有研究对比了粒径 $100\sim300\mu m$ 和 $>300\mu m$ 的载药微球，发现粒径 $100\sim300\mu m$ 的载药微球治疗后 CR 率更高、中位 OS 更长，栓塞后综合征发生率更低。这些结果提示小粒径的载药微球有更好的治疗效果。从物化性能分析小粒径的微球体表面积比和药物装载效率高，更利于被送入末梢肿瘤血管，因而产生更好的疗效。在临床实践中，微球大小的选择一般基于肿瘤大小、血管丰富程度、栓塞血管管径、微球可及性和操作者的经验，多采用粒径 $300\mu m$ 以下的载药微球。

目前临床上也正在研发其他新型载药微球，例如能加载带各种电荷的化疗药物、靶向药物及免疫药物的微球，可视化的微球以及可降解载药微球等，以进一步提高载药微球的治疗效果。

二、以 TACE 为主要手段的综合治疗的发展

（一）局部与局部联合治疗

1. TACE 联合消融技术

对于中晚期肝癌，尤其是巨块型肝癌，TACE 治疗后大多数病灶仍存在肿瘤活性成分，难以彻底杀灭。有文献报道，122 个肝结节经 TACE 治疗，术后平均组织坏死水平为 64.7%，肿瘤完全坏死为 42.6%。为克服 TACE 术后病灶的肿瘤残留，在 TACE 的基础上联合局部消融治疗是临床上一种较为常用的局部与局部联合治疗的方法。王茂强教授等的研究显示对于大肝癌的治疗 TACE 联合局部消融治疗疗效要优于单一治疗。常用的消融手段包括化学消融和物理消融。化学消融主要有无水酒精注射（PEI）和经皮醋酸注射术（percutaneous acetic acid injection，PAI）2 种方法，它们的原理是使细胞

蛋白质变性、凝固坏死，而且还可以通过直接损伤细胞的各种膜性结构或者破坏细胞内环境的稳定，导致细胞死亡。与无水酒精相比，醋酸（50%）凝固蛋白的效力是无水乙醇的3倍，具有更强的渗透能力和杀伤细胞能力。化学消融术操作简单，可以协同TACE术，提高肝癌治疗效果。TACE术后栓塞了肿瘤动脉供血网，可延缓无水酒精的流失，同时术后癌灶实质性组织及纤维间隔被破坏，利于注入较多的酒精及其在肿瘤内弥散。而PEI/PAI也能破坏肿瘤的侧支循环和门静脉供血，弥补TACE时门脉血供栓塞的不足。

物理消融包括射频消融术（RFA）、微波消融术（MWA）、冷冻消融术（CA）、激光消融术及不可逆性电穿孔（IRE）等方法。物理消融术大多在CT、MR、超声等影像设备精准定位下经皮穿刺实施。少数患者因病灶位于肝表面部位可经腹腔镜下实施。对于开腹手术的患者在切除目标病灶后，其他病灶也可在术中行消融术。以肿瘤RFA为例，消融时将消融电极插入病灶内部，通过激发组织细胞内高速离子震荡摩擦，产生大量热量，从而杀灭肿瘤细胞。TACE和RFA联合治疗具有互补的作用：一方面，TACE可以阻断肿瘤血供，使肿瘤去血管化，减少消融时的"热沉降效应"，同时碘油的沉积可直观显示肿瘤的大小、位置、边缘，为消融提供明确的目标。另一方面，消融的热效应可以增加肝癌对化疗药物的敏感性，使肝癌的完全坏死率明显提高。临床研究表明TACE联合RFA安全有效，治疗效果明显提高。《中国临床肿瘤学会（CSCO）原发性肝癌诊疗指南2020》指出，对于不适合手术切除的直径3～7cm的单发肿瘤或多发肿瘤，TACE联合消融对肝癌有协同增效作用，联合治疗的效果优于单纯的消融治疗。对于巨块型肝癌，采用TACE联合物理消融同样取得了更好的生存获益。

MWA、激光消融术与RFA治疗原理基本相似。MWA通过微波使肿瘤组织中的极性分子高速旋转，产生高热效应，使肿瘤组织发生变性或凝固性坏死，从而达到肿瘤治疗目的。与RFA相比，MWA消融时间更短、温度更高、受热沉降效应影响更小，可形成更大的消融范围，因此在大肿瘤中得到广泛应用，但消融的范围较难精确控制。冷冻消融目前临床上最常用的是氩氦刀技术。氩氦刀通过冷冻和复温的反复循环实现对肿瘤细胞的杀伤。冷冻消融术操作相对复杂，但术中冰球和消融范围清晰可见，同时冷冻治疗可以激活机体的自身免疫。IRE是一项非热效应基础的物理消融方法，其通过对肿瘤细胞实施瞬时、高频、反复的高电压脉冲引起肿瘤细胞膜不可逆性穿孔从而导致细胞凋亡，达到消融肿瘤的目的。不可逆性电穿孔能降低热损伤风险。相比于其他物理消融方法，其具有清晰的消融边界，使消融区域血管、胆管、神经等重要组织结构得以保留，更适用于靠近或侵犯重要器官或管道结构的肿瘤治疗，如肝门部肿瘤等。

2. TACE 联合放射性粒子植入治疗

放射性粒子植入也称近距放射疗法（brachytherapy），在控制局部肿瘤生长等方面有较好的作用。由于 ^{125}I 粒子独特的放射物理学和放射生物学特征，目前临床上基本采用 ^{125}I 粒子作为植入性放射源。^{125}I 粒子释放 γ 射线，辐射范围约为 1.78cm，可在 1cm 范围内持续性释放 80% 的能量，因此可大幅增加肿瘤治疗剂量，而对邻近正常组织的损伤极小，实现高度适形的放疗效果。^{125}I 粒子半衰期长达约 60 天，可做到不间断的持续照射。临床上针对难治性肝癌或伴有门静脉主干 / 一级分支癌栓的患者，可采用 TACE 联合 ^{125}I 粒子植入治疗。尤其是近年来，随着放射剂量学研究的不断深入，以及粒子支架、3D 模板辅助下粒子植入等技术的完善和推广，粒子植入在肝癌治疗中的作用也越来越受重视。在 ^{125}I 粒子植入过程中，术前应根据肿瘤体积大小、位置等情况做好粒子治疗计划系统（treatment plan system，TPS），制定粒子植入路径、植入数量和分布，以实现精准治疗。术中在 CT 等设备引导下，将 ^{125}I 粒子准确植入肿瘤或受肿瘤侵犯的组织中，有效覆盖肿瘤范围。颜志平团队针对门静脉癌栓采用 ^{125}I 粒子条治疗做了多项临床研究，其结果显示对肝癌伴门静脉主干 / 一级分支癌栓患者，在 TACE 基础上联合 ^{125}I 粒子条或 ^{125}I 粒子门静脉支架置入术，可有效提高整体疗效，延长患者的生存期。

3. TACE 联合立体定向放疗治疗

近年来，随着立体定向放疗技术的发展和应用，放射治疗在肝肿瘤中的疗效也逐渐得到验证。其中，三维适形放射治疗（three-dimensional conformal radiotherapy，3-DCRT）和调强放疗（intensity modulated radiotherapy，IMRT）的应用最为广泛。TACE 联合局部放射治疗具有协同优势：由于 TACE 治疗后会出现肿瘤坏死、缩小，因此可使放疗靶体积缩小，减轻射线对周围正常组织的损伤；同时 TACE 治疗后凋亡坏死的肿瘤组织能够减轻放射治疗的负荷并提高放射敏感性；尤其在 BCLC C 期的患者中，TACE 联合门静脉癌栓的放疗，协同性强，明显改善疗效。

4. TACE 联合经动脉放射栓塞术治疗

以钇 -90（^{90}Y）放射性微球为代表的选择性动脉内放疗（SIRT）是将带有放射性元素的微球注射入肝肿瘤滋养动脉，使其锚定于肿瘤微血管中发射 β 射线，将附近的癌细胞杀灭，而邻近正常肝实质和器官组织不会受到过大的辐射。^{90}Y 的半衰期为 64.1h，平均组织穿透范围为 2.5mm。该技术具有局部辐射能量高（体内照射肿瘤吸收剂量可高达 400Gy）、半衰期短、安全性好等优点，治疗效果确切且安全性良好。大量临床研究证实，SIRT 可以改善肝癌患者的 PFS 和 OS，尤其作为肝癌术前的降期治疗和肝移植的桥接治疗，是一种具有广泛应用前景的肿瘤介入手段。TRACE Ⅱ期研究显示在特定的早中期肝细胞癌患者中，^{90}Y 选择性动脉内放疗与 D-TACE 相比可提供更好的肿瘤控制率和患者生存率。EASL 指南和更新的 ESMO 指南都将 SIRT 作为肝癌患者的一种替代治疗方案。目前 SIRT 与 TACE、立体定向放疗（SBRT）和消融联合治疗的报道尚不多。在门静脉浸润的患者中，初步研究表明 SIRT 和 SBRT 的组合似乎是安全的，并观察到了预后的改善。

（二）局部与系统联合治疗

中晚期肝癌患者通过介入治疗取得了一定的疗效，但长期效果仍不理想。TACE 治疗后肿瘤灶残留、缺氧环境诱导的血管内皮生长因子（VEGF）和成纤维细胞生长因子（fibroblast growth factor，FGF）水平上调进而引发的新生血管形成等，被认为是导致肿瘤复发、转移的重要原因。

近年来，随着肝癌靶向药物和免疫治疗的兴起，系统治疗在肝癌的治疗上取得了突破。SHARP 试验和 REFLECT 研究分别证实了索拉非尼和仑伐替尼在晚期肝癌一线治疗中的临床疗效，随后雷莫西尤单抗、贝伐珠单抗和多纳非尼等靶向药物也被证实对肝癌的治疗作用。而 Checkmate-040 及 Keynote-224 两项研究结果则为免疫检查点抑制剂用于晚期肝癌的治疗提供了循证医学证据。后续的多项临床研究显示 TACE 与靶向药物或免疫检查点抑制剂的联合治疗显示出了良好的效果，并且如果 TACE 同时联合靶向药物和免疫检查点抑制剂，则显示出更好的治疗效果。目前尚有许多局部联合靶向及免疫治疗的相关临床研究在开展，有望为中晚期肝癌的治疗提供一种新的模式。

1. TACE 联合 TKI 治疗

SHARP（2008 年）试验结果表明接受酪氨酸激酶抑制剂（TKI）索拉非尼治疗的患者的中位 OS 和影像学进展时间比安慰剂组患者长近 3 个月（分别为 10.7 个月 *vs.* 7.9 个月；5.5 个月 *vs.* 2.8 个月），并由此被 FDA 批准为晚期肝癌的一线治疗药物。随后的近十年，索拉非尼一直是唯一的肝细胞癌患者一线治疗药物。2018 年 REFLECT 试验证实了新型口服多靶点受体 TKI 仑伐替尼的效果，仑伐替尼亦由此得到批准用于肝癌的一线治疗。作为国产小分子靶向药物，近年多纳非尼凭借 ZGDH3 研究中的优秀数据，也被列入《中国临床肿瘤学会（CSCO）原发性肝癌诊疗指南 2020》的一线药物推荐。相较索拉非尼，仑伐替尼具有相对好的耐受性，能降低停药率以及延长给药时间。尽管 TKIs 药物在肝癌的治疗中表现出一定的效果，但总体有效率不足 20%。在临床实践中，与 TACE、消融、免疫等联合治疗正在得到广泛的探索和实践，并显示出联合治疗疗效优于单一治疗模式。TACTICS 研究表明，索拉非尼与 TACE 联合可以显著延长肝癌患者的 OS（联合治疗组的中位 OS 为 36.2 个月，单纯 TACE 组为 30.8 个月）和 PFS（联合治疗组的 PFS 为 22.8 个月，单纯 TACE 组的 13.5 个月），联合治疗可将至出现血管侵犯的时间延长至 31.3 个月，将至发生肝外转移时间延长至 20.3 个月。仑伐替尼与 TACE 联合治疗也显示出满意的结果，LAUNCH 研究显示仑伐替尼联合 TACE 组的中位 OS 和中位 PFS 分别为 17.8 个月及 10.6 个月，而单药仑伐替尼组仅为 11.5 个月和 6.4 个月。这些结果表明，TACE 与 TKI 的联合治疗是一种安全、可行且有效的 HCC 治疗方法。

但是在联合治疗的方式和时机上，目前并没有统一的模式，仍须不断改进和优化。以往 TKIs 药物大多应用于 TACE 治疗失败后或患者出现原发肿瘤增大、血管侵犯、远处转移时。随着临床经验的积累，临床专家们日渐意识到 TACE 与 TKI 药物的尽早联合使用可能会让肝癌患者获益更多。同时，联合应用可减少患者重复 TACE 的次数，减轻介入的副反应，降低介入治疗对肝功能的损伤。OPTIMIS 研究显示，与 TACE 无效后延迟或不联合索拉非尼相比，TACE 无效后立即联用索拉非尼可使患者的中位 OS 延长 30%。在

TACE+ 索拉非尼治疗的晚期肝细胞癌患者中，早期联合治疗患者的 OS 显著长于多次 TACE 失败后再联合索拉非尼治疗的患者（14.9 个月 *vs.* 9.1 个月）。对于超过"up-to-7 标准"的 Child A 级的中晚期肝癌患者，仑伐替尼作为一线治疗具有较高的 ORR 和中位 OS，而按需联合 TACE 治疗可取得更好的疗效。一项研究调查了仑伐替尼联合 TACE 治疗与仑伐替尼单药治疗中晚期肝癌患者的情况，显示联合治疗组的 OS 明显长于单药组。研究表明，对于不适合单纯 TACE 治疗的肝癌患者，早期仑伐替尼联合 TACE 治疗是一种良好的联合方案。对于一线系统治疗失败的患者，RESORCE 试验、Ⅲ期 CELESTIAL 试验和Ⅲ期 REACH-2 试验分别揭示瑞戈非尼、卡博替尼和雷莫西尤单抗治疗的患者的 OS 比安慰剂组明显提高。基于这些结果，瑞戈非尼、卡博替尼以及雷莫西尤单抗被批准作为二线标准治疗方案。瑞戈非尼作为索拉非尼的后续治疗已经在临床研究及真实世界研究中被证实能延长整体 OS。

当然，TKIs 药物存在各种副作用，如皮肤反应、蛋白尿、高血压等，会给患者带来不适及痛苦，严重时会给患者造成较大的身体损害。因此在考虑使用 TKIs 药物前要对患者身体情况进行充分评估，使用中要密切观察副反应并及时处理。当然，TACE 联合靶向治疗目前仍然面临着一些有待解决的问题：如何筛选获益人群？合适的联合时机？无效后的后续治疗方案？这些都是临床上应进一步探索的重要方向。

2. TACE 联合靶向及免疫治疗

近来，以免疫检查点抑制剂为代表的免疫治疗越来越受到学界关注。在肝癌一线治疗领域，虽然程序性细胞死亡受体 1（programmed death 1，PD-1）抑制剂或程序性细胞死亡配体 1（programmed death ligand 1，PD-L1）抑制剂均未表现出单药治疗的明显优势，但在与靶向药物或介入治疗的联合应用中，却显示出了治疗潜力。

目前，临床上正探索 TACE 与 TKIs 药物及 PD-1 抑制剂联合使用的方案。在一项仑伐替尼联合 TACE 和 PD-1 抑制剂对比单独 TACE 在初始不可切除 HCC 患者中转化治疗的安全性和有效性的前瞻性队列研究中，联合治疗组的 ORR 和手术转化率分别达 78.9% 和 50.7%，显著优于单纯 TACE 组的 16.9% 和 15.5%。另有一项回顾性研究，在 BCLC B 期患者中比较了不同治疗方案疗效的区别，结果显示：4 组患者（单纯 TACE 组、TACE 联合免疫检查点抑制剂组、TACE 联合 TKI 组与 TACE 联合 TKI 与免疫检查点抑制剂组）的中位 OS 分别为 15.1、18.5、17.6、21.9 个月，中位 PFS 分别为 5.3、7.4、7.1、8.3 个月。此外，在 BCLC C 期患者中一线使用 TACE 联合替雷利珠单抗及仑伐替尼治疗，ORR 可达 50%。滕皋军牵头的一项中国患者的回顾性队列研究（CHANCE001）首次证实，与单独 TACE 治疗相比，TACE 联合 PD-1/PD-L1 和分子靶向药物能显著提升进展期肝癌的 PFS，OS 和 ORR。另一项真实世界的倾向评分匹配研究（CHANCE2211）也证实与 TACE 单一治疗相比，TACE 联合免疫治疗和分子靶向药物能取得更好的中位 OS、PFS 和 ORR。尽管越来越多的证据表明，靶向、免疫治疗与 TACE 联合治疗可获得更好的疗效。但在联合治疗的方式及组合等方面仍有许多有待解决的问题，例如哪种治疗先上，其他治疗何时介入，药物的组合方案，何时停药等，需要今后继续进行探索。

三、TACE 术后的外科转化

（一）TACE 联合局部或系统治疗实现转化手术切除

"转化治疗"是将原本不可切除的肝癌转化为可切除肝癌，使中晚期患者有机会获得根治性切除和长期生存。TACE 是目前最常用的降期治疗手段，据报道有 8%～18% 的患者经 TACE 治疗后转化为可行手术治疗，经 TACE 降期后接受手术治疗，患者 5 年生存率可达 25%～57%，部分患者甚至可获得更长的生存期。由樊嘉牵头的中国抗癌协会肝癌专业委员会转化治疗协作组制定了《肝癌转化治疗中国专家共识（2021 版）》，为肝细胞癌转化治疗的临床实践提供了规范和指导。但是，目前在接受转化治疗过程中，停止介入治疗并行外科手术切除的时机仍有待进一步探索。在临床实践中，决定外科治疗的时机主要由肝脏外科医生确定，更多是基于手术切除的可行性和技术的成功率考虑。多数学者认为通过介入或系统治疗之后达到了可切除标准应尽早行外科手术，以减少复发和转移的概率，从而获得长期生存。但是也有专家认为在转化成功后，继续维持原治疗方式，直至肿瘤不再缩小甚至是肿瘤有反弹趋势时，再行手术切除。对此，需要肝癌多学科诊疗团队（MDT）充分评估讨论，更需要更多临床观察和前瞻性研究来提供证据。

（二）肝移植前桥接治疗

肝移植是肝癌患者治愈性治疗手段之一，但是只有在符合移植标准内的患者才能从肝移植中生存获益。对于符合肝移植适应证的患者，在等待供肝期间可以接受 TACE 桥接治疗，以控制肿瘤进展，避免失去肝移植机会。TACE 作为"桥接"原位肝移植前的治疗已经得到公认，并在临床实践中得到广泛的使用和验证。

四、结语

在中晚期肝癌的临床治疗中，介入治疗发挥了巨大的作用，能改善患者的症状，延长生存期。同时介入治疗的方式、理念以及器材等方面也在不断进步和发展。然而无论是 TACE、消融、粒子植入等局部治疗，或是各种系统治疗方案，单一治疗的疗效并不令人满意，联合治疗正在广泛实践并显示出明显的优势，但在优势人群的筛选、治疗时机的把控、治疗后外科转化手术的时机及各种副反应的处理等方面，仍需要不断探索和优化。

（邵国良 罗君 宋丹军）

参考文献

[1] VOGEL A, MEYER T, SAPISOCHIN G, et al. Hepatocellular carcinoma [J]. Lancet, 2022, 400(10360): 1345-1362.

[2] LLOVET J M, DE BAERE T, KULIK L, et al. Locoregional therapies in the era of molecular and immune treatments for hepatocellular carcinoma [J]. Nat Rev Gastroenterol Hepatol, 2021, 18(5): 293-313.

[3] XIE D Y, REN Z G, ZHOU J, et al. 2019 Chinese clinical guidelines for the management of hepatocellular carcinoma: Updates and insights [J]. Hepatobiliary Surg Nutr, 2020, 9(4): 452-463.

[4] HEIMBACH J K, KULIK L M, FINN R S, et al. AASLD guidelines for the treatment of hepatocellular carcinoma [J]. Hepatology, 2017, 67: 358-380.

[5] REIG M, FORNER A, RIMOLA J, et al. BCLC strategy for prognosis prediction and treatment recommendation: The 2022 update [J]. J Hepatol, 2022, 76(3): 681-693.

[6] 中国临床肿瘤学会指南工作委员会. 中国临床肿瘤学会（CSCO）原发性肝癌诊疗指南 2020［M］. 北京：人民卫生出版社，2020.

［7］ LU J, ZHAO M, ARAI Y, et al. Clinical practice of transarterial chemoembolization for hepatocellular carcinoma: Consensus statement from an international expert panel of International Society of Multidisciplinary Interventional Oncology (ISMIO) [J]. Hepatobiliary Surg Nutr, 2021, 10(5): 661-671.

［8］ KOLLIGS F, ARNOLD D, GOLFIERI R, et al. Factors impacting survival after transarterial radioembolization in patients with hepatocellular carcinoma: Results from the prospective CIRT study [J]. JHEP Rep, 2022, 5(2): 100633.

［9］ ZHONG B Y, JIN Z C, CHEN J J, et al. Role of transarterial chemoembolization in the treatment of hepatocellular carcinoma [J]. J Clin Transl Hepatol, 2023, 11(2): 480-489.

［10］ BZEIZI K I, ARABI M, JAMSHIDI N, et al. Conventional transarterial chemoembolization versus drug-eluting beads in patients with hepatocellular carcinoma: A systematic review and meta-analysis [J]. Cancers (Basel), 2021, 13(24): 6172.

［11］ BUCALAU A M, TANCREDI I, VERSET G, et al. In the era of systemic therapy for hepatocellular carcinoma is transarterial chemoembolization still a card to play? [J]. Cancers (Basel), 2021, 13(20): 5129.

［12］ FRONDA M, MISTRETTA F, CALANDRI M, et.al. The role of immediate post-procedural cone-beam computed tomography (cbct) in predicting the early radiologic response of hepatocellular carcinoma (hcc) nodules to drug-eluting bead transarterial chemoembolization (DEB-TACE) [J]. J Clin Med, 2022, 11(23): 7089.

［13］ JIA G, VAN VALKENBURGH J, CHEN A Z, et al. Recent advances and applications of microspheres and nanoparticles in transarterial chemoembolization for hepatocellular carcinoma [J]. Wiley Interdiscip Rev Nanomed Nanobiotechnol, 2022, 14(2): e1749.

［14］ 中国医师协会介入医师分会临床诊疗指南专委会. 中国肝细胞癌经动脉化疗栓塞（TACE）治疗临床实践指南（2021 年版）［J］. 中华医学杂志，2021，24：1848-1862.

［15］ 中国医师协会介入医师分会介入药物专业组. 原发性肝细胞癌经动脉内用药与联合用药中国专家共识［J］. 中华内科杂志，2023，62（7）：785-801.

［16］ 中国抗癌协会肿瘤介入学专业委员会. 药物洗脱微球治疗不可切除原发性肝癌的临床应用共识［J］. 中华放射学杂志，2022，56（4）：349-355.

［17］ SHAO G, ZOU Y, LUCATELLI P, et al. Chinese expert consensus on technical recommendations for the standard operation of drug-eluting beads for transvascular embolization [J]. Ann Transl Med, 2021, 9(8): 714.

［18］ LIU F Y, LI X, YUAN H J, et al. Angio-computed tomograph-guided immediate lipiodol computed tomograph for diagnosis of small hepatocellular carcinoma lesions during transarterial chemoembolization [J]. Chin Med J (Engl), 2018, 131(20): 2410-2416.

［19］ CHANG W C, HSU H H, CHIU S H, et al. Transcatheter arterial chemoembolization with drug-eluting beads for the treatment of hepatocellular carcinoma: recommended selection for small-caliber (<100μm) beads [J]. J Hepatocell Carcinoma, 2021, 8: 937-949.

［20］ VIVEIROS P, RIAZ A, LEWANDOWSKI R J, et al. Current state of liver-directed therapies and combinatory approaches with systemic therapy in hepatocellular carcinoma (HCC) [J]. Cancers (Basel), 2019, 11(8): 1085.

［21］ 王茂强，段峰，阎洁羽，等. 即时性 TACE 联合射频消融治疗巨大肝癌［J］. 中华医学杂志，2015，27：2170-2173.

［22］ ZHAO J, WU J, HE M, et al. Comparison of transcatheter arterial chemoembolization combined with radiofrequency ablation or microwave ablation for the treatment of unresectable hepatocellular carcinoma: A systemic review and meta-analysis [J]. Int J Hyperthermia, 2020, 37(1): 624-633.

［23］ 吴林霖，罗剑钧，颜志平，等. 门静脉支架及经动脉药物治疗栓塞联合或未联合血管内植入碘 -125 粒子条治疗肝癌合并门静脉主干癌栓的比较［J］. 中华肝脏病杂志，2012，12：915-919.

［24］ BUCKSTEIN M, KIM E, ÖZBEK U, et al. Combination transarterial chemoembolization and stereotactic body radiation therapy for unresectable single large hepatocellular carcinoma: results from a prospective phase

2 trial [J]. Int J Radiat Oncol Biol Phys, 2022, 114(2): 221-230.

[25] DHONDT E, LAMBERT B, HERMIE L, et al. ^{90}Y radioembolization versus drug-eluting bead chemoembolization for unresectable hepatocellular carcinoma: Results from the TRACE phase II randomized controlled trial [J]. Radiology, 2022, 303(3): 699-710.

[26] KUDO M, UESHIMA K, IKEDA M, et al. Randomised, multicentre prospective trial of transarterial chemoembolisation (TACE) plus sorafenib as compared with TACE alone in patients with hepatocellular carcinoma: TACTICS trial [J]. Gut, 2020, 69(8): 1492-1501.

[27] KUDO M. A new treatment option for intermediate-stage hepatocellular carcinoma with high tumor burden: Initial lenvatinib therapy with subsequent selective TACE [J]. Liver Cancer, 2019, 8(5): 299-311.

[28] WANG Z, WANG E, BAI W, et al. Exploratory analysis to identify candidates benefitting from combination therapy of transarterial chemoembolization and sorafenib for first-line treatment of unresectable hepatocellular carcinoma: A multicenter retrospective observational study [J]. Liver Cancer, 2020, 9(3): 308-325.

[29] PENG Z, FAN W, ZHU B, et al. Lenvatinib combined with transarterial chemoembolization as first-line treatment for advanced hepatocellular carcinoma: A phase III, randomized clinical trial (LAUNCH) [J]. J Clin Oncol, 2023, 41(1): 117-127.

[30] WANG H, XIAO W, HAN Y, et al. Study on efficacy and safety of transcatheter arterial chemoembolization (TACE) combined with regorafenib and PD-1 antibody versus continued TACE combined with regorafenib in patients with hepatocellular carcinoma after failed second-line treatment with regorafenib [J]. J Gastrointest Oncol, 2022, 13(4): 1907-1914.

[31] MARINELLI B, KIM E, D'ALESSIO A, et al. Integrated use of PD-1 inhibition and transarterial chemoembolization for hepatocellular carcinoma: Evaluation of safety and efficacy in a retrospective, propensity score-matched study [J]. J Immunother Cancer, 2022, 10(6): e004205.

[32] SUN Y, ZHANG W, BI X, et al. Systemic therapy for hepatocellular carcinoma: chinese consensus-based interdisciplinary expert statements [J]. Liver Cancer, 2022, 11(3): 192-208.

[33] ZHU H D, LI H L, HUANG M S, et al. Transarterial chemoembolization with PD-(L)1 inhibitors plus molecular targeted therapies for hepatocellular carcinoma (CHANCE001) [J]. Signal Transduct Target Ther, 2023, 8(1): 58.

[34] JIN Z C, ZHONG B Y, CHEN J J, et al. Real-world efficacy and safety of TACE plus camrelizumab and apatinib in patients with HCC (CHANCE2211): A propensity score matching study [J]. Eur Radiol, 2023: 1-13.

[35] 中国抗癌协会肝癌专业委员会转化治疗协作组. 肝癌转化治疗中国专家共识（2021版）[J]. 中华消化外科杂志, 2021, 20（6）: 600-616.

[36] BUTCHER D A, BRANDIS K J, WANG H, et al. Long-term survival and postoperative complications of pre-liver transplantation transarterial chemoembolisation in hepatocellular carcinoma: A systematic review and meta-analysis [J]. Eur J Surg Oncol, 2022, 48(3): 621-631.

肝动脉灌注化疗在肝癌综合治疗中的应用

目前，对于不能手术切除的中期及部分晚期肝癌，国内外指南均将经肝动脉栓塞化疗（TACE）作为首选的治疗推荐。TACE 应用于肝癌治疗已经有三十多年的历史，一直是肝细胞癌（HCC）介入治疗的主流方法。但经过多年的发展、研究和临床上的实际应用，发现 TACE 治疗存在着以下问题：①对于高肿瘤负荷的 HCC 患者，TACE 治疗有效率低，因此有专家提出了"up-to-7"等标准，认为超出标准的中晚期 HCC 单纯 TACE 介入效果不好，应该联合系统性的药物治疗；②反复多次的 TACE 治疗会造成肝功能恶化，不利于下一步治疗手段的实施和患者的生存；③TACE 治疗方案难于标准化，各中心操作方法及标准差异甚大，难以进行统一和比较等。因此肝癌的介入治疗方式亟需改进以提高疗效。

经肝动脉灌注化疗（HAIC）最早在日韩、希腊等国报道应用于 HCC 的治疗，但是疗效并不优于 TACE，因此较少受到关注。2013 年由我国秦叔逵教授主导完成的 EACH 研究率先证明了含奥沙利铂的 FOLFOX 方案全身化疗治疗 HCC 的有效性和安全性；随后中山大学肿瘤防治中心赵明教授创新性地将 FOLFOX 方案应用于肝癌的 HAIC 治疗中，显著提高了 HCC 患者 HAIC 治疗的有效率和患者生存率，而且不良反应发生率更低，使得 HAIC 治疗在国内受到越来越多学者的关注，应用也逐渐广泛。尽管仍然具有争议，但是 HAIC 治疗已经成为肝癌介入治疗的重要补充手段之一。

一、HAIC 治疗的理论基础

与传统的 TACE 治疗相似，HAIC 的应用基于肝癌特殊的血供：门静脉和肝动脉的双重血供，正常肝脏肝动脉供血仅占 1/4，主要还是门静脉供血，约占 3/4；但是肝癌组织的血供几乎全部由肝动脉提供，极少由门静脉（肝动脉或者变异 / 替代的肝动脉占 90% 以上；门静脉占 10% 以下）供血。HAIC 治疗是通过对肿瘤供血动脉持续灌注高浓度细胞毒性药物，从而尽可能地杀伤肿瘤细胞，而对正常肝脏组织造成较小的不良影响。传统的全身化疗因为有效率低、副作用大，在 HCC 的治疗中存在局限，主要原因可能是全身应用的化疗药物达到肝脏以后，药物浓度较低，难以达到杀伤肿瘤的目的。而 HAIC 治疗可以将高浓度的化疗药物直接送达肿瘤部位，实现持续高浓度的化疗药物的作用，而且由于这种化疗药物首先通过肝脏（参与最终新陈代谢的器官），使得全身副作用更少。因此，在理论上，相对于全身化疗，HAIC 具有肿瘤药物浓度更高，全身毒副作用更低的优势；相对于 TACE，HAIC 去除了栓塞从而减少了栓塞相关的不良反应发生。

二、HAIC 治疗的历史与发展

HAIC 治疗从其应用于 HCC 到现在，已经有 30 多年的历史。我们可以依据化疗方案的差异，将 HAIC 治疗史分为 3 个阶段：①基于表阿霉素方案的化疗方案时期。最早在 1986 年，在希腊、日韩等国均有基于表阿霉素化疗方案的 HAIC 治疗的报道，受限于当时化疗药物的可选择性以及对肝癌化疗药物敏感性的认识，当时的 HAIC 治疗效果不佳，现在基本已被弃用。②基于顺铂的化疗方案时期。顺铂药物出现以后，在其他肿瘤治疗中广泛应用，在约 2000 年时，基于顺铂的化疗方案开始在日韩进行尝试。在日本，最常用的 HAIC 化疗方案为 PF 方案——顺铂联合 5- 氟尿嘧啶方案。来自日本的相关研究报道，其客观缓解率在 27.6%～40.5%；相比于当时的靶向药物索拉非尼，可以明显提高伴门静脉癌栓 HCC 患者的生存时间（14.9 个月 vs. 7.2 个月）、无疾病进展时间（4.4 个月 vs. 2.7 个月）和肿瘤客观缓解率（27.6% vs. 3.4%）。PF 方案仍然是日韩肝癌 HAIC 治疗的主流方案。③基于奥沙利铂的 FOLFOX 化疗方案时期。2013 年我国专家主导的 EACH 研究，将 FOLFOX 方案应用于肝癌的全身化疗，并证明了方案的有效性和安全性。随后，中山大学肿瘤防治中心赵明等首先在 HAIC 治疗中起用 FOLFOX 方案，初期的研究报道其总有效率高达 79.6%，显著优于靶向药物索拉非尼。在他们随后的研究报道中，180 例中晚期肝癌患者接受 FOLFOX-HAIC 治疗，232 例接受索拉非尼靶向治疗，两组患者中位生存时间分别为 14.5 个月和 7.0 个月（$P<0.001$），具有显著性差异。

根据目前的研究结果，由中国学者提倡的 FOLFOX-HAIC 治疗中晚期 HCC 患者，较以往的 HAIC 治疗方案具有更多的优势，可以为中晚期 HCC 患者延长生存时间、提升生活质量，且耐受性良好、不良反应较轻。相比之前两个阶段，新的 HAIC 治疗除了化疗方案不同，还强调每次行 HAIC 治疗时均须重新行肝动脉造影，重新分析肿瘤血管情况，重新置管于肿瘤的供血血管中，能够尽可能实现精准灌注化疗，在提高疗效的基础上降低副作用。FOLFOX 方案是目前国内 HAIC 治疗的主流方案。

三、HAIC 治疗的适应证、禁忌证、操作方法及不良反应处理

HAIC 治疗的适应证尚未有统一的标准，参考《原发性肝癌诊疗指南（2022 年版）》有关介入治疗的描述，以及目前文献报道的情况，HAIC 治疗可以应用的范围为：肝功能 Child-Pugh A/B 级，体能状态 ECOG 评分 0～2 分，肿瘤情况：①中国分期（CNLC 分期）Ⅱb 期、Ⅲa 期和Ⅲb 期 HCC 患者；②因各种原因不愿 / 不宜接受肝切除术的Ⅰb 期和Ⅱa 期 HCC 患者；③切除术后高危复发患者，可采用 HAIC 辅助治疗预防复发。有研究认为 HAIC 治疗应用于高肿瘤负荷（如肿瘤负荷超过"up-to-7 标准"）或合并门脉癌栓的患者，更具有优势。

HAIC 治疗的禁忌证与 TACE 治疗相似，主要包括：①肝功能 Child-Pugh C 级，或黄疸明显、肝性脑病、难治性腹水或肝肾综合征；②凝血功能差且无法纠正；③伴有活动性肝炎和 / 或严重感染且难以同时治疗者；④肿瘤晚期，预计存活 3 个月内者；⑤恶液质或多器官功能衰竭者；⑥外周血白细胞水平低于 3.0×10^9/L（非绝对禁忌，如脾功能亢进者白细胞减少，与化疗性白细胞减少存在差异），血小板水平低于 50×10^9/L；⑦肾功能障碍，肌酐水平高于 2mg/dl 或者肌酐清除率低于 30ml/min。

HAIC 治疗的具体操作方法与常规 TACE 相似：右侧股动脉（或桡动脉，锁骨下动脉等其他动脉）穿刺置管，建立通道；分别在腹腔干 / 肠系膜上 / 膈动脉等进行动脉造影；充分造影明确肿瘤血供情况；对于一些非主要供血动脉，或者非目标肿瘤的供血动脉，可以先行栓塞处理；再将导管超选择性地置入肿瘤主要供血动脉，力求包全所有的肿瘤供血血管，不要遗漏；如果肿瘤同时接受腹腔干 / 肠系膜上 / 其他来源动脉等多重供血，则在最主要供血动脉内置入微导管，其他动脉可以超选择性栓塞。之后，将肝素水（10ml，10 000 单位，1∶10 000 稀释）注入微导管内防止凝血堵管。在右腹股沟和右下腹皮肤表面使用 3M 透明敷贴固定导管；患者转送回病房后，卧床休息进行持续动脉灌注化疗，注意不能弯曲右侧大腿。化疗灌注完成后，拔除鞘组、导管等，并在穿刺点进行约半小时的持续按压以防止出血，之后患者可下床活动。每 3~4 周进行一次 HAIC 治疗，注意每次治疗须重新行动脉造影、置管等操作，并注意置管处仍为主要供血动脉。

据文献报道，应用 HAIC 治疗可能产生的不良反应与常规 TACE 治疗相似，比较特殊的不良反应有：①上腹部疼痛，主要考虑是化疗药物动脉灌注引起相应血管痉挛，从而引起上腹部疼痛。大多数疼痛较轻、无需特别处理，部分较为严重者可先行中断化疗药物，并使用 654-2、曲马多等对症处理，大多患者可以缓解，仍无法缓解者，只能停止 HAIC 治疗，改为全身化疗。②导管相关并发症，比如导管脱落移位、感染、堵管等；操作时需强调无菌操作，避免感染；在右腹股沟和右下腹皮肤表面使用 3M 透明敷贴固定导管，DSA 明确导管位置无误之后再送回病房；HAIC 期间注意不能弯曲右侧大腿；在疑有导管脱落移位时，须回介入室于 DSA 下重新置管；之后为防止导管凝血堵管，应立马注入肝素水（10ml，10 000 单位，1∶10 000 稀释），对疑有导管堵管者，如用肝素水冲洗不能复通，须回介入室于 DSA 下重新置管。③动脉置管所致的动脉闭塞、狭窄、夹层，皮下血肿或淤血等。应注意置管操作动作轻柔，规范；尽可能采用微导管以减少动脉损伤。④化疗所致的毒性。HAIC 的相关化疗毒性常轻于全身化疗，对症处理后多能在短期内好转，需注意监测和及时对症处理，如升白细胞 / 血小板、护肝、止呕、补充白蛋白等。⑤注意水化。水化应在每次 HAIC 治疗的前两天内进行，保证每天尿量在 2 000ml 以上，促进化疗药以及肿瘤崩解产物的排泄，减少肾功能损伤。

　　HAIC 治疗中应按级处理相关不良反应：1 级不良事件，灌注速度减至原先的一半；2 级不良事件，暂停 HAIC 治疗并进行相应的处理，待降至 1 级或完全缓解后，灌注速度再减至原先的一半重新开始；3～4 级不良事件，终止 HAIC 治疗并进行对症支持治疗。

四、单纯 HAIC 治疗中晚期肝癌

　　传统 TACE 是不能手术切除中晚期 HCC 患者的首选治疗手段，FOLFOX-HAIC 治疗初期多应用于经治（包括介入和 / 或靶向治疗）中晚期 HCC 患者的二 / 三线治疗，在其安全性和疗效获得肯定后，逐渐开始应用于中晚期 HCC 的一线治疗中，并获得了良好的疗效。

（一）HAIC 对比 TACE 治疗中晚期肝癌

　　对于高肿瘤负荷，特别是直径大于 10cm 的肝癌患者，传统 TACE 疗效并不令人满意，疾病控制率低于 50%。其原因一方面是因为巨大肿瘤的血供较为复杂，供血动脉多，而且患者对栓塞的耐受剂量有限，难于实施完全彻底的栓塞和去血管化；另一方面，大量栓塞会导致栓塞相关不良事件发生率明显增加，如栓塞综合征及异位栓塞等，增加手术风险。

　　HAIC 治疗持续动脉灌注给药，一方面可以增加化疗药物的总剂量，延长化疗药物在高浓度下的作用时长，另一方面不使用栓塞剂，杜绝了栓塞相关不良事件的发生，理论上安全性及有效性更佳。中山大学肿瘤防治中心石明教授等报道的一项前瞻性非随机研究，发现 HAIC 对比 TACE 具有更高的客观缓解率（52.6% *vs*. 9.8%，$P<0.001$）和更长的无进展生存期（5.9 个月 *vs*.3.6 个月，$P=0.015$），不良反应发生率更低（3～4 级：34% *vs*. 66%，$P=0.007$；严重：16% *vs*. 37%，$P=0.044$）。在此基础上开展的另一项全国多中心 RCT 研究，在肿瘤最大直径至少 7cm、无大血管侵犯或肝外扩散 BCLC B 期的 HCC 患者中评估了 HAIC *vs*. TACE 的治疗结局（NCT02973685），结果显示：与 TACE 治疗组相比，HAIC 治疗组的中位生存时间更长（23.1 个月 *vs*. 16.07 个月，$P<0.001$），ORR 更高（RECIST：45.9% *vs*. 17.9%，$P<0.001$；

mRECIST: 48.4% *vs.* 32.7%, *P*=0.004），中位 PFS 更长（9.63 个月 *vs.* 5.40 个月，*P*<0.001），手术转化率更高（23.8% *vs.* 11.5%，*P*=0.004），严重不良事件（TRAE）发生比例更低（19% *vs.* 30%，*P*=0.03）。以上两项研究结果显示对于高肿瘤负荷的 BCLC B 期 HCC 患者，HAIC 较 TACE 具有更好的临床效果包括 ORR、PFS 及 OS 的延长等。然而 HAIC 与 TACE 的优化使用及疗效比较，仍需要更多的临床研究进行验证。

相比于 TACE 治疗，除临床疗效外，HAIC 还具有其他的一些优势：①不良反应率低。由于 HAIC 治疗不使用 / 少使用栓塞剂，低栓塞相关不良事件发生率使得安全性表现良好。②对后续切除操作影响较小。HAIC 一般不会导致肿瘤与邻近器官如膈肌 / 胆囊 / 胃肠等的严重粘连，而且 HAIC 治疗后肝脏炎症较轻。③相对易操作、易普及、易规范、易统一。HAIC 一般情况下只需在肝右 / 左动脉置管，超选要求较低，不需要栓塞操作，各级别医院均可执行统一的标准；化疗方案固定，每 3~4 周一次的治疗周期，容易贯彻实施和统一。

（二）单纯 HAIC 对比靶向药物治疗中晚期肝癌

针对伴有门静脉肉眼癌栓的 BCLC C 期 HCC 患者，靶向药物或者靶免联合治疗方案是目前国内外指南推荐的标准治疗方案。但是我国的 HCC 患者通常肿瘤负荷更大，进展更快，治疗耐受性更差，总体治疗效果较西方更差。中山大学肿瘤防治中心率先报道 HAIC 治疗中晚期 HCC 患者，总有效率高达 79.6%，明显优于靶向药物索拉非尼的疗效。回顾性研究发现，分别接受 FOLFOX-HAIC 和索拉非尼治疗的晚期 HCC 患者 180 例和 232 例，两组患者的中位生存时间分别为 14.5 个月和 7.0 个月（*P*<0.001）。他们开展的前瞻性临床随机对照研究中，262 例中晚期 HCC 患者以 1∶1 的比例随机分配，分别接受 HAIC 治疗或靶向药物索拉非尼治疗；中位肿瘤大小为 11.2cm（IQR：8.5~13.7cm），存在大血管浸润的患者 65.6%，肿瘤体积>50% 肝脏和 / 或 Vp-4 门静脉癌栓的患者 49.2%。结果发现：HAIC 组的中位生存时间为 13.9 个月，显著优于索拉非尼组的 8.2 个月（HR=0.408，95%*CI*：0.301，0.552，*P*<0.001）；接受 HAIC 治疗的患者中，有 16 例（12.3%）出现肿瘤降级，其中 15 例接受了根治性手术 / 消融术，这些患者的中位生存时间达到了 20.8

个月，1 年生存率 93.8%。在高危亚群（肿瘤体积＞50% 肝脏和 / 或 Vp-4 门静脉癌栓的患者）中，HAIC 组的中位生存时间为 10.8 个月，显著优于索拉非尼组的 5.7 个月（HR=0.343，95%CI: 0.219，0.538，$P<0.001$）。这一研究再次证实，对于中晚期 HCC 患者中，无论是否为高肿瘤负荷，HAIC 治疗均能比靶向药物索拉非尼治疗获得更好的生存结局，进一步证实了 HAIC 治疗中晚期肝癌的疗效和安全性。

五、HAIC 综合治疗中晚期肝癌

单一的治疗手段常常难以获得满意的效果，多学科综合治疗是提高中晚期肝癌治疗效果的主要模式。经过近几年的探索，以 HAIC 为主的多学科综合治疗模式（包括 HAIC+ 靶向和 / 或免疫、HAIC+TACE、HAIC+ 放疗等），取得了良好的治疗效果。

（一）HAIC 联合靶向药物治疗

既往以顺铂联合 5- 氟尿嘧啶（PF 方案）的日本 HAIC 方案联合索拉非尼靶向药物治疗，可能因化疗方案对 HCC 敏感性不高而较索拉非尼单药治疗未能表现出明显优势，而基于 FOLFOX 方案的中国 HAIC 方案联合索拉非尼靶向治疗生存获益显著。中山大学肿瘤防治中心石明等牵头的一项前瞻性 RCT 研究，结果发现，FOLFOX-HAIC 联合索拉非尼靶向药物的中位生存时间（13.37 个月 $vs.$ 7.13 个月，$P<0.001$）、无疾病进展生存时间（7.03 个月 $vs.$ 2.60 个月，$P<0.001$）、以及客观应答率（40.8% $vs.$2.5%，$P<0.001$）等均显著优于索拉非尼单药。而且在 FOLFOX-HAIC 联合索拉非尼治疗的患者中有 16 例实现肿瘤降期，接受了治愈性切除（索拉非尼单药组仅 1 例），术后病理显示其中 3 例患者实现肿瘤完全坏死（pCR）；FOLFOX-HAIC 联合索拉非尼治疗组手术转化成功率明显高于索拉非尼单药治疗组（12.8% $vs.$ 0.8%，$P<0.001$）。而 Mai 等在 2020 年 ASCO 会议报道的一项回顾性研究中，24 名晚期 HCC 患者接受了 FOLFOX-HAIC 联合仑伐替尼靶向药物治疗方案，结果显示：客观缓解率（mRECIST）及疾病控制率高达 66.7% 及 79.2%，明显优于单纯仑伐替尼 / 介入治疗的历史数据，效果令人满意。

（二）HAIC 联合外放疗治疗

HAIC 联合外放疗治疗主要在东南亚地区应用较多。来自日本的一项回顾性研究总结了 HAIC 联合外放疗治疗应用于不可手术切除的合并门静脉肉眼癌栓的 BCLC C 期的肝癌患者 52 例，其中 13.5%（7/52）的患者成功实现肿瘤降期并接受了治愈性切除，其 3 年生存率高达 71%，未能降期手术切除组的 3 年生存率也高达 18%（71% $vs.$18%，P=0.009）。而另一项来自韩国的回顾性研究也发现，98 例合并门静脉肉眼癌栓的 BCLC C 期的肝癌患者经 HAIC 联合外放疗治疗，转化治疗后 26 名患者实现肿瘤降期，接受了治愈性切除（手术转化率 26.5%），且生存时间明显长于直接行手术切除的患者（62 个月 $vs.$ 15 个月，P=0.006）。

（三）HAIC 联合免疫治疗

免疫治疗是目前肝癌系统性药物治疗的研究热点，HAIC 联合免疫治疗的研究也在如火如荼地开展。中山大学肿瘤防治中心徐立教授在 2020 年 ASCO 会议上分享了该中心正在进行的一项前瞻性、非随机对照 II 期研究（NCT03869034），针对局部晚期、潜在可切除的 HCC 患者（主要入组标准：肿瘤局限于半肝并门静脉分支肉眼癌栓，肝功能 Child-Pugh A 级），非随机分组至 FOLFOX-HAIC 联合 PD-1 治疗组（联合组）和单纯 FOLFOX-HAIC 治疗组（HAIC 组），其中联合组 24 例，在 21 例可评价患者中 2 例病理证实完全坏死（9.5%），7 例部分缓解（33.3%）；单纯 HAIC 组共 9 例患者，5 例可评估患者部分缓解率为 40%；全部 26 例可评估患者手术率达 65.4%。该研究结果表明 HAIC 联合 PD-1 治疗不仅安全有效，客观有效率高，特别是在局部晚期、潜在可切除肝癌患者中手术转化率较高。

（四）HAIC 联合传统 TACE

传统的观点认为栓塞在介入治疗中起着主要作用，在传统 cTACE 治疗基础之上，联合 HAIC（cTACE-HAIC 疗法）可能具有更好的控制肿瘤的作用。中山大学肿瘤防治中心元云飞、李斌奎教授团队开展了一项回顾性对照研究，评估了 83 例潜在可切除 HCC 患者应用 cTACE-HAIC $vs.$ 传统 cTACE

的治疗结局，结果显示：联合组的手术转化率（48.8% *vs.* 9.5%，$P<0.001$）、客观有效率（mRECIST-ORR，65.9% *vs.* 16.7%，$P<0.001$）、疾病无进展生存率（HR=0.38，95%*CI*：0.20，0.70，$P=0.003$）等方面均优于传统 cTACE 治疗组。因此他们的研究认为，中晚期肝癌转化治疗更应选择 cTACE-HAIC 方案。

（五）HAIC 联合靶向免疫治疗

中山大学肿瘤防治中心石明教授团队进行的一项前瞻性 II 期单臂研究，探究了 FOLFOX-HAIC 联合仑伐替尼和 PD-1 单抗（特瑞普利单抗）治疗晚期 HCC 的疗效和安全性。研究中位随访时间为 11.2 个月，全组中位疾病无进展生存时间为 10.5 个月，中位总生存时间尚未达到；按照 mRECIST 标准评估的客观有效率高达 66.7%，完全缓解（CR）5 例（13.9%）；中位缓解持续时间（mDoR）为 12.1 个月。8 例患者肿瘤降期而接受外科治疗（1 例肝移植，4 例手术切除），其中 1 例达到了病理完全缓解（pCR）。该中心顾仰奎教授牵头的一项 HAIC 联合卡瑞利珠单抗和阿帕替尼一线治疗合并门静脉肉眼癌栓的 BCLC C 期 HCC 患者的前瞻性 II 期研究中，共有 26 例患者入组，按照 mRECIST 标准评估的客观缓解率高达 76.92%，疾病控制率更是达到 92.31%，1 年生存率也达到 90.7%，结果令人鼓舞。

除此之外，目前尚有很多类似的基于 HAIC 的联合治疗研究正在如火如荼的开展中，从现有的报道结果来看：①各种模式的联合治疗大多是安全可耐受的；②联合治疗大多可进一步提高疾病控制率，延长疾病无进展生存时间和总生存时间；③哪种联合模式更为安全有效，尚无统一意见，也缺乏相关的预测分子指标。

六、HAIC 治疗在肝癌围手术期的应用

随着 FOLFOX-HAIC 在中晚期肝癌治疗中获得成功，也有学者开始探索 FOLFOX-HAIC 在肝癌转化治疗，以及早中期肝癌术前新辅助和术后辅助治疗中的应用。

（一）HAIC 在转化治疗中的应用

在近几年肝癌领域的热点话题中，转化治疗占据了重要席位，中山大学肿瘤防治中心率先将 HAIC 应用于肝癌的转化治疗中，开展了系列研究并总结了重要经验，提出了以 HAIC 为基础的肝癌转化治疗"中肿标准"（SYSU Criterion）：①单发肿瘤，或多发肿瘤但位于肝脏一叶；②无门静脉主干或下腔静脉癌栓，无肝外转移；③ ECOG PS 0～1 分，Child-Pugh A 级。该标准一方面可以提高肝癌转化治疗的针对性，目标人群的转化成功率更高，另一方面也为不同转化治疗方案的横向比较提供了参考。

通常肝癌 HAIC 治疗的周期为 3～4 周，建议每隔两次治疗复查以评价疗效；评价标准一般是参照 RESIST/mRESIST 标准。如果患者可能行治愈性切除，建议行肝脏多模态普美显增强 MRI 检查，胸部 CT 扫描，以更加准确全面地评价治疗效果。手术切除前，HAIC 疗效须达以下标准：①疗效评估为 CR/PR，或肿瘤状态稳定持续大于 3 个月；②剩余肝脏体积满足手术要求；③可实现 R0 切除；④无其他手术禁忌证。需要注意的是，转化治疗后应基于多学科讨论评估手术切除的可行性，可手术切除的评估应该是基于肝癌多学科综合治疗团队的讨论，强调要以长期生存为目标，手术切除仅是其阶段性目标之一。

转化成功后的手术时机的把握：①在单纯 HAIC/TACE 末次治疗 3～4 周后即可实行；②在联合靶向 / 免疫等其他手段（特别是贝伐珠单抗等抗血管生成药物）末次治疗 6 周之后。

（二）HAIC 在术前新辅助治疗中的应用

为了提升超米兰标准中期肝癌患者行单纯手术切除的预后，常采用传统 TACE 在术前进行新辅助治疗，但由于栓塞后综合征的存在，增加了后续手术难度，且肝脏炎症反应、术后出血风险大大增加。而 HAIC 治疗摒弃了栓塞，治疗所产生的炎症反应轻，是理想的 TACE 新辅助治疗替代手段。中山大学肿瘤防治中心郭荣平教授团队的研究结果显示，术前新辅助 HAIC 用于超米兰标准的 BCLC A/B 期肝癌的安全性良好，手术脱落率低，而且新辅助 HAIC 治疗后 pCR 率、客观有效率、疾病控制率分别可达 10.1%、

63.6%、96.0%；相对于直接手术切除的患者，新辅助治疗组的 3 年总生存率从 46.3% 提高到 63.5%。研究认为，术前新辅助 HAIC 治疗可有效降低存在高危复发因素中期肝癌患者的术后复发及死亡风险。

（三）HAIC 在术后辅助治疗中的应用

肝癌术后复发率高，特别是对于合并高危复发因素（如肿瘤＞5cm、子灶、MVI 等）的患者，术后 2 年复发率高达 60%～70%，目前尚缺乏获得统一认可的、具有高级别循证医学证据的术后辅助治疗方案。TACE 作为较成熟的辅助治疗手段，目前在国内得到了广泛推广及应用。中山大学肿瘤防治中心郭荣平教授团队开展的一项全国多中心前瞻性临床随机对照研究结果显示，在合并 MVI 的肝癌患者中，R0 切除术后行两程辅助性 FOLFOX-HAIC 治疗，辅助性 HAIC 组和随访组的中位无瘤生存时间分别为 20.3 个月和 10.0 个月（P=0.001）；在符合方案人群中的中位无瘤生存时间分别为 19.3 个月和 8.9 个月（P＜0.001），均达到了研究的主要终点。在毒副作用方面，FOLFOX-HAIC 辅助治疗相关的不良反应大多数为 0～1 级，研究期间仅 2 例（1.6%）发生 3 级疼痛，且未观察到治疗相关死亡事件，这证实了该治疗模式安全可行。因此，术后进行 FOLFOX-HAIC 辅助治疗，对于伴有 MVI 的 HCC 患者可有生存获益。推荐 HAIC 辅助治疗在术后 1～2 个月内进行。

七、HAIC 治疗的争议和前景

（一）HAIC 与 TACE 的比较与临床选择

虽然 HAIC 与传统 TACE 治疗具有很大的相似性，但是两者之间并不是相互竞争和排斥的关系，而是可以互相配合和补充。HAIC 相比传统 TACE 治疗的优势主要有：①适应证更广。即使患者合并门静脉主干癌栓，动静脉/动门脉瘘，或肝功能较差不能耐受 TACE 治疗，HAIC 仍可安全实施。②手术转化率更高。近年来的研究结果均显示，HAIC 手术转化率优于传统 TACE 治疗，尤其是对于高肿瘤负荷，和/或合并门静脉肉眼癌栓的患者，以 HAIC 为基础的转化治疗方案成功率更高。③围手术期应用更为有效安全。HAIC 治疗摒弃了栓塞，一般不会导致肿瘤与邻近器官组织的粘连，后续手术操作受影响较小。在肝癌术后辅助和术前新辅助治疗中，HAIC 治疗不需要栓塞，从而更加有利于保护肝功能。相对于 HAIC 治疗，传统 TACE 治疗的优势主要有：①循证医学证据更加充分。TACE 治疗应用时间更长，相关研究更多，获得更多指南的推荐。②对于低肿瘤负荷（"up-to-7"标准）的肝癌 TACE 疗效确切且所需治疗次数更少，周期更短。③对于 HAIC 治疗耐药的部分患者，TACE 治疗仍有机会获得较好的疾病控制。

临床上应该多考虑 HAIC 和 TACE 治疗的优化选择和联合应用，例如：①低肿瘤负荷（"up-to-7"标准）患者，TACE 往往能够获得很好的疗效，可优选 TACE 治疗；②位于不同肝叶且肿瘤数目多，可对较小病灶进行 TACE 治疗，较大病灶进行 HAIC 治疗，发挥各自优势；③多条动脉均可作为肿瘤血供来源，可在非主要供血动脉进行 TACE 栓塞，而 HAIC 治疗用于主要供血动脉；④肿瘤血供异常丰富，可首先进行 TACE 栓塞（不完全去血管化），再联合 HAIC（cTACE-HAIC 模式）；⑤肿瘤在多次 HAIC 治疗后大部分坏死或明显缩瘤后，残留活性肿瘤 TACE 栓塞治疗。

（二）HAIC 治疗方案的优化和改进

基于奥沙利铂的 FOLFOX 方案是目前国内广泛应用方案（FOLFOX-HAIC）。然而，不同学者关于奥沙利铂的剂量，5-FU 团注是否保留，5-FU 持续灌注的时间，以及采用雷替曲塞代替 5-FU 等均有不同的尝试，但这些尝试是否会降低疗效、增加副作用仍有待佐证，可根据肿瘤血供等不同的肿瘤情况、患者肝肾功能和体能状况、各中心既有经验等进行调整。也有研究探索桡动脉穿刺置管代替股动脉穿刺置管，以避免患者灌注化疗时需强制性卧床，但目前尚未大范围开展。将来会不会有其他更为敏感的化疗方案应用于 HAIC 治疗也尚未可知。

（三）HAIC 治疗方案的局限性

从目前文献报道来看，HAIC 治疗存在以下局限性：①原发 / 继发耐药情况。HAIC 治疗主要是依靠长时间高浓度的化疗药物直接杀死肿瘤，但是不可避免存在原发 / 继发耐药情况，需要改变治疗策略。②疗程受限。HAIC 治疗每 3～4 周一次，FOLFOX 方案的灌注化疗受到疗程的限制，目前多推荐 4～6 疗程的灌注化疗，增加治疗的疗程一方面存在化疗药物毒性积累的副作用，另一方面治疗效果也难以提高和维持。③HAIC 治疗需要长时间卧床，右下肢活动受限，部分患者难以耐受。④目前 HAIC 治疗仍局限于中日韩地区，欧美甚少应用，至于广泛而成熟的应用则缺乏更多的循证医学证据支持。

（四）HAIC 治疗的前景

以 FOLFOX 方案为基础的 HAIC 治疗是具有中国特色的肝癌治疗手段，特别适用于我国肝癌患者肿瘤负荷高，进展快，中晚期居多等特点，与靶向 / 免疫治疗药物的联合应用，更进一步提高了其治疗效果。相对于其他的治疗手段，HAIC 治疗在缩瘤方面具有明显的优势，因此在转化治疗中具有很好的应用前景，特别适合我国以外科为主的肝癌综合治疗模式。目前 HAIC治疗仅在技术层面较为成熟，仍有待更多大型的前瞻性临床随机对照研究，获得高级别循证医学证据的支持，从而在国际上更广泛的范围内运用。相信在不久的将来，随着 HAIC 相关临床研究的不断涌现，以 FOLFOX-HAIC 为核心的联合治疗方案将为更多 HCC 患者提供有效的治疗选择。

（陈敏山　赵明　张耀军）

参考文献

［1］潘扬勋，陈敏山，徐立，等. 经肝动脉灌注化疗在肝癌围术期的作用［J］. 肝胆胰外科杂志，2022，34（7）：389-393.

［2］陈敏山，元云飞，郭荣平，等. 肝动脉灌注化疗在肝癌转化治疗中的应用——中山大学肿瘤防治中心的经验总结［J］. 中国医学前沿杂志：电子版，2021，13（3）：70-76.

［3］中华人民共和国国家卫生健康委员会医政医管局. 原发性肝癌诊疗指南（2022 年版）［J］. 中国实用外科杂志，2022，42（3）：241-273.

［4］HE M K, LE Y, LI Q J, et al. Hepatic artery infusion chemotherapy using mFOLFOX versus transarterial chemoembolization for massive unresectable hepatocellular carcinoma: A prospective non-randomized study [J]. Chin J Cancer, 2017, 36(1): 83.

［5］GOURD K, LAI C, REEVES C, et. al. ESMO virtual congress 2020 [J]. Lancet Oncol, 2020, 21(11): 1403-1404.

［6］ LYU N, LIN Y, KONG Y, et al. FOXAI: A phase Ⅱ trial evaluating the efficacy and safety of hepatic arterial infusion of oxaliplatin plus fluorouracil/leucovorin for advanced hepatocellular carcinoma [J]. Gut, 2018, 67(2): 395-396.

［7］ LYU N, KONG Y, MU L, et al. Hepatic arterial infusion of oxaliplatin plus fluorouracil/leucovorin vs. sorafenib for advanced hepatocellular carcinoma [J]. J Hepatol, 2018, 69(1): 60-69.

［8］ LYU N, WANG X, LI J B, et al. Arterial chemotherapy of oxaliplatin plus fluorouracil versus sorafenib in advanced hepatocellular carcinoma: A biomolecular exploratory, randomized, phase Ⅲ trial (FOHAIC-1)[J]. J Clin Oncol, 2022, 40(5): 468-480.

［9］ HE M, LI Q, ZOU R, et al. Sorafenib plus hepatic arterial infusion of oxaliplatin, fluorouracil, and leucovorin vs sorafenib alone for hepatocellular carcinoma with portal vein invasion: A randomized clinical trial [J]. JAMA Oncol, 2019, 5(7): 953-960.

［10］ MAI Q C, MO Z Q, SHI F, et al. Lenvatinib plus hepatic arterial infusion of modified FOLFOX regime in patients with advanced hepato cellular carcinoma [Z]. ASCO Virtual Scientific Program: American Society of Clinical Oncology, 2020.

［11］ HAMAOKA M, KOBAYASHI T, KURODA S, et al. Hepatectomy after down-staging of hepatocellular carcinoma with portal vein tumor thrombus using chemoradiotherapy: A retrospective cohort study [J]. Int J Surg, 2017, 44: 223-228.

［12］ CHONG J U, CHOI G H, HAN D H, et al. Downstaging with localized concurrent chemoradiotherapy can identify optimal surgical candidates in hepatocellular carcinoma with portal vein tumor thrombus [J]. Ann Surg Oncol, 2018, 25(11): 3308-3315.

［13］ LAI Z, HE M, BU X, et al. Lenvatinib, toripalimab plus hepatic arterial infusion chemotherapy in patients with high-risk advanced hepatocellular carcinoma: A biomolecular exploratory, phase Ⅱ trial [J]. Eur J Cancer, 2022, 174: 68-77.

［14］曾慧岚，陈敏山. 2021 年肝癌治疗进展［J］. 肿瘤综合治疗电子杂志，2022，8（1）：72-77.

［15］ LI S, ZHONG C, LI Q, et al. Neoadjuvant transarterial infusion chemotherapy with FOLFOX could improve outcomes of resectable BCLC stage A/B hepatocellular carcinoma patients beyond Milan criteria: An interim analysis of a multi-center, phase 3, randomized, controlled clinical trial [C]. J Clin Oncol, 2021, 39: 18(suppl): abstr 4008.

［16］ LI S, MEI J, WANG Q, et al. Postoperative adjuvant transarterial infusion chemotherapy with FOLFOX could improve outcomes of hepatocellular carcinoma patients with microvascular invasion: A preliminary report of a phase Ⅲ, randomized controlled clinical trial [J]. Ann Surg Oncol, 2020, 27(13): 5183-5190.

肝癌的外放射治疗

一、肝癌放疗发展历程

人们对肝脏疾病放射治疗的探索由来已久，距今已有近 100 年的历史，但由于全肝对放射线耐受剂量偏低，传统放疗技术极易造成放射性肝损伤，从而限制了放射治疗在肝癌治疗中的应用。近年来，伴随着放疗技术不断地发展以及影像技术的不断进步，放射治疗的精准性、靶向性不断提高，从而使肝癌的精准放疗、进行单次大剂量照射成为可能。各种精准放疗技术的应用，不仅明显提高了肝癌的放疗疗效，同时使放射性肝损伤的发生率大幅降低，这也使人们对放疗在肝癌中的治疗作用及地位有了新的认识。

（一）二维时代的肝癌放疗

20 世纪 20 年代，Case J 和 Warthin A 首次报道了使用体外放疗进行肝脏照射的临床应用，随后的连续尸检标本显示，接受了放射治疗的肝组织，其肝内胆管存在非典型的淋巴组织坏死，但肝细胞变化却相对较小，由此研究人员得出了肝细胞具有辐射抗性的结论。几十年后，到了 20 世纪 50 年代，为了降低肝癌患者的肝内转移发生率，放疗学者开始尝试对肝癌患者整个肝脏进行照射，然而，很快这种方法就受到了质疑。因为出现了人们所担心的 "放射性肝炎" ［即现在所说的 "放射性肝损伤" （radiation-induced liver damage，RILD）］。放射性肝损伤是辐射诱导的一种亚急性肝细胞毒性，出现 RILD 的患者，通常会从右上腹疼痛逐渐发展为无症状性腹水，并可能在几个月内演变为潜在的肝衰竭，最严重的患者可导致死亡。在显微镜下，可观察到肝小叶中央静脉闭塞，同时伴有小叶中央不同程度的肝细胞变性、坏死及肝细胞索紊乱。有放疗学者对 40 名接受全肝照射的肝肿瘤患者进行追踪观察，发现在接受 30～35Gy 照射的 8 名患者中，有 1 例在 4 周之内发生了 RILD；在接受 35～40Gy 照射的 9 名患者中，5 例出现了 RILD；而接受 40Gy 以上照射的 18 名患者中，则有 7 例出现了 RILD，尽管在低于 30Gy 照射的患者中，没有发现 RILD 的出现，但由于这个照射剂量无法对肿瘤进行有效的控制，因此当时，人们无法从放疗的有效性与安全性之间找到一平衡点。20 世纪 70 年代，原上海医科大学肿瘤医院的放射治疗专家探索出一种独特的肝癌放射治疗模式——移动条照射，通过回顾性分析，得出了 5 年生存数据，但是由于缺少统一分期，无法客观评价这种照射模式的治疗效果。移动条照射从出现之日起，就饱受争议，部分学者认为这种照射方法在技术上存在缺陷，尽管与全肝放疗相比，肝脏接受的放射剂量有所下降，但仍是正常肝脏与肿瘤同时接受照射，对正常肝组织的损伤过高，安全性无法得到保障。在二维放疗时代，尽管放射治疗学家探索出了全肝放疗和移动条放疗等治疗肝癌的方法，但由于 RILD 的发生率普遍偏高，使得放疗治疗肝癌无法得到认可，当时的普遍观点认为肝癌患者不应接受放射治疗。在 1983 年我国第一部放疗教科书《肿瘤放射治疗学》中，曾有专门章节介绍肝癌放疗，但由于疗效不佳，后续再版中肝癌放疗不再被提及。

（二）肝癌的三维适形放疗

随着影像技术的发展以及放射治疗技术的不断进步，自 20 世纪 80—90 年代开始，三维适形放疗（3-DCRT）逐渐登上历史舞台，放疗学者再次将放疗应用于肝癌治疗，肝癌放疗也从二维放疗时代进入三维放疗时代。3-DCRT 是通过三维治疗计划系统以及放疗设备上可阻挡射线并且对肿瘤具有高度适形效果的多叶光栅装置对肿瘤进行聚焦式照射，使肿瘤接受的剂量最大，而肿瘤边缘剂量呈梯度下降，尽可能在保护肿瘤周围正常组织的情况下提高肿瘤的照射剂量，达到肿瘤的精确定位、精确计算、精确治疗的要求。与二维放疗相比，三维适形放疗可以使正常组织器官的照射剂量大大降低，肿瘤区域的放疗剂量不断提高，从而在降低不良反应发生率的同时，最大限度地提高疗效。密歇根大学在 1996—2003 年进行了一项 I / II 期临床试验，对 128 例肝癌患者进行低分割大剂量三维适形放疗加同期持续肝动脉氟尿脱嘧啶治疗，与历史数据进行对照后，发现接受三维适形放疗的这批患者生存率明显提高，所有患者中仅有 5 例出现 RILD。另一项法国的 II 期临床试验也在同一时期开展，这项研究对三维适形放疗治疗早期肝癌的有效性及安全性进行了探索，结果显示有效率达到了 92%，同时没有出现非常严重的不良反应。在原发性肝癌的三维适形放疗方面，我国学者同样做出了巨大贡献。21 世纪初，我国学者先后报道了多个三维适形放疗治疗肝癌的临床研究结果，3 年生存率达到了 24%～28%。同时我国的放疗专家还得出了三维适形放疗联合 TACE 治疗肝癌的临床数据，进行了肝癌 MDT 的全新探索。截至 21 世纪初期，随着三维适形放疗治疗肝癌的数据不断涌现，人们逐渐认识到，伴随着放疗技术的进步，传统的"肝癌不适合接受放疗"的观点已经过时，放疗已逐渐成为肝癌局部治疗的一种全新手段。我国放疗学者梁世雄经过研究发现，放射性肝病的发生与全肝的放疗平均剂量有关，当全肝放疗剂量≤2 800cGy 时，放射性肝病的发生率＜5%。随着临床数据的积累，肝癌放疗的安全性逐渐得到保证。

（三）SBRT——一种独特的肝癌放疗技术

与三维适形放疗几乎同一时代出现的另一项放疗技术是立体定向放射治疗（SBRT）。这种放疗模式体位固定准确，可以实施大剂量照射，肿瘤组织受到单次大剂量照射的同时，周围正常组织受量较低，单次剂量大且分割次数少是其最大特点，非常适用于体积相对较小且形状相对规则的肿瘤治疗。SBRT 这项最初仅限于颅脑肿瘤治疗的放疗技术最早于 1995—1998 年由 Blomgren 等应用于颅脑以外的肿瘤治疗，并且于 21 世纪初应用于原发性及转移性肝癌的治疗。随着大量临床数据的积累，各国放疗学者逐渐摸索出了 SBRT 治疗肝癌的最佳剂量分割模式及最佳适用人群，在这一过程中，我国的放疗专家也取得了令人瞩目的成就。应用具有我国自主知识产权的全身 γ 刀技术，我国学者对小肝癌患者进行了介入与立体定向放疗的联合治疗，取得了良好的治疗效果，这种无创治疗方法的疗效堪与手术媲美。

（四）现阶段肝癌放疗的主流技术

进入 21 世纪以来，随着放疗相关技术的突飞猛进式发展，肝癌放疗逐渐进入了精准放疗时代。这种"精准"治疗，包括了精准定位、精准靶区勾画、精准计划设计以及精准照射。在定位过程中运用自主呼吸（active breathing control，ABC）和呼吸门控技术，使肝脏肿瘤位移降到了 1cm 以内，大大提高了肝癌放疗的精准性并最大限度地减少了周围正常组织的受照剂量；在靶区勾画过程中运用 CT 与 MR 图像融合技术以及 PET/CT 生物靶区勾画技术使靶区勾画更加精准并且个体化，进一步提高了放疗疗效；在治疗过程中，调强放疗（IMRT）、动态调强（volumetric modulated arc therapy，VMAT）、图像引导放射治疗（image guided radiation therapy，IGRT）等新型放疗技术的应用使精准放疗成为可能。IMRT 与 VMAT 均属于调强放疗，这种放疗方式与 3-DCRT 原理相似，由于可以对每个照射野进行不均匀照射，使得肿瘤适形度更好，治疗形态不规则或靠近重要脏器的肿瘤具有独特优势。由于 IMRT 布野更为复杂，所以照射时间更长，不利于病情较重的患者耐受，进而影响治疗精确性。而 VMAT 作为动态调强方式，解决了 IMRT 照射时间偏长的问题，患者耐受性更好，治疗精度更高，肿瘤内部剂量分布更均匀，肿瘤靶区适形性更优，因此 VMAT 成为目前肝癌放疗的优选治疗方式。

二、肝癌放疗研究现状

目前肝癌已不是放射治疗的"禁区"，大量临床研究已经开展：小肝癌的 SBRT 治疗、门静脉癌栓的放疗、放疗与其他治疗方式联合治疗肝癌等领域，均已有相应的研究数据结果为临床实践提供指导。

（一）小肝癌的放射治疗

关于小肝癌的 SBRT 治疗，目前已经有十余项前瞻性临床研究，已有的研究结果认为，SBRT 治疗小肝癌具有较好的局部控制率且安全性良好。一项来自韩国的 II 期前瞻性研究显示，47 例患者接受 SBRT 治疗，放疗总剂量为 42～60Gy，分 3 次给予，2 年 OS 率为 69%，30% 的患者出现 3 级毒性，同时有 13% 的患者 Child-Pugh 分级升高。另外一项来自美国印第安纳州的 I / II 期研究，放疗剂量按 Child-Pugh 分级进行分层：其中 Child-Pugh A 级患者放疗中位剂量为 48Gy，分 3 次给予；Child-Pugh B 级患者中位放疗剂量为 55Gy，分 5 次给予；Child-Pugh A 组的中位生存期为 44.8 个月，Child-Pugh B 组为 17 个月；Child-Pugh A 组、B 组 1 年 OS 率分别为 94% 和 57%；11% 的 Child-Pugh A 级和 38% 的 Child-Pugh B 级患者出现了 3 级毒性，14% 的 Child-Pugh B 级患者出现了 RILD。另一项纳入 90 例小肝癌患者的日本 II 期研究中，Child-Pugh A 级占 47%，所有患者接受的中位放疗剂量为 40Gy（分 5 次给予）。中位生存期为 54.7 个月，3 年 OS 率为 67%。8% 的患者出现 3 级毒性，9% 的患者 Child-Pugh 评分进展超过 2 分。有学者汇总了截至 2018 年的多项前瞻性研究结果（包括 350 多例小肝癌患者），得出结论认为：对于小肝癌患者，SBRT 是一种合适的治疗选择。复旦大学附属中山医院参与的一项亚洲多中心研究对比了体部立体定向放射治疗（SBRT）与射频消融（RFA）的疗效，发现 SBRT 组和 RFA 组患者 3 年累积局部复发率分别为 21.2% 和 27.9%（$P<0.001$），其中 SBRT 对体积大、膈以下、TACE 后复发的肿瘤有更佳的局部控制率，提示 SBRT 可能是 RFA 的有效替代方法。2023 年 ASCO 年会上，中山大学肿瘤防治中心公布了 SBRT 对比 RFA 治疗复发性小肝癌的安全性比较，结果显示 SBRT 与 RFA 对于复发性小肝癌都是安全有效的治疗方法，这一研究的长期生存结果将在 2024 年公布，相信这一结果的出现，对于未来小肝癌临床决策的制定具有参考意义。

此外，多个较大的回顾性研究得到了与前瞻性研究相似的 OS 及副作用数据。中国人民解放军总医院的一项回顾性研究，比较了首诊采用 SBRT 与外科手术切除的长期疗效，在入组的 317 例患者中，接受手术切除者 195 例，接受 SBRT 者 122 例，经过倾向性评分匹配，手术组 1、2、3 及 5 年总生存率分别为 96.2%、89.4%、85.5%、70.7%；SBRT 组 1、2、3、5 年总生存率分别为 93.3%、89.4%、83.7%、71.0%（$P=0.673$），SBRT 组 1、2 级不良反应发生率 28.7%，无 3 级及以上不良反应。Sanuki 等人回顾了 185 名小肝癌患者，所有患者接受了 8Gy×5 次（Child-Pugh A）或 7Gy×5 次（Child-Pugh B）SBRT 治疗。1 年和 3 年 OS 率分别为 95% 和 70%；根据 mRECIST 评估标准，1 年和 3 年疾病控制率分别为 99% 和 91%。13% 的患者出现 3 级及以上毒性；然而，2 名患者出现 5 级肝衰竭（均为 Child-Pugh B）。我国另一项研究回顾了 132 名小肝癌患者行 SBRT 治疗，放疗剂量为 42~46Gy，分 3~5 次给予。1 年和 2 年 OS 率分别为 94% 和 82%；根据 RECIST 评估标准，1 年和 2 年疾病控制率为 91% 和 84%。8% 的患者出现 3 级以上毒性；同时出现了 7 例死亡病例（4 例患者出现 5 级肝衰竭，2 例出现胃肠道出血，1 例出现肝出血）。在所有前瞻性及回顾性研究中，入组患者肝功能分级均为 Child-Pugh A 或 Child-Pugh B 级，而大多数 Child-Pugh B 级的患者为 B 级 7 分。Culleton 等回顾性分析了 29 例 Child-Pugh B 和 Child-Pugh C 患者的结局，超过一半的患者在治疗 1 个月内出现 Child-Pugh 评分进展（24% 增加 1 分，24% 增加 2 分，10% 增加 3 分）。其中 Child-Pugh 评分≥8 分的患者，中位生存期仅为 2.8 个月。这些数据表明，在肝功能严重受损的患者中，接受 SBRT 应极为慎重。

（二）门静脉癌栓的放射治疗

放射治疗对于控制门静脉癌栓具有一定优势，放疗已逐渐成为门静脉癌栓治疗的重要手段。有学者指出，通过放疗治疗肝内肿瘤及门静脉癌栓具有诸多优点，比如通过放疗，可以使肿瘤细胞灭活，抑制肿瘤生长，降低肿瘤负荷并降低肝内转移的可能；放疗后门脉癌栓缩小，可以降低门静脉压力；门脉压力降低后，可以改善患者门脉高压症状及肝功能；此外，放疗为无创治疗，患者耐受性好且痛苦较小。早在 2007 年，日本的研究结果就显示，针对门静脉癌栓放疗后再接受手术切除的患者，门静脉癌栓的术后病理完全缓解率达到了 53%，在这组病例中，放疗的照射剂量低于常规放疗剂量，仅为 3Gy/ 次，总共 10～12 次，总剂量为 30～36Gy，由此可见，门静脉癌栓对于放射治疗是敏感的。我国学者 2008 年对 126 例合并有门静脉或者下腔静脉癌栓的患者进行放射治疗，采用常规剂量分割模式，中位放疗剂量为 50Gy，癌栓完全缓解率达到了 30.1%，疾病控制率为 92.6%，1 年生存率为 31.8%，中位生存期 9.7 个月，通过与既往临床资料比较，得出了放疗延长癌栓患者生存的结论。三维适形放射治疗和立体定向放射治疗是临床实践中最常见的外照射放疗形式，一项 meta 分析结果显示，在合并门静脉癌栓的肝细胞癌病例中，3-DCRT 和 SBRT 的 OS 和疾病控制率相似，提示二者均可作为门静脉癌栓的放疗模式。目前，我国学者在临床实践中发现癌栓比原发灶对放射线更为敏感，而日本学者则提出对于 VP3、VP4 型门静脉癌栓，放疗疗效优于索拉非尼。除单纯放疗之外，放疗与其他治疗方式的联合也是癌栓治疗的重要模式。对于 VP3、VP4 型癌栓患者，3-DCRT 联合 HAIC、IMRT 联合 TACE 和索拉非尼、3-DCRT+ 门静脉支架置入联合 TACE 和索拉非尼的组合均有研究显示出良好疗效。

（三）放疗与其他治疗的联合

1. 放疗与手术的联合

对于可进行根治性手术切除的患者，复发率可高达 30%，微血管受侵是降低无病生存率和总生存率的一个重要因素，而术后辅助放射治疗在某些特定情况下对术后患者的长期生存是有益的。研究表明，在肝切除术后肿瘤靠近主要血管且边缘较近（<1cm）的患者中，与未接受放疗的患者相比，术后辅助放疗的患者 3 年总生存率有所提高（64% *vs.* 52%）；窄切缘联合辅助放疗组的结果与宽切缘（>1cm）的结果相当。对于微血管浸润的患者，术后辅助放疗同样可以获益，中国医学科学院肿瘤医院的一项研究结果显示，术后显示 MVI 的患者，辅助放疗组、辅助 TACE 组和保守治疗组的 3 年无复发生存率分别为 45%、27% 和 11%，3 年总生存率分别为 73%、44% 和 28%。放疗同时也已经应用于肝癌术前新辅助治疗领域。东方肝胆外科医院的研究发现针对门静脉癌栓的肝癌，先放疗再手术的 PFS，OS 比单纯手术都明显延长；北京清华长庚医院研究（数据未发表）针对 PVTT 肝癌，先放疗联合仑伐替尼，PD-1 抗体而后手术癌栓的 pCR 率达到了 79%，明显高于原发灶的 28%，说明癌栓比原发灶对放射治疗更敏感，也佐证了癌栓放疗的疗效，特别是程氏Ⅲ、Ⅳ型，日本分型 VP4 型的患者应该首选放射治疗。

除与常规手术切除进行联合以外，放疗还可作为肝移植患者的"桥接治疗"手段。在满足肝移植标准，被纳入肝移植等待名单的患者，在等待期为避免因肿瘤进展被剔除的风险并降低术后肿瘤复发概率，可采取"桥接治疗"。放疗作为桥接治疗手段之一，目前已有相关研究。Assaf 等总结了 2011 年—2016 年 23 例接受 SBRT 的早期 HCC 患者，其中 16 例为移植前的"桥接治疗"，最终成功移植者 11 例。结果显示，3 例患者疗效评价为 CR，6 例 PR，2 例 SD，所有患者未出现严重不良反应。研究认为放疗作为早期肝癌患者移植前的"桥接治疗"是安全有效的。不仅如此，放疗还与 TACE 联合作为移植术前的降期治疗手段应用于合并大血管癌栓的患者。韩国的一项研究报道了门静脉或肝静脉严重受侵的 17 例患者，通过放疗联合 TACE 治疗降期后，接受了肝移植术，1 年、3 年 OS 分别达到了 87.4%、60.5%。对于超出肝细胞癌移植标准的患者，通过放疗缩小病灶并获得肝移植机会，目前也有相关研究。我国放疗学者运用介入联合外放疗的方式，使得 10 余例合并门静脉癌栓的肝癌患者获得肝移植机会，最长生存期已超过 11 年。

2. 放疗与介入治疗的联合

介入治疗尤其是 TACE 治疗是不可切除肝细胞癌最常用的局部治疗手段，但由于肝细胞癌通常具有双重血供，单纯的 TACE 治疗很难造成肝脏肿瘤的彻底坏死。放射治疗与 TACE 联合，可以弥补单纯 TACE 治疗的不足。2015 年的一项 meta 分析对 25 项临床试验数据研究后表明，与单纯 TACE 相比，TACE 联合放疗的 1 年生存优势比为 1.36，完全缓解优势比为 2.73，5 年存活率更高，5 年的优势比为 3.98，然而联合治疗的患者胃十二指肠溃疡的风险增加，单纯 TACE 治疗与 TACE 联合放疗的优势比为 12.8。另一项 meta 分析纳入了 10 项临床研究的 908 例患者，分析结果显示放疗与 TACE 联合治疗相较于单纯 TACE 治疗 1、2、3 年生存率均有明显提高，AFP 降低更为明显。目前的观点认为，放疗联合 TACE 治疗不可切除肝细胞癌，疗效优于单纯 TACE 治疗，但应密切监测消化道溃疡的产生。

HAIC 作为介入治疗的另一种模式近年来在肝癌治疗领域应用越来越广泛，放疗与 HAIC 的联合也有相应的探索。2015 年，日本学者的一项回顾性研究比较了 3-DCRT 联合 HAIC 与单独使用 HAIC 治疗合并门脉主干或一级分支癌栓的肝癌患者的疗效，该研究共纳入了 83 例患者，其中联合治疗组 41 例。研究结果显示，联合治疗组 PVTT 的客观缓解率为 56.1%，显著高于单纯 HAIC 组的 33.3%，但肝内肿瘤的客观缓解率两组之间没有显著差异；在肝内肿瘤对 HAIC 无应答的人群中，联合治疗组的中值 OS、TTF 和 PPS 显著长于单纯 HAIC 组（分别为 8.6 个月和 5.0 个月、5.0 个月和 2.7 个月以及 5.3 个月和 1.5 个月），而如果肝内肿瘤对 HAIC 有应答，上述指标在两组间无显著差异。通过多变量分析，3-DCRT 与 HAIC 的组合是肝内 HCC 对 HAIC 无应答患者 OS 的独立影响因素（HR=3.2；95%CI: 1.692，6.021；$P<0.001$）。根据以上结果，研究者得出了对于 HAIC 治疗后肝内肿瘤变化不明显的肝癌患者联合放射治疗有益于延长患者生存时间的结论。同年，另一

项纳入了 67 例合并 PVTT 的 HCC 患者的回顾性研究显示，放疗联合 HAIC 与单纯 HAIC 相比，不仅提高了 PVTT 的客观缓解率，同时也提高了原发肿瘤的 ORR。随着 HAIC 治疗的兴起，我国学者也开始进行 HAIC 联合放疗在肝癌治疗领域中的尝试，但是与放疗联合 TACE 相比，放疗与 HAIC 联合治疗肝癌的临床研究相对较少，同时缺乏前瞻性研究，期待未来这一领域新的数据公布。

3. 放疗与靶向药物的联合

索拉非尼是最早出现的治疗肝细胞癌的靶向药物，目前已有众多放疗联合索拉非尼治疗肝癌的研究。2022 年的一项 meta 分析，研究者旨在比较不同局部治疗与索拉非尼联合治疗晚期不可切除肝癌的疗效，以指导未来索拉非尼和局部治疗的最佳联合疗法的选择。通过对 2013 年 4 月至 2022 年 5 月期间发表的相关文献进行检索，研究者比较了索拉非尼联合体外放疗（SOF+RT）、索拉非尼 + 经动脉化疗栓塞（SOF+TACE）、索拉非尼 + 肝动脉灌注化疗（SOF+HAIC）、索拉非尼（SOF）单药、单纯体外放疗（RT）、单纯 TACE 治疗和单纯 HAIC 治疗的疗效。此项 meta 分析共包括 46 项研究，涉及 7 595 名患者。经过对七种相关治疗干预措施的总生存（OS）率和无进展生存（PFS）率的分析表明，联合治疗的疗效显著高于单一疗法。在联合治疗中，与其他治疗方式相比，SOF+RT 的 OS 和 PFS 率最佳且不良反应发生率最低。由此，研究者认为 SOF+RT 可能是索拉非尼联合局部治疗的最佳选择。NRG/RTOG 1112 是 2023 年公布的放疗联合索拉非尼对比索拉非尼的随机Ⅲ期研究，从 2013 年 4 月到 2021 年 3 月招募了来自 23 个中心的 193 名患者，177 名患者被随机分为索拉非尼组（n=92）$vs.$ SBRT + 索拉非尼组（n=85），结果显示中位 OS 从索拉非尼单药组的 12.3 个月延长至 SBRT+ 索拉非尼组的 15.8 个月（P=0.042），从而证实了放疗联合索拉非尼优于索拉非尼单药。

仑伐替尼是新型肝细胞癌一线治疗药物，REFLECT 研究结果显示其疗效不劣于索拉非尼。目前放疗联合仑伐替尼治疗肝细胞肝癌的临床研究有限。北京清华长庚医院 2020 年报道了 21 例仑伐替尼治疗晚期不可切除 HCC 的近期疗效，其中 17 例加入了放射治疗，放疗剂量为 200cGy/ 次，共 20～25 次，研究结果显示放疗后 3 个月疾病控制率为 67%，70% 的患者肿瘤标志物（AFP 或 PIVKA-Ⅱ）下降幅度超过 50%。中国人民解放军总医院第五医学中心总结了 18 例 SBRT 序贯仑伐替尼治疗中晚期肝癌患者，靶区处方剂量 48～55Gy，分 5～9 次给予，放疗后 1 周开始口服仑伐替尼，12 个月、18 个月 OS 率分别为 72% 和 67%，PFS 率分别为 22% 和 17%，共 3 例患者出现 3 级不良反应，研究结果认为 SBRT 序贯仑伐替尼治疗中晚期原发性肝癌是安全有效的。目前，放疗联合仑伐替尼的临床报道极为有限，期待相关临床研究结果的公布。

（四）粒子线放疗在肝癌治疗中的应用

粒子线放疗包括质子束放疗、重离子放疗等，与传统的光子线外照射放疗相比，粒子线可以形成能量布拉格峰，这些粒子射线射入人体后，在到达肿瘤病灶之前，射线能量释放极少，到达肿瘤病灶后，射线会瞬时释放大量能量，从而在对肿瘤病灶进行高能量照射的同时，避免正常组织的高剂量照射，实现疗效最大化。2005 年公布的一项质子治疗肝细胞癌的回顾性研究，肝肿瘤受照总剂量为 5 000～8 400cGE（350～500cGE），5 年局部控制率为 87%，5 年 OS 率为 23%。最近一项针对 HCC 的质子治疗综述指出，质子治疗肝癌的 3 年局部控制率在 70%～88%，3 年 OS 为 45%～65%。与常规高能 X 射线甚至质子相比，带电重粒子（如碳离子）具有更高的放射生物学效应和线性能量转移特性。不过，由于重离子放疗设施建设及运营的高额成本，使得这种放疗模式的临床推广受到限制。目前公布的临床数据显示，碳离子治疗 HCC 的 5 年局控率在 81%～96% 之间，3 级毒性在 3%～4% 范围内。尽管粒子线放疗目前显示出较好疗效，然而，一项比较带电粒子和 SBRT 的 meta 分析表明，粒子治疗的存活率及局部控制方面没有显示出明显优势。

三、内放疗的发展历程

肝癌对放射治疗属于中度敏感，因此无论是外照射（external radiotherapy）还是内照射对肝癌都会产生良好的治疗效果。

选择性内放疗（SIRT）就是将带有放射性 ^{90}Y 的微球通过动脉介入的方式置入肿瘤中，使 ^{90}Y 驻留在肿瘤组织中，不仅使肿瘤缺氧坏死而且放射性微球发挥照射的作用，可以使肿瘤细胞的 DNA 断裂，导致遗传物质不能复制，而出现增殖性死亡。

目前使用的放射性微球分为两种：①玻璃微球，玻璃微球研究相对早一些，1999 年 12 月上市，美国 FDA 批准将玻璃微球用于肝癌治疗。②树脂微球，美国 FDA 于 2002 年 3 月上市，批准的适应证为结直肠癌肝转移。两种微球在临床疗效方面没有明显区别。

国外最早于 1965 年，Ariel 首次报道使用 ^{90}Y 标记的陶瓷微球治疗原发性肝癌患者，显示这种治疗手段可缩小肿瘤、缓解症状且耐受性良好。

国内于 1993 年，由复旦大学附属中山医院首次报道 ^{90}Y 玻璃微球治疗原发性肝癌，显示了较好的疗效和安全性。

^{90}Y 微球可以使肿瘤局部区域所接受的电离辐射剂量高达 $100\sim150$Gy，使肿瘤细胞内 DNA 受损而产生强大的致死效应，由于 ^{90}Y 在肝组织中的射程仅 2.50mm，故对正常肝组织的损伤非常小而达到靶向杀瘤效应。SIRT 由于受到安全防护以及场地的要求，以前很多医院都不能开展，我国（除港澳台地区）^{90}Y 治疗开始于 2021 年 9 月 28 日，目前越来越多的医院已经开始临床应用。

（一）单独使用

小肝癌往往采用消融，切除或者肝移植治疗，是否能将 SIRT 用于治疗小肝癌，学者也进行了尝试。Biederman 等针对肿瘤直径<3cm 的单发 HCC 患者，对比 SIRT 与 TACE 联合微波消融治疗的疗效。结果显示，两种疗法的 CR 率（82.9% vs. 82.5%）、OS（30.8 个月 vs. 42.7 个月）及 TTP（11.1 个月 vs. 12.1 个月）均无显著差异，提示 SIRT 是治疗小肝癌的有效治疗方法。2011 年 Sangro 发表一项真实世界研究（n=325）中，不可手术的 TACE 或系统治疗后的 HCC 患者接受 SIRT 的疗效及安全性，研究显示：BCLC 为 A、B、C 期的患者，中位 OS 分别达到 24.4 个月、16.9 个月、10.0 个月，仅 6.1% 的患者出现 3 级以上不良反应。证实 SIRT 不仅仅对小肝癌治疗有效，对肝内多发病灶治疗也有效，对门静脉癌栓疗效确切。

（二）联合系统治疗

SIRT 联合靶向：一项 II 期临床试验，使用 SIRT 序贯索拉非尼治疗晚期肝癌，结果 PR 35.7%，SD 47%，中位 PFS 10.3 个月，中位 OS 13.2 个月。

SIRT 联合免疫：一项回顾性研究结果显示，SIRT 后使用纳武利尤单抗或者纳武利尤单抗联合伊匹单抗，2 例患者出现了 3/4 的肝脏毒性。另外一项回顾性研究显示，肝功能 A 级，BCLA B/C 期的肝癌，先使用纳武利尤单抗而后又使用了 SIRT 或者 TACE，2 例患者出现了严重的免疫性肺炎，转氨酶升高，5 例出现了 3/4 级的肝脏毒性，ORR 为 45%。另外一项前瞻性的 I 期研究显示，不可手术的肝癌患者采用 SIRT 联合纳武利尤单抗，安全性好，副作用多为 1～2 级的转氨酶升高，肿瘤控制率为 82%。另外一项针对肝功能 A 级，不适合手术的肝癌患者采用 SIRT 序贯纳武利尤单抗，ORR 为 30.6%（1 例 CR，10 例 PR），但是有 5 例患者出现了严重的免疫相关毒性反应。

目前有多项 SIRT 联合免疫治疗的研究正在进行中。

（三）转化

SIRT 多用于中期或者晚期肝癌，因此先采用 SIRT 治疗，肿瘤缩小或者降期后再进行手术或者移植，是一种积极的探索。2017 年 Pardo 评估了伴有高血压，糖尿病，心脏病等基础病的肝癌患者，先进行 SIRT 而后进行手术切除或移植。发现 SIRT 后行肝切除或移植者中 24% 和 7% 的患者出现 3 级术后并发症和肝功能衰竭，但是也发现肝切除和肝移植患者中位 OS 分别是 38.2 个月和 43.9 个月，说明这些原本基础很差的晚期患者经过 SIRT 治疗，肿瘤缩小，降低肿瘤分期，而后手术仍然能够达到比较好的疗效。

（四）肝转移癌

Mulcahy 教授于 2021 年发表了 ^{90}Y 玻璃微球在结直肠癌肝转移中的结果，共有 428 例一线全身治疗失败的结直肠癌患者纳入了随机、多中心、开放性研究，患者随机分为单纯二线系统化疗和系统化疗 +^{90}Y 玻璃微球组。单纯二线系统化疗组 215 例，联合治疗组 213 例。研究显示，联合治疗组疾病进展时间优于对照组（8.0 个月 *vs.* 7.2 个月，*P*=0.013），联合治疗组客观缓解率同样优于对照组（34% *vs.* 21.2%，*P*=0.019），说明在结直肠癌肝转移患者中，二线治疗采用化疗 +^{90}Y 玻璃微球治疗，能有效延长患者生存期。

四、未来及展望

（一）放疗 + 免疫

放疗可以激活免疫系统，使 CD8$^+$ 细胞进入肿瘤内，将"冷"肿瘤变成"热"肿瘤，而免疫检查点抑制剂（ICIs）反过来可以使放疗导致耗竭的 T 细胞恢复免疫杀伤功能。研究发现放疗可以使肿瘤组织的 PD-L1 上调，并且使原本阴性的 PD-L1 变成阳性；放疗后 PD-1/PD-L1 上调主要是在 CD8$^+$ 细胞上。放疗联合免疫治疗在晚期肺癌 PACIFIC 试验及 Pem-RT 试验中已经证实可以起到 1+1＞2 的作用；而且在直肠癌，头颈部肿瘤的临床试验中也看到了同样的疗效。

在肝癌治疗中，虽然没有大型的临床研究，但是小样本的临床探索显示放疗联合免疫显示出良好的疗效。香港大学使用 SBRT 联合 PD-1 抗体治疗了 5 例不可切除肝癌，肝功能 A5～B8，放疗剂量 27.5～35Gy/5F，PD-1 抗体选用纳武利尤单抗，结果 ORR 100%，2 例 CR（40%），3 例 PR（60%），1 年局控率和 OS 率都是 100%。

使用 ^{90}Y 内照射联合纳武利尤单抗也达到了 31% 的 ORR，而仅有 11% 的患者出现了 3/4 级的副作用。韩国成均馆大学的回顾性研究发现在晚期肝癌治疗中放疗联合纳武利尤单抗，无论是 PFS 还是 OS，都比单纯使用纳武利尤单抗明显延长，但是在研究中也发现，使用介入或消融联合纳武利尤单抗对比单纯使用纳武利尤单抗的 PFS，OS 均没有延长，证明了放疗可以提高 PD-1 抗体的疗效。该研究虽然样本量小，但是佐证了放疗联合免疫确实能够起到协同增效的作用。

（二）放疗 + 靶免

放疗联合免疫具有协同增效作用，研究证实放疗可以杀死癌细胞，释放抗原，抗原被抗原呈递细胞（antigen-presenting cells，APC）细胞捕获后，递呈到浸润至存活的癌细胞的 CD8+ 细胞上，使 CD8+ 细胞能够识别癌细胞，如果此时加上免疫检查点抑制剂，可以起到协同增效的作用。放疗还可以改变肿瘤微环境，使肿瘤细胞 PD-L1 表达上调，也可以上调 PD-1、CTLA-4 等免疫分子的表达量；可以使 CD8+ 细胞浸润到肿瘤中；但是也可以使得 VEGF 升高导致肿瘤血管异常化，上述改变均可以使 PD-1/PD-L1 抗体发挥杀伤作用。

抗血管生成的靶向药物可以使肿瘤血管正常化，同样可以使 CD8+ 细胞活化并进入到肿瘤内部，同时促使 Treg、TAMs 的浸润，上调 PD-1，并使 CD4+ 细胞增多。这些功能可以使 PD-1/PD-L1 抗体更好的发挥抗肿瘤作用，因此抗血管生成药联合免疫治疗也可以有 1+1＞2 的作用。

同时抗血管生成靶向药可以削弱放疗导致 VEGF 升高的作用，因此从理论上讲放疗 + 靶免可以起到 1+1+1＞3 的作用（图 3-7-1）。

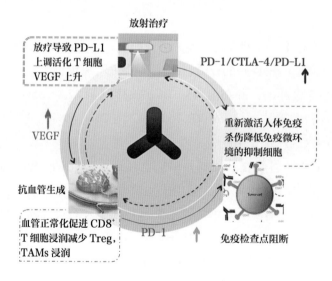

图 3-7-1　放疗联合靶免示意图

小样本的回顾性研究证实放疗 + 靶免是安全可行的，北京清华长庚医院针对晚期不可切除肝癌患者采用放疗 + 靶免，治疗 VP4 型肝癌，中位生存期达到 10 个月，高于单纯靶免 T+A 治疗的 7.6 个月。

北京清华长庚医院应用放疗 + 仑伐替尼 +PD-1 治疗不可手术切除的伴有

PVTT 的肝癌患者 47 例，其中程式Ⅲ型 22 例，Ⅳ型 16 例，中位 OS 分别为 10.55 个月，10.81 个月，这两组之间没有区别，但是这两组按照日本 VP 分型都属于 VP4 型，大型的临床试验 IBRAVE150 中，VP4 患者的中位 OS 是 7.6 个月，似乎放疗 + 仑伐替尼 +PD-1 优于 T+A 方案（图 3-7-2）。

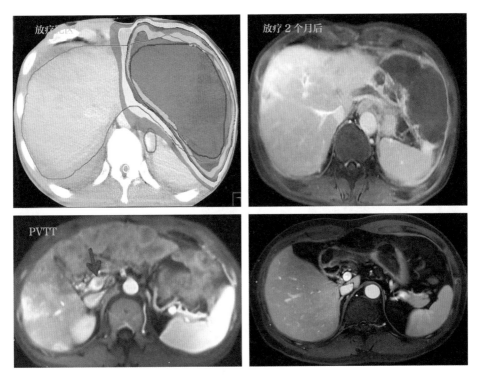

图 3-7-2　联合治疗前后 MRI

注：患者男，51 岁，肝癌伴有门静脉主干癌栓，肝内转移，
采用放疗 + 仑伐替尼 +PD-1 抗体治疗，已经无复发生存 5 年多。

1. 不可切除肝癌的放疗 + 介入免疫 / 放疗 + 靶免的转化治疗

香港大学玛丽医院陈智仁教授领衔的研究团队，开展了一项 TACE、SBRT 及 PD-L1 抑制剂 avelumab 序贯治疗不可切除肝癌的研究方案。

患者入组研究后在第 1 天接受 TACE 治疗，然后在第 28 天接受 SBRT 治疗（27.5～40.0Gy，分 5 次分割），在 SBRT 后 14 天使用 avelumab 治疗（10mg/kg，每 2 周一次，最多 12 周期）。研究主要终点为转化治疗后适合根治性治疗的患者百分比，定义为持续完全缓解或部分缓解至少 2 个月，且可以进行根治性治疗（即肿瘤切除、射频消融或肝移植）的患者。共 33 例纳入了研究，其中 14 例达到完全缓解的患者随后密切随访，另外有 4 例进行了手术或者消融。14 例完全缓解并选择密切监测患者的 24 个月 OS 率为 92%，4 例接受根治性治疗的患者 24 个月 OS 率则为 100%。虽然此项研究的病例数不多，但是从中可以看出 12%（4/33）的初始不可切除的患者经过放疗 + 介入免疫的三联疗法后，获得了根治性治疗的机会。放疗联合靶免治疗合并 PVTT 的研究目前也增加了新的数据：东方肝胆外科医院的一项单臂多中心 II 期临床研究结果显示，放疗联合 T+A 方案治疗合并 PVTT 的 HCC，ORR 达到了 76.6%，中位 OS 9.8 个月，中位 PFS 8.0 个月，安全性可控（图 3-7-3）。

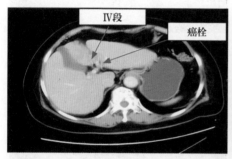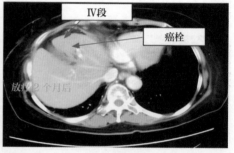

图 3-7-3 肝脏 MRI

注：患者，女，78 岁，肝癌位于IV段，并伴有门静脉左支癌栓，经过放疗 + 仑伐替尼 +PD-1 抗体治疗，2 个月后肿瘤明显缩小，癌栓消失，门静脉左支再通。切除后病理：血管内栓子均被泡沫样组织细胞取代，无健活肿瘤细胞。

预计未来会有越来越多的数据证实针对 PVTT 的肝癌，使用放疗 + 靶免治疗，能够大幅度将 C 期的患者转换成 A 期，使许多原本没有根治机会的患者获得了根治性治疗的机会。

2. 超移植标准肝癌的放疗 + 靶免的桥接治疗

肝癌肝移植的标准有米兰标准、UCSF、杭州标准、上海复旦标准，虽然这些标准对肿瘤的直径或者负荷的要求越来越放宽，但是只要有门静脉或者下腔静脉受侵，无一例外被排除在肝移植以外。

小样本研究显示针对部分伴有门静脉癌栓的肝癌，经过靶免治疗桥接肝移植，OS 延长，同时令人担心的肝脏排斥反应也在可控范围，由此我们想到如果在靶免的基础上再加上放疗效果会不会更好？北京清华长庚医院针对部分患者进行了放疗＋靶免桥接肝移植的尝试，共 12 例患者，其中 8 例达到了 mPR，达到 mPR 的患者的中位生存时间截至目前还没有达到：4 例达到了 pCR，达到 pCR 的 4 例患者全部生存 1 年以上无复发，随访中。

五、结语

早期小肝癌，不适合手术或者消融的患者可以采用 SBRT 进行放疗。不能手术的伴门静脉癌栓，程式Ⅲ，Ⅳ的肝癌，可以采用放疗＋靶免的方式治疗。放疗＋靶免可以作为不可切除肝癌转化治疗方式。放疗＋靶向＋双免疫是未来的研究方向，对于伴有门静脉癌栓的患者，可以采用放疗＋靶免降期后再手术，甚至对于超出上海复旦标准的肝癌，但是肝硬化比较严重，不能承受手术切除的患者，进行放疗＋靶免桥接肝移植，或许是未来研究的方向。

（李广欣　黎功）

参考文献

[1] 周振华，刘鲁明，成文武，等. 立体适形放射治疗联合肝动脉化疗栓塞治疗肝细胞性肝癌的临床研究 [J]. 中华肿瘤杂志，2006，28（3）：222-226.

[2] XI M, ZHANG L, LIU M Z, et al. Dosimetric analysis of tespiratory-gated radiotherapy for hepatocellular carcinoma [J]. Medical Dosimetry, 2011, 36(2): 213-218.

[3] CHEN H Y, HOU Y L, MA X M, et al. CT and MRI in targed delineation in primary hepatocellular carcinoma [J]. Cancer Radiother, 2013, 17(8): 750-754.

[4] TAKEDA A, SANUKI N, TSURUGAI Y, et al. Phase 2 study of stereotactic body radiotherapy and optional transarterial chemoembolization for solitary hepatocellular carcinoma not amenable to resection and radiofrequency ablation [J]. Cancer, 2016, 122: 2041-2049.

[5] SUN J, WANG Q, HONG Z X, et al. Stereotactic body radiotherapy versus hepatic resection for hepatocellular carcinoma (≤5cm): A propensity score analysis [J]. Hepatol Int, 2020, 14(5): 788-797.

［6］SANUKI N, TAKEDA A, OKU Y, et al. Stereotactic body radiotherapy for small hepatocellular carcinoma: A retrospective outcome analysis in 185 patients [J]. Acta Oncol, 2014, 53(3): 399-404.

［7］SU T S, LIANG P, LU H Z, et al. Stereotactic body radiation therapy for small primary or recurrent hepatocellular carcinoma in 132 Chinese patients [J]. J Surg Oncol, 2016, 113(2): 181-187.

［8］CULLETON S, JIANG H, HADDAD C R, et al. Outcomes following definitive stereotactic body radiotherapy for patients with Child-Pugh B or C hepatocellular carcinoma [J]. Radiother Oncol, 2014, 111(3): 412-417.

［9］ZENG Z C, FAN J, TANG Z Y, et al. Prognostic factors for patients with hepatocellular carcinoma with macroscopic portal vein or inferior vena cava tumor thrombi receiving external-beam radiation therapy [J]. Cancer Sci, 2008, 99(12): 2510-2517.

［10］RIM C H, KIM C Y, YANG D S, et al. Comparison of radiation therapy modalities for hepatocellular carcinoma with portal vein thrombosis: A meta-analysis and systematic review [J]. Radiother Oncol, 2018, 129(1): 112-122.

［11］BAI S, WU Y, YAN Y, et al. Evaluation of the efficacy and toxicity of radiotherapy for type Ⅲ-Ⅳ portal vein tumor thrombi [J]. Technol Cancer Res Treat, 2021, 20: 1533033821995286.

［12］NAKAZAWA T, HIDAKA H, SHIBUYA A, et al. Overall survival in response to sorafenib versus radiotherapy in unresectable hepatocellular carcinoma with major portal vein tumor thrombosis: Propensity score analysis [J]. BMC Gastroenterol, 2014, 14: 84.

［13］KOSAKA Y, KIMURA T, KAWAOKA T, et al. Hepatic arterial infusion chemotherapy combined with radiation therapy for advanced hepatocellular carcinoma with tumor thrombosis of the main trunk or bilobar of the portal vein [J]. Liver Cancer, 2021, 10(2): 151-160.

［14］ZHAO Y, ZHU X, WANG H, et al. Safety and efficacy of transcatheter arterial chemoembolization plus radiotherapy combined with sorafenib in hepatocellular carcinoma showing macrovascular invasion [J]. Front Oncol, 2019, 9: 1065.

［15］ZHANG X B, WANG J H, YAN Z P, et al. Hepatocellular carcinoma with main portal vein tumor thrombus: Treatment with 3-dimensional conformal radiotherapy after portal vein stenting and transarterial chemoembolization [J]. Cancer, 2009, 115(6): 1245-1252.

［16］WANG W H, WANG Z, WU J X, et al. Survival benefit with IMRT following narrow-margin hepatectomy in patients with hepatocellular carcinoma close to major vessels [J]. Liver Int, 2015, 35(12): 2603-2610.

［17］WANG L, WANG W, YAO X, et al. Postoperative adjuvant radiotherapy is associated with improved survival in hepatocellular carcinoma with microvascular invasion [J]. Oncotarget, 2017, 8(45): 79971-79981.

［18］WEI X B, JIANG Y B, ZHANG X P, et al. Neoadjuvant three-dimensional conformal radiotherapy for resectable hepatocellular carcinoma with portal vein tumor thrombus: A randomized, open-label, multicenter controlled study [J]. J Clin Oncol, 2019, 37(24): 2141-2151.

［19］MOORE A, COHEN-NAFTALY M, TOBAR A, et al. Stereotactic body radiation therapy (SBRT) for definitive treatment and as a bridge to liver transplantation in early stage inoperable hepatocellular carcinoma [J]. Radiat Oncol, 2017, 12(1): 163.

［20］HUO Y R, ESLICK G D. Transcatheter arterial chemoembolization plus radiotherapy compared with chemoembolization alone for hepatocellular carcinoma: A systematic review and meta-analysis [J]. JAMA Oncol, 2015, 1(6): 756-765.

［21］曾昭冲, 孙建国, 郎锦义. 肝细胞癌放疗降期——从姑息走向根治 [J]. 临床肝胆病杂志, 2020, 36 （2）: 258-262.

［22］ZOU L Q, ZHANG B L, CHANG Q, et al. 3D conformal radiotherapy combined with transcatheter arterial chemoembolization for hepatocellular carcinoma [J]. World J Gastroenterol, 2014, 20(45): 17227-17234.

［23］ONISHI H, NOUSO K, NAKAMURA S, et al. Efficacy of hepatic arterial infusion chemotherapy in combination with irradiation for advanced hepatocellular carcinoma with portal vein invasion [J]. Hepatol Int, 2015, 9(1): 105-112.

［24］LI H, WU Z, CHEN J, et al. External radiotherapy combined with sorafenib has better efficacy in unresectable hepatocellular carcinoma: a systematic review and meta-analysis [J]. Clin Exp Med, 2022.

［25］李广欣，张钰，黎功，等. 真实世界中仑伐替尼治疗不可切除晚期肝细胞肝癌的效果及安全性观察［J］. 临床肝胆病杂志，2020，36（10）：2266-2269.

［26］纪晓权，张爱民，张羧，等. 立体定向放疗序贯仑伐替尼治疗中晚期原发性肝癌的效果与安全性分析［J］. 临床肝胆病杂志，2021，37（9）：2120-2124.

［27］YOO G S, YU J I, PARK H C. Proton therapy for hepatocellular carcinoma: Current knowledges and future perspectives [J]. World J Gastroenterol, 2018, 24(28): 3090-3100.

［28］QI W X, FU S, ZHANG Q, et al. Charged particle therapy versus photon therapy for patients with hepatocellular carcinoma: A systematic review and meta-analysis [J]. Radiother Oncol, 2015, 114(3): 289-295.

［29］梁世雄，蒋国梁，朱小东，等. 原发性肝癌三维适形放疗后放射性肝病的影响因素［J］. 中华放射肿瘤学杂志，2005，14（4）：284-288.

［30］KIM N, CHENG J, JUNG I, et al. Stereotactic body radiation therapy vs. radiofrequency ablation in Asian patients with hepatocellular carcinoma [J]. J Hepatol, 2020, 73(1): 121-129.

第四章

肝癌的系统治疗及其他

第一节

肝癌药物治疗的发展历史

　　肝癌起病隐匿，多数患者在诊断时已经处于中晚期，无法接受手术切除治疗。药物治疗在不能切除肝癌的综合治疗中发挥重要作用，随着靶向药物的应用、免疫治疗的进步，药物治疗的疗效较过去有了显著提高。

一、肝癌化学治疗的临床试验及应用

　　在分子靶向药物应用于肝癌系统治疗之前，化疗药物包括单药和联合化疗是主要的系统治疗方案，在单药的化疗方案中，阿霉素被认为是疗效最好的药物。然而，后续开展的前瞻性随机对照研究显示，尽管有一定的客观缓解率，但毒性反应大，并不是理想的系统治疗方案。其他化疗药物包括氟尿嘧啶及其衍生物、铂类药物、丝裂霉素以及蒽环类化疗药物米托蒽醌等都曾用于肝癌患者的临床研究，客观缓解率大多在 20% 以下，且都缺乏足够的证据表明具有显著的生存获益。

　　2004 年，由我国孙燕教授牵头开展亚砷酸注射液（即三氧化二砷）治疗肝癌的全国多中心临床研究，结果显示接受三氧化二砷治疗的晚期肝癌患者肿瘤客观缓解率（ORR）达到 6.9%，疾病控制率（DCR）达到 76.5%。2007 年秦叔逵教授开展了 FOLFOX4 用于晚期肝癌的系统治疗。该研究为开放性的国际多中心研究，研究结果提示，FOLFOX4 方案治疗组疗效优于阿霉素对照组。2013 年国家药品监督管理局（NMPA）批准 FOLFOX4 方案用于治疗不适合手术切除的局部晚期和转移性肝癌患者。

　　2013 年中国香港的 Yeo 教授开展了由顺铂、干扰素、阿霉素及氟尿嘧啶组成的联合方案（PIAF）治疗不能手术切除肝癌的临床研究，对照组为阿霉素单药治疗。结果显示，尽管 PIAF 方案的缓解率和生存期优于阿霉素

227

（客观缓解率分别为 20.9% 和 10.5%，中位生存期分别为 8.67 个月和 6.83 个月），但差异无统计学意义，且联合化疗组的毒性反应更大，其治疗肝癌的获益未获得认可。

二、肝癌化疗的疗效评估标准

1979 年，WHO 制定了第一个评价实体肿瘤疗效评估标准，即 WHO 标准。WHO 标准采用肿瘤最大长径跟与之垂直的最长径的乘积来评估肿瘤负荷。根据肿瘤负荷对治疗的反应，客观疗效可判定为完全缓解（CR）、部分缓解（PR）、疾病稳定（SD）和疾病进展（PD）。WHO 标准的缺点是没有区分可测量病灶及不可测量病灶，且肿瘤负荷通过测量径线计算乘积来评估，对于体积较小的病灶容易夸大肿瘤变化；没有规定需要测量病灶的数目以及可以测量病灶的限定直径；在疾病进展 PD 的判定中，也没有明确是单个病灶的进展还是全部可测量病灶总和的进展。

鉴于 WHO 标准在实际应用中存在诸多不足之处，欧洲癌症研究与治疗协会、美国和加拿大国立癌症研究所于 2000 年制定了新的实体瘤疗效评价标准（response evaluation criteria in solid tumors，RECIST）1.0。RECEST 1.0 标准对可测量的最小病灶的大小、可测量病灶、不可测量病灶、靶病灶及非靶病灶进行了明确的定义。应用肿瘤最大单径替代双径乘积来评估肿瘤负荷，简化测量方法，减少测量误差且实用性强。保留了 WHO 标准中对肿瘤疗效的四类分级，也把所有病灶完全消失作为肿瘤完全缓解的标准。RECIST 1.0 标准对于疾病进展的判定比 WHO 标准更为严格，PD 定义为出现新病灶或靶病灶长径总和增大超过 20%（WHO 标准为增大超过 25%）。

2009 年，美国临床肿瘤学会和北美放射学会共同讨论并修订了 RECEST 1.0 标准，提出了新的 RECIST 1.1 标准。新的标准主要针对靶病灶的数目、疗效确认的必要性及淋巴结的测量等方面做了更新。与 RECIST 1.0 标准相比，新标准评价病灶数目从最多 10 个减少到最多 5 个，每个器官病灶从最多 5 个减少到最多 2 个；对疾病进展的定义进行了更新，不仅包括原病灶直径总和增大 20%，还要求绝对值至少增大 5mm；明确了有病理意义淋巴结的定义，短径<10mm 的淋巴结视为正常淋巴结，10mm≤短径<15mm 的淋

巴结为有病理意义但不可测量非靶病灶，而短径≥15mm 的淋巴结可作为有病理意义可测量靶病灶，疗效评估时可进行合并计算；对于疗效确认的必要性，新的标准认为，对于以客观缓解率为主要研究终点的新药临床研究，必须进行疗效确认，而以总生存期为主要研究终点的临床研究，不再需要疗效确认。

三、肝癌分子靶向药物治疗

2007 年，第一个肝癌分子靶向药物索拉非尼在晚期肝癌治疗上获得了成功，开启了肝癌靶向治疗的时代。对于肝功能代偿的晚期肝癌，无论是在全球开展的Ⅲ期研究还是在亚洲开展的Ⅲ期研究，索拉非尼均展现了显著的生存获益。2018 年，在经历多个以索拉非尼为对照的临床试验阴性结果后，第二个肝癌一线靶向治疗药物仑伐替尼获批上市，这是基于仑伐替尼一线治疗晚期肝癌的非劣效的研究结果，仑伐替尼中位生存时间与索拉非尼相当（13.6 个月 *vs.* 12.3 个月）。但基于 mRECIST 研究评价标准，仑伐替尼具有更高的客观缓解率（24.1% *vs.* 9.2%）和更长的无进展生存时间（8.9 个月 *vs.* 3.7 个月）。2021 年，中国自主研发的国产创新药物多纳非尼在国内也获批用于晚期肝癌一线靶向治疗。全国多中心 ZGDH3 Ⅲ期临床研究表明，全分析集（FAS）中，多纳非尼治疗的中位生存期为 12.1 个月，索拉非尼组的中位生存期为 10.3 个月，中位生存期的差异具有统计学意义。

晚期肝癌一线治疗不耐受或出现肿瘤进展时，可更换二线靶向治疗药物。目前针对晚期肝癌可选择的二线治疗药物主要包括瑞戈非尼、阿帕替尼、卡博替尼、雷莫西尤单抗等。瑞戈非尼是第一个获批用于晚期肝癌治疗二线治疗的分子靶向药物。2016 年，RESORCE 研究获得阳性结果。瑞戈非尼治疗索拉非尼耐药肝癌患者的疗效优于安慰剂组，客观缓解率（11% *vs.* 4%）及中位生存期（10.6 个月 *vs.* 7.8 个月）均有显著提高。2018 年，CELESTIAL 研究表明，卡博替尼治疗索拉非尼不耐受或者治疗进展的晚期肝癌，与安慰剂组相比，中位生存期（10.2 个月 *vs.* 8.0 个月）和中位无进展生存期（5.2 个月 *vs.* 1.9 个月）均得到了延长。同年，REACH-2Ⅲ期国际多中心随机对照临床研究中，雷莫西尤单抗被证明能够延长索拉非尼治疗后进展、甲胎蛋白≥400ng/ml 的晚期肝细胞癌患者的总体生存期（8.5 个月 *vs.* 7.3 个月），为晚期肝癌的二线靶向治疗又提供了新的治疗选择。2021 年，AHELP 临床研究证实了中国原研药物阿帕替尼二线治疗晚期肝癌的有效性和安全性。与安慰剂组相比，阿帕替尼治疗组肿瘤客观缓解率提高（10.7% *vs.* 1.5%），中位无进展生存期（4.5 个月 *vs.* 1.9 个月）和总体生存期（8.7 个月 *vs.* 6.8 个月）均得到了改善。

四、肝癌免疫治疗显著改善了晚期肝癌患者生存

肿瘤免疫疗法是 21 世纪肿瘤治疗领域中最具发展前景的治疗成果。基础研究发现，肿瘤细胞表面表达多种免疫抑制配体蛋白，能够与活化的 T 淋巴细胞受体结合，抑制 T 淋巴细胞发挥抗肿瘤免疫作用，逃避机体的免疫杀伤。这些具有免疫抑制性的免疫检查点包括 PD-1，PD-L1 和 CTLA-4 等。目前，以免疫检查点抑制剂为代表的免疫治疗在中晚期肝癌治疗中取得显著疗效，已经成为晚期肝癌一线及二线治疗的主要治疗方案。

纳武利尤单抗是肝癌临床实践中使用的第一个免疫检查点抑制剂，于 2017 年首次用于索拉非尼治疗失败后的晚期肝癌患者。262 例 HCC 患者中，客观缓解率达到 20%，疾病控制率为 64%，中位无进展生存期（PFS）为 4.0 个月，6 个月总生存率达到 83%，9 个月生存率为 74%。另一种抗PD-1 抗体帕博利珠单抗治疗索拉非尼靶向治疗失败的晚期肝癌，客观缓解率也达到 17%，1 年总体生存率达到 54%。基于上述 CheckMate-040 研究和KEYNOTE-224 研究，美国食品药品管理局（FDA）批准纳武利尤单抗和帕博利珠单抗用于晚期肝癌的二线治疗。然而，两项国际多中心Ⅲ期临床研究 CheckMate-459 和 Keynote-240 的阴性结果表明，单一 PD-1 抗体治疗晚期肝癌总体有效率并不理想。近年，ICIs 在晚期肝癌的成功主要基于联合免疫治疗。

2020 年 10 月，依据Ⅲ期临床研究 IMbrave150 的阳性结果，国家药品监督管理局（NMPA）批准阿替利珠单抗联合贝伐珠单抗（T+A 方案）用于肝癌的一线治疗，从而使肝癌一线治疗有了免疫治疗的选择。IMbrave150 研究表明，在全球人群中，阿替利珠单抗联合贝伐珠单抗对比索拉非尼显著改善

OS（19.2 个月 *vs.* 13.2 个月）和 PFS（6.8 个月 *vs.* 4.3 个月）。在客观缓解率方面，T+A 治疗组肿瘤客观缓解率明显高于索拉非尼治疗组（RECIST 1.1 标准为 27.3% *vs.* 11.9%，mRECIST 标准为 33.2% *vs.* 13.3%）。在中国人群的亚组分析中，接受 T+A 治疗对比全球人群，生存获益更加显著，中位生存期明显延长（24.0 个月 *vs.* 11.4 个月）。继 IMbrave150 临床研究获得阳性结果后，令人瞩目的 LEAP-002 临床研究（探索帕博利珠单抗联合仑伐替尼对比仑伐替尼单药治疗不可切除肝细胞癌）在 2022 年欧洲肿瘤内科学会年会公布了其研究结果。遗憾的是，无论在总体生存时间和无进展生存时间上均未达到预设的终点。

2021 年，由樊嘉教授牵头的 ORIENT-32 Ⅲ期临床研究全文发表于国际顶级生物医学期刊 *The Lancet Oncology*，研究探索了信迪利单抗联合 IBI305（贝伐珠单抗类似物）对比索拉非尼治疗晚期肝癌的疗效。研究结果表明，对比索拉非尼，信迪利单抗联合 IBI305 无论在总体生存期还是无进展生存期均有获益，联合治疗组死亡风险下降 43%，肿瘤进展风险降低 44%，肿瘤客观缓解率显著提高（21% *vs.* 4%）且安全可控。2023 年，由秦叔逵教授牵头的 CARES-310 研究发表于 *The Lancet* 主刊。该研究结果显示，阿帕替尼联合卡瑞利珠单抗一线治疗晚期肝癌患者具有显著的生存获益和可耐受的安全性，中位总生存期达到 22.1 个月。在二线治疗方面，基于国内秦叔逵教授和任正刚教授牵头的临床研究，卡瑞利珠单抗于 2020 年 3 月被国家药品监督管理局批准，用于既往接受过索拉非尼和 / 或含奥沙利铂系统化疗的肝细胞癌患者。基于任正刚教授担任国内牵头研究者的替雷利珠单抗用于肝癌二线以上治疗的全球、多中心Ⅱ期临床研究（RATIONALE-208）结果，替雷利珠单抗也被国家药监局批准用于经过系统治疗失败的肝细胞癌患者的二线治疗。

近年来，另一个免疫检查点抑制剂——CTLA-4 抗体在晚期肝癌的治疗中也逐渐崭露头角。机制上，免疫检查点 CTLA-4 和 PD-1/PD-L1 在机体抗肿瘤免疫反应的不同阶段发挥作用。CTLA-4 主要作用于 T 淋巴细胞与抗原呈递细胞接触后的初始活化阶段；而 PD-1 发挥作用是在效应性 T 细胞识别肿瘤细胞抗原的外周阶段，因此二者在作用机制上具有联合应用的基础。伊匹木单抗是 2010 年批准用于肿瘤治疗的第一个 CTLA-4 抗体，与其他 ICIs

联合在多种实体瘤被证实能够提高疗效。根据 CheckMate-040 的研究结果，伊匹木单抗联合纳武利尤单抗（O+Y）治疗晚期肝癌中位生存期达到 22 个月，36 个月生存率为 42%，显示了良好的生存获益，成为首个 FDA 批准用于晚期肝细胞癌二线治疗的双免疫疗法。

2022 年 10 月，美国 FDA 依据 HIMALAYA 研究的结果，批准了 CTLA-4 抗体替西木单抗（tremelimumab）与 PD-L1 抗体度伐利尤单抗（durvalumab）的免疫联合疗法（STRIDE 方案），用于不可手术切除的肝细胞癌的一线治疗。与索拉非尼相比，STRIDE 方案治疗组患者总生存期明显延长（中位 OS：16.4 个月 vs. 13.8 个月，HR=0.78；P=0.003 5）。安全性方面，双免疫治疗组患者的不良反应总体可控。HIMALAYA 研究是第一个双免疫疗法在肝癌一线治疗中获得阳性结果的Ⅲ期临床研究，具有重要的里程碑意义。

五、分子靶向药物治疗及免疫治疗带来肿瘤疗效评估方法和结局指标的变革

与细胞毒性药物不同，分子靶向药物能够显著延长肝癌患者生存期，但大多数患者对治疗反应表现为肿瘤坏死或肿瘤活性消失，通过 CT 或 MRI 检查，病灶表现为动脉期强化程度减弱，并非肿瘤直径缩小。因此，在肝细胞癌中，以肿瘤解剖学为评估基础的 RECIST 标准并不能准确地体现靶向药物或局部治疗的实际疗效。基于 RECIST 标准在肝癌应用中的局限性，2009 年，Lencioni 教授提出了 mRECIST 标准，以存活肿瘤作为测量对象，通过增强 CT 或 MRI 动脉期肿瘤强化区的直径测量来评价疗效。

和 RECIST 1.1 标准相比，对于肝内病灶，mRECIST 将肝内肿瘤病灶分为典型 HCC 病灶和非典型 HCC 病灶。典型 HCC 病灶在 CT 或 MRI 增强扫描上显示瘤内非边缘性强化，对于此类病灶，mRECIST 标准要求测量病灶的强化部分最长径，避开肿瘤坏死区域。而对于非典型病灶，评估与 RECIST 1.1 标准保持一致。评估靶向药物疗效时，靶病灶的选择建议优先选择典型 HCC 病灶，能够更好地反映药物的真实疗效。此外，mRECIST 标准对肿瘤完全缓解的定义为靶病灶肿瘤内动脉期强化消失，即完全没有造影剂摄取，和 RECIST1.1 标准不同。对于肝内出现的新病灶，mRECIST 标准规定，新

出现长径≥1cm的典型HCC病灶才可视为新病灶，如新发肝内病灶为非典型强化，不能作为确定的肿瘤进展，只能作为可疑病灶评估，须进一步随访判断。mRECIST标准对于淋巴结的评估需要区分肝门区淋巴结及非肝门区淋巴结。对于非肝门区淋巴结，mRECIST标准沿用了RECIST 1.1标准，短径≥1.5cm的淋巴结作为可测量和可评估的靶病灶。但对于肝门区淋巴结，mRECIST标准要求只有在短径超过2cm时，才能作为靶病灶评估。对于门静脉癌栓，mRECIST标准和RECIST 1.1标准一致，将其视为非靶病灶评估，而如果随访中发现门静脉癌栓内的强化消失，可视为非靶病灶完全缓解。由于肝癌患者常常合并肝硬化，腹腔积液和胸腔积液较常见。mRECIST标准认为，在治疗过程中新出现腹腔或胸腔积液不应被视为肿瘤进展，除非有确凿的病理学证据才能作为非靶病灶评估。

有研究表明，mRECIST标准和RECIST 1.1标准相比，更为准确地反映了肝癌患者的实际疗效，而且其评价的效果与患者的生存期或预后更加相关。近年来，包括REFLECT研究在内的多项肝癌随机对照Ⅲ期临床研究中已经采用mRECIST标准作为研究终点指标，但作为主要终点指标，目前仍较多地采用RECIST1.1标准。

随着免疫治疗时代的到来，用传统的RECIST 1.1标准评价免疫治疗疗效出现了既往未曾遇到的难题。部分患者接受免疫治疗后，短期内出现肿瘤体积增加，这种肿瘤的增大不一定是肿瘤进展，有可能是免疫细胞浸润导致的假性进展。为了弥补RECIST 1.1标准在免疫治疗药物临床试验应用中的不足，2017年RECIST工作组提出了一个新的判断标准，iRECIST标准。与RECIST 1.1标准相比，iRECIST标准沿用了RECIST 1.1标准对可测量和不可测量病灶的定义，靶向病灶的定义也与RECIST 1.1标准相同。该标准与RECIST 1.1标准最大的不同，是界定了肿瘤免疫治疗期间发生的延迟治疗效应。iRECIST标准将治疗期间的新发病灶归为未确认的疾病进展（immune unconfirmed progressive disease，iUPD）；继续用药再次进行影像评估（4～8周）如果发现更多新发病灶，或原有新发病灶增大时（新发靶病灶总共≥5mm，或新发非靶病灶增大），则为确认的疾病进展（immune confirmed progressive disease，iCPD），而之前无记录的新发病灶也可确认iCPD。对于肿瘤稳定或缓解也称为免疫疾病稳定（immune stable disease，iSD），免疫完全缓解（immune complete response，iCR），免疫部分缓解（immune partial response，iPR）。然而，目前 iRECIST 疗效评估标准的临床应用还处于探索阶段，存在尚未解决的临床问题，例如对于超进展患者的肿瘤评估问题。在临床试验或真实世界研究过程中，iRECIST 评估标准还不能完全代替 RECIST 1.1 标准，但作为探索性的评估标准，其评估结果可以作为次要研究终点。

六、肝癌药物治疗的展望与挑战

自 20 世纪 50 年代，化疗开始用于肝癌治疗以来，肝癌的系统治疗进展缓慢。直到 2007 年，第一个分子靶向药物索拉非尼获批用于肝癌治疗。可以看到，从肝癌的化疗到靶向治疗整整跨越了半个世纪。此后，又经历了 10 年的沉寂，仑伐替尼、瑞戈非尼、卡博替尼、雷莫西尤单抗等相继被批准应用于肝癌一线或二线治疗。随着 2017 年纳武利尤单抗、2018 年帕博利珠单抗相继获批用于肝癌治疗，免疫治疗在随后的几年成为肝癌一线治疗方案，晚期肝癌的中位生存期已经接近 2 年，随着多学科综合治疗的合理应用，晚期肝癌的预后还会进一步改善。

目前认为，免疫治疗或靶向免疫联合治疗客观缓解率低的主要原因在于肝癌的固有耐药。对于分子靶向药物和免疫治疗的疗效预测，还缺乏明确的生物标记物。如何提高免疫细胞的杀伤活性，克服肿瘤微环境的免疫抑制因素是当前免疫治疗面临的重大挑战。

可以预见的是，系统治疗药物的应用在肝癌的全程管理中将占据越来越重要的地位。现阶段最佳治疗策略仍是基于多学科团队（MDT）的综合治疗，合理应用各种肝癌系统治疗及局部治疗方法，制订最佳的个体化综合治疗方案，正确管理药物的副作用，重视患者的生活质量指标，使患者能够高质量长期生存。

（任正刚　殷欣）

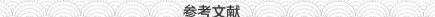

参考文献

［1］ LEE Y T. Systemic and regional treatment of primary carcinoma of the liver [J]. Cancer Treatment Reviews, 1977, 4(3): 195-212.

［2］ LAI C L, WU P C, CHAN G C, et al. Doxorubicin versus no antitumor therapy in inoperable hepatocellular carcinoma, a prospective randomized trial [J]. Cancer, 1988, 62(3): 479-483.

［3］ 钱军，秦叔逵，何泽明，等. 三氧化二砷治疗中晚期原发性肝癌的临床研究［J］. 中华肝脏病杂志，2002，10（1）：63.

［4］ QIN S, BAI Y, LIM H Y, et al. Randomized, multicenter, open-label study of oxaliplatin plus fluorouracil/leucovorin versus doxorubicin as palliative chemotherapy in patients with advanced hepatocellular carcinoma from Asia [J]. J Clin Oncol, 2013, 31(28): 3501-3508.

［5］ KOHN K W, JACKMAN J, O'CONNOR P M. Cell cycle control and cancer chemotherapy [J]. J Cell Biochem, 1994, 54(4): 440-452.

［6］ YEO W, MOK T S, ZEE B, et al. A randomized phase Ⅲ study of doxorubicin versus cisplatin/interferonα-2b/doxorubicin/fluorouracil (PIAF) combination chemotherapy for unresectable hepatocellular carcinoma [J]. J Natl Cancer Inst, 2005, 97(20): 1532-1538.

［7］ PALMER M K. WHO handbook for reporting results of cancer treatment [J]. British Journal of Cancer, 1979, 45(3): 484-485.

［8］ THERASSE P, ARBUCK S G, EISENHAUER E A, et al. New guideline to evaluate the response to treatment in solid tumors [J]. J Natl Cancer Inst, 2000, 92(3): 205-216.

［9］ EISENHAUER E A, THERASSE P, BOGAERTS J, et al. New response evaluation criteria in solid tumours: Revised RECIST guideline (version 1.1) [J]. Eur J Cancer, 2009, 45(2): 228-247.

［10］ CHENG A L, KANG Y K, CHEN Z, et al. Efficacy and safety of sorafenib in patients in the Asia-Pacific region with advanced hepatocellular carcinoma: A phase Ⅲ randomised, double-blind, placebo-controlled trial [J]. Lancet Oncol, 2009, 10(1): 25-34.

［11］ KUDO M, FINN R S, QIN S, et al. Lenvatinib versus sorafenib in first-line treatment of patients with unresectable hepatocellular carcinoma: A randomised phase 3 non-inferiority trial [J]. Lancet, 2018, 391(10126): 1163-1173.

［12］ QIN S, BI F, GU S, et al. Donafenib versus sorafenib in first-line treatment of unresectable or metastatic hepatocellular carcinoma: a randomized, open-label, parallel-controlled phase Ⅱ-Ⅲ trial [J]. J Clin Oncol, 2021, 39(27): 3002-3011.

［13］ BRUIX J, QIN S, MERLE P, et al. Regorafenib for patients with hepatocellular carcinoma who progressed on sorafenib treatment (RESORCE): A randomised, double-blind, placebo-controlled, phase 3 trial [J]. Lancet, 2017, 389(10064): 56-66.

［14］ ABOU-ALFA G K, TIM M, ANN-LII C, et al. Cabozantinib in patients with advanced and progressing hepatocellular carcinoma [J]. New England Journal of Medicine, 2018, 379(1): 54-63.

［15］ ZHU A X, KANG Y K, YEN C J, et al. Ramucirumab after sorafenib in patients with advanced hepatocellular carcinoma and increasedα-fetoprotein concentrations (REACH-2): A randomised, double-blind, placebo-controlled, phase 3 trial [J]. Lancet Oncol, 2019, 20(2): 282-296.

［16］ QIN S, LI Q, GU S, et al. Apatinib as second-line or later therapy in patients with advanced hepatocellular carcinoma (AHELP): A multicentre, double-blind, randomised, placebo-controlled, phase 3 trial [J]. Lancet Gastroenterol Hepatol, 2021, 6(7): 559-568.

［17］ EL-KHOUEIRY A B, SANGRO B, YAU T, et al. Nivolumab in patients with advanced hepatocellular carcinoma (CheckMate 040): An open-label, non-comparative, phase 1/2 dose escalation and expansion trial [J]. Lancet, 2017, 389(10088): 2492-2502.

[18] ZHU A X, FINN R S, EDELINE J, et al. Pembrolizumab in patients with advanced hepatocellular carcinoma previously treated with sorafenib (KEYNOTE-224): A non-randomised, open-label phase 2 trial [J]. Lancet Oncol, 2018, 19(7): 940-952.

[19] FINN R S, QIN S, IKEDA M, et al. Atezolizumab plus bevacizumab in unresectable hepatocellular carcinoma [J]. N Engl J Med, 2020, 382(20): 1894-1905.

[20] FINN R S, KUDO M, MERLE P, et al. LBA34 Primary results from the phase 3 LEAP-002 study: Lenvatinib plus pembrolizumab versus lenvatinib as first-line (1L) therapy for advanced hepatocellular carcinoma (aHCC) [J]. Annals of Oncology, 2022, 33(S7): S1401.

[21] REN Z, XU J, BAI Y, et al. Sintilimab plus a bevacizumab biosimilar (IBI305) versus sorafenib in unresectable hepatocellular carcinoma (ORIENT-32): A randomised, open-label, phase 2-3 study [J]. Lancet Oncol, 2021, 22(7): 977-990.

[22] QIN S, CHAN S L, GU S, et al. Camrelizumab plus rivoceranib versus sorafenib as first-line therapy for unresectable hepatocellular carcinoma (CARES-310): A randomised, open-label, international phase 3 study [J]. Lancet, 2023, 402(10408): 1133-1146.

[23] QIN S, REN Z, MENG Z, et al. Camrelizumab in patients with previously treated advanced hepatocellular carcinoma: A multicentre, open-label, parallel-group, randomised, phase 2 trial [J]. Lancet Oncol, 2020, 21(4): 571-580.

[24] REN Z, DUCREUX M, ABOU-ALFA G K, et al. Tislelizumab in patients with previously treated advanced hepatocellular carcinoma (RATIONALE-208): A multicenter, non-randomized, open-label, phase 2 trial [J]. Liver Cancer, 2022, 12(1): 72-84.

[25] ABOU-ALFA G K, LAU G, KUDO M, et al. Tremelimumab plus durvalumab in unresectable hepatocellular carcinoma [J]. NEJM Evid, 2022, 1(8).

[26] LENCIONI R, LLOVET J M. Modified RECIST (mRECIST) assessment for hepatocellular carcinoma [J]. Seminars in Liver Disease, 2010, 30: 52-60.

[27] VINCENZI B, MAIO M D, SILLETTA M, et al. Prognostic relevance of objective response according to EASL criteria and mRECIST criteria in hepatocellular carcinoma patients treated with loco-regional therapies: A literature-based meta-analysis [J]. PLoS ONE, 2015, 10(7): e0133488.

[28] SEYMOUR L, BOGAERTS J, PERRONE A, et al. iRECIST: Guidelines for response criteria for use in trials testing immunotherapeutics [J]. Lancet Oncol, 2017, 18 (3): e143-e152.

[29] SHARMA P, HU-LIESKOVAN S, WARGO J A, et al. Primary, adaptive, and acquired resistance to cancer immunotherapy [J]. Cell, 2017, 168(4): 707-723.

[30] JOHNSTON M P, KHAKOO S I. Immunotherapy for hepatocellular carcinoma: Current and future [J]. World J Gastroenterol, 2019, 25(24): 2977-2989.

肝癌免疫治疗的前进方向

一、肝细胞癌的免疫特征

肝脏是一个关键的、具有特殊免疫系统的器官。肝脏是检测通过肠道进入人体的病原体的理想位置，它的巧妙解剖结构是为了检测、捕获和清除细菌、病毒和大分子。肝脏包含了体内最大的吞噬细胞集合（如 Kupffer 细胞）和先天免疫细胞，是人体与外界的重要屏障。由于肝门静脉运输来大量外来但无害的分子（如食物上的抗原），健康肝脏的默认免疫状态需要保持抗炎或免疫耐受；然而在需要的条件下，肝脏能够启动快速且强大的免疫反应。这种免疫和耐受之间的平衡对肝脏功能至关重要。

肝细胞癌（HCC）的发生与肝脏免疫系统息息相关。例如，在慢性肝病（坏死性炎症）中，促炎症信号（IL-2、IL-7、IL-12、IL-15 和 IFN-γ）打破了肝脏的免疫耐受，导致细胞死亡、代偿性再生和肝纤维化，这些反应共同诱发肿瘤。此时，由于抗炎细胞因子（IL-10、IL-13 和 TGF-β）的产生，导致免疫系统失调，从而抑制了有效的抗肿瘤免疫反应，肝细胞癌得以进一步发展。

虽然肝脏中含有多种具有免疫调节功能的 $CD4^+T$ 细胞亚型和具有细胞毒性的 $CD8^+T$ 细胞，但是这些细胞很少能够自行控制晚期 HCC，在这种情况下，人们对外源性免疫疗法寄予厚望。近年来，随着肿瘤免疫治疗的飞速发展及对肝癌免疫微环境认识的不断深入，以免疫检查点抑制剂为导向的新型系统治疗越来越受到关注，除此之外，还有如过继细胞疗法和治疗性疫苗等方法也在肿瘤治疗中发挥作用。在本章节中，我们将总结目前肝癌免疫治疗领域已取得的进展，探寻肝癌免疫治疗进一步的发展方向。

二、免疫检查点抑制剂在肝细胞癌的应用发展方向

在人类癌症治疗领域，目前研究最多的免疫检查点抑制剂（ICI）靶点包括 PD-1、CTLA-4、LAG-3、TIM-3 和 TIGIT。这些免疫检查点通常表达在 T 细胞或 NK 细胞上，通过与抗原呈递细胞（APC）或肿瘤细胞上表达的配体相互作用，抑制 T 细胞或 NK 细胞的增殖和活化。

目前为止，晚期肝癌领域已有纳武利尤单抗（nivolumab，PD-1 单抗），帕博利珠单抗（pembrolizumab，PD-1 单抗），阿替利珠单抗（atezolizumab，PD-L1 单抗），卡瑞利珠单抗（camrelizumab，PD-1 单抗），替雷利珠单抗（tislelizumab，PD-1 单抗），度伐利尤单抗（durvalumab，PD-L1 单抗）和替西木单抗（tremelimumab，CTLA-4 单抗）等可及药物，这些免疫检查点抑制剂的临床试验正在如火如荼地开展中，包括单药使用以及与靶向、化疗药物的联用方案。2020 年，基于 IMbrave150 试验结果，阿替利珠单抗联合贝伐珠单抗（VEGF 单抗）的组合疗法被批准作为晚期肝癌一线治疗。但是，传统的免疫检查点抑制剂存在客观缓解率低（帕博利珠单抗和纳武利尤单抗单药对晚期 HCC 的客观缓解率为 15%～20%）、患者容易耐药等不足之处，开发靶向新的免疫检查点的疗法已经刻不容缓。

（一）TIM-3

TIM-3 又称为甲型肝炎病毒细胞受体 -2（hepatitis A virus cellular receptor 2，HAVCR2），是一种免疫抑制性表面分子，在 T 细胞、Treg 细胞、DC 细胞、NK 细胞、巨噬细胞以及 HCC 上表达，TIM-3 的激活导致 $CD8^+T$ 细胞免疫耗竭，并且可以刺激巨噬细胞向 M2 型极化，通过增加 IL-6 的分泌促进肿瘤生长。TIM-3 的表达与人类癌症的不良预后相关。

TIM-3 能够成为未来肿瘤免疫疗法靶标的重要原因之一，便是其具有与 PD-1 共表达的特点。在临床前模型中，在 $CD4^+T$ 细胞和 $CD8^+T$ 细胞中都观察到 TIM-3 和 PD-1 的共同表达，而且 $TIM\text{-}3^+PD\text{-}1^+T$ 细胞似乎功能最差，与 $TIM\text{-}3^-T$ 细胞相比，其表达的效应细胞因子 IFN-γ、TNF 和 IL-2 的数量明显更低。此外，经过靶向 PD-1 治疗后，TIM-3 可被上调，这个过程已被证明是由 PI3K-AKT 途径介导的。在黑色素瘤、结直肠癌和急性髓系白血病的小

鼠模型中，TIM-3 和 PD-1 的联合阻断比单独阻断 PD-1 能更大程度地恢复 T 细胞反应。

有多项 TIM-3 抑制剂正在临床开发中。包括 BMS-986258（NCT03446040，与 PD-1 抗体联用），TSR-022（NCT03680508，与 PD-1 抗体联用），INCAGN 02390（NCT03652077，单药疗法），RO7121661（NCT03708328，PD-1/TIM-3 双抗）等。其中，TSR-022 单抗专注于 HCC 患者（NCT03680508），该 Ⅱ 期研究使用抗 TIM-3 抗体 TSR-022 与抗 PD-1 抗体联合治疗既往未接受全身治疗的、巴塞罗那分期 B/C 期 HCC 患者，研究正在进行中，目前尚未报告中期数据。

（二）LAG-3

淋巴细胞激活基因蛋白 -3（lymphocyte activation gene protein-3，LAG-3）是抑制 T 细胞功能的另一免疫检查点，在肿瘤浸润淋巴细胞（CD4$^+$ 和 CD8$^+$T 细胞）、Treg、NK/T 细胞、B 细胞、NK 细胞、浆细胞样树突状细胞（pDC）和肿瘤相关巨噬细胞（TAMs）上表达。它通过抑制 T 细胞增殖和活化、诱导 Treg 和阻断来自 APC 的 T 细胞活化信号来调节免疫反应。与 TIM-3 类似，LAG-3 通常与 PD-1 在耗竭的 T 细胞中共表达，这种共表达模式有助于免疫检查点抑制剂治疗抵抗的形成。LAG-3 表达也与包括 HCC 在内的多种人类癌症的不良预后有关。

众多临床前数据表明 LAG-3 抑制剂具有很强的抗肿瘤功效，尤其是当其与抗 PD-1 药物联合使用时。在 HCC 患者中研究的 LAG-3 抑制剂主要包括 INCAGN02385（NCT03538028，单药）、Relatlimab（NCT04567615，与 PD-1 抗体联用）、XmAb22841（NCT03849469，与 PD-1 抗体联用）。2022 年 ESMO 上，INCAGN02385 单一疗法报告了良好的耐受性，研究者决定选择 350mg，q2w. 的剂量，与其他免疫疗法联合后在 Ⅰb/Ⅱ 期研究中（NCT04370704、NCT05287113）进一步研究。另外，Ⅱ 期研究 RELATIVITY-073 主要关注 Relatlimab 与纳武利尤单抗联合治疗未接受肿瘤免疫治疗的晚期 HCC 患者，该试验预计在 2025 年完成。

（三）TIGIT

T 细胞免疫球蛋白和 ITIM 结构域蛋白（T cell immunoreceptor with immunoglobulin and ITIM domains，TIGIT）在活化的 NK 和 T 细胞以及静息条件下的 Treg 和 Th 细胞群上表达，以发挥免疫抑制作用。临床研究发现 TIGIT 在晚期肝纤维化患者和慢性病毒性肝炎患者中上调。在 HCC 的临床前模型中，TIGIT 的表达有助于形成对抗 PD-1 治疗的潜在耐药性。在临床样本中，TIGIT 表达水平随着 AFP 水平而增加。

Tiragolumab 是一种抗 TIGIT 抗体，2020 年，基于 II 期 CITYSCAPE 研究的良好数据，Tiragolumab 联合阿替利珠单抗用于一线治疗 PD-L1 高表达且 *EGFR* 或 *ALK* 无突变的转移性非小细胞肺癌获得了 FDA 的突破性疗法认定，与单独使用阿替利珠单抗相比，联合疗法将死亡风险降低了 38%，并将总体反应率提高了 18%（38.8% *vs.* 20.6%）。一项针对局部晚期或转移性肝细胞癌患者的 I b/ II 期研究（Morpheus-Liver）探究了 Tiragolumab、阿替利珠单抗（PD-L1 抗体）、贝伐珠单抗（VEGF 抗体）三药联用的治疗效果。该研究共纳入 58 例患者，其中对照组（阿替利珠单抗 + 贝伐珠单抗 + 安慰剂）18 例，试验组 40 例。结果显示，相较于对照组，治疗组患者的 ORR 高了 2.83 倍（42.5% *vs* 11.1%），PFS 高了 1.6 倍（11.1 个月 *vs* 4.2 个月）。

其他几种 TIGIT 单克隆抗体目前正在进行早期临床试验，包括 Vibostolimab（NCT02964013，与 PD-1 抗体联用）、Etigilimab（NCT04761198，与 PD-1 抗体联用）、Domvanalimab（NCT05502237，与 PD-1 抗体联用）、BMS-986207（NCT02913313，与 PD-1 抗体联用）和 ASP8374（NCT03260322，与 PD-1 抗体联用）等。可以发现，大多数研究均采用 TIGIT 抗体与 PD-1 或 PD-L1 抗体联合，且研究癌种集中于非小细胞肺癌。

（四）CD47

CD47 在正常细胞中广泛表达。它属于免疫球蛋白超家族，向巨噬细胞和其他吞噬细胞发出"别吃我"的信号。CD47 与其在巨噬细胞上的受体信号调节蛋白（SIRPa）结合会抑制巨噬细胞的吞噬作用，并可能促进肿瘤形成。因此，CD47 在各种血液肿瘤和实体瘤上过度表达以逃避细胞免疫反应，包括 HCC。临床前研究证实，阻断 CD47 信号可以抑制 HCC 肿瘤模型的生长并恢复其对化疗的敏感性。

该靶点目前的治疗方法集中于抑制 CD47-SIRPa 结合以激活免疫细胞对癌细胞的吞噬作用，进展最快的 Magrolimab 在多发性骨髓瘤患者中获得了 FDA 突破性疗法的认证，其他药物包括 ALX148（NCT05002127）、AO-176（NCT04445701）等，但这些药物尚未在 HCC 中进行专门研究。

（五）新的免疫检查点抑制剂联合疗法探索

伞式临床研究 MORPHEUS Liver（NCT04524871）探索了新型免疫检查点抑制剂与现有药物的联合疗法，此项研究预计纳入 280 位局部晚期、转移性或不可切除的 HCC 患者，这些患者需未经过系统治疗且 Child-Pugh 评分为 A。在第一阶段中，测试了在阿替利珠单抗联合贝伐珠单抗的基础上加入 Tiragolumab（抗 TIGIT）、Tocilizumab（抗 IL-6R）、SAR439459（抗 TGF-β）、TPST-1120（PPARα 抑制剂），以及 RO7247669（PD-1、LAG-3 双特异性抗体）联合贝伐珠单抗的效果。主要终点设置为 ORR，次要终点为 OS、PFS、持续缓解时间和安全性，试验预计于 2025 年完成。

三、过继细胞疗法在肝细胞癌的应用

除了免疫检查点抑制剂，HCC 的过继细胞疗法是另一个有前途的免疫治疗方法。靶向肿瘤相关抗原（tumor associated antigen，TAA，指在肿瘤细胞上高表达但同时表达在健康组织表达的抗原）和癌睾抗原（指仅表达于癌细胞和生殖组织而非成人体细胞组织的抗原）的细胞疗法，例如靶向甲胎蛋白（AFP）、Glypican-3（GPC-3）或 CD133 的 T 细胞受体 T 细胞（TCR-T）疗法和嵌合抗原受体 T 细胞疗法（CAR-T）正受到很大关注，并已在早期临床试验中报告了客观缓解情况。

（一）嵌合抗原受体 T 细胞疗法（CAR-T）

嵌合抗原受体（chimeric antigen receptor，CAR）是一种由 DNA 序列编码的合成蛋白质。该序列包括了单链免疫球蛋白的细胞外结构域、T 细胞受体（TCR）ζ 链的细胞内结构域以及一个或多个共刺激分子结构域，常用的共刺激分子包括 CD28 和 4-1BB 等。CAR 的细胞外结构域可以靶向靶细胞表面膜抗原，从而引导 T 细胞攻击靶细胞。当前的 CAR-T 领域研究最为充分的包括在淋巴恶性肿瘤（如急性淋巴细胞白血病、非霍奇金淋巴瘤等）上表达的 CD19，和在多发性骨髓瘤的恶性浆细胞上表达的 B 细胞成熟抗原（B cell mature antigen，BCMA）。从设计原理可知，CAR-T 细胞对于目标抗原的识别不受主要组织相容性复合体（MHC）分子的限制，这增强了 CAR-T 在临床上的适用性，但 CAR-T 细胞针对的靶抗原需要在靶细胞膜上表达。

（二）T 细胞受体 T 细胞疗法（TCR-T）

TCR-T 的设计思想是用 T 细胞受体（T cell receptor，TCR）的序列改造 T 细胞，在这种情况下，对靶抗原的识别不仅限于膜抗原，还允许识别肿瘤抗原肽 -MHC 复合物。由于肿瘤来源的蛋白质可以被蛋白酶处理并由 MHC 呈递，所以肿瘤细胞膜上和细胞内的抗原都能被 TCR-T 细胞识别。因此，TCR-T 疗法可能比 CAR-T 疗法更适用于治疗实体瘤。然而，TCR-T 疗法的应用具有 MHC 限制性，这导致 TCR-T 仅能应用于表达最广泛的 HLA 亚型人群中。

（三）嵌合抗原受体 NK 细胞疗法（CAR-NK）

在肝脏中，NK 细胞的比例明显高于外周血和脾脏。因此，NK 细胞被认为在预防和治疗 HCC 方面发挥着重要作用，并被认为是治疗 HCC 的潜在细胞治疗资源。用于生成 CAR-T 细胞的策略也可以应用于 NK 细胞以生成 CAR-NK 细胞，此外，因为寿命比 CAR-T 细胞短，CAR-NK 细胞被认为可以降低自身免疫和肿瘤转化的风险。由于 CAR-NK 细胞可以从多种来源获得，包括 NK-92 细胞系、外周血单个核细胞（PBMC）、脐带血和诱导多能干细胞，所以 CAR-NK 细胞可以直接作为"现货"供应，而不需要像传统 CAR-T 疗法那样需要"个性化定制"。

（四）肝细胞癌过继细胞疗法重要靶点

1. Glypican-3（GPC-3）

GPC-3 是控制细胞分裂和生长调节的硫酸乙酰肝素蛋白聚糖家族的成

员，在超过 70% 的 HCC 中表达，但在非恶性组织中很少表达。事实上，免疫组化染色显示 GPC-3 阳性可用于区分 HCC 和肝硬化肝脏发育不良。研究表明，肿瘤细胞 GPC-3 高表达与 HCC 预后差相关。GPC-3 单克隆抗体及 ADC 药物用于治疗 HCC 已被广泛研究，也有许多临床前研究证据支持使用靶向 GPC-3 过继细胞疗法治疗 HCC。

2020 年 8 月，上海交通大学发表了靶向 GPC-3 CAR-T 细胞的 I 期试验结果。在两项前瞻性 I 期研究（NCT02395250 和 NCT03146234）中，晚期 GPC-3$^+$ 的 HCC 患者（Child-Pugh A）接受了环磷酰胺和氟达拉滨预处理，诱导淋巴细胞耗竭后接受了自体 GPC-3 CAR-T 细胞治疗。研究纳入 13 名患者，接受了中位数为 19.9×10^8 个 GPC-3 CAR-T 细胞治疗，数据截止日期为 2019 年 7 月 24 日。疗效的初步数据充满希望，2 例部分缓解（PR）和 1 例疾病稳定（SD）的患者在 44.2 个月后依然存活。3 年、1 年和 6 个月的生存率分别达到了 10.5%、42.0% 和 50.3%。然而，CAR-T 治疗带来的毒性是一个问题，9 名患者发生了细胞因子释放综合征（CRS），其中包括一名患者因 CRS 进展为多器官衰竭而死亡。

此外，对双靶点 CAR-T 细胞的探索效果初显。2017 年，上海交通大学 Chen 等构建了同时靶向 GPC-3 和 ASGR1（一种肝组织特异性蛋白）的 CAR-T，并在 GPC-3$^+$ASGR1$^+$ 的 HCC 异种移植小鼠模型中验证了疗效。

2018 年，上海交通大学 Yu 等人使用 NK-92 细胞系构建出特异性靶向 GPC-3 的 CAR-NK 细胞，并探讨了其在治疗 HCC 方面的潜力。在该研究中，GPC-3 特异性 CAR-NK 细胞与 GPC-3$^+$HCC 细胞体外共培养时，可以表现出明显的细胞毒性，分泌高水平的细胞因子。此外，作者发现可溶性 GPC-3 和 TGF-β 在体外对 CAR-NK 的细胞毒性没有显著抑制作用，并且在低氧（1%）条件下没有观察到抗肿瘤活性的明显差异。

2. 甲胎蛋白（AFP）

AFP 是肝癌常见的肿瘤标记物，由于 AFP 通常在细胞内表达和分泌，因此更适用于 TCR-T 疗法。在 2020 年国际肝脏大会（LBO12）上，Sangro 等人展示了有关自体 SPEAR T 细胞（AFP^{c332} T 细胞）的数据。在这项针对 HCC 的首次人体研究（NCT03132792）中，患者必须是 HLA A*02:01$^+$，并且通过免疫组化（IHC）证明 HCC 瘤内 AFP 染色≥20%，或血清中

AFP≥100ng/ml，且非癌性肝组织中 IHC AFP 染色≤5%。4 名患者接受了 50×10^8 个或更多 TCR-T 细胞治疗后，一名患者出现完全缓解（CR），且血清 AFP 水平持续降低，一名患者病情稳定，另两名患者病情进展。

3. 黏蛋白 -1（Mucin1，MUC1）

MUC1 属于人类上皮黏蛋白家族，在正常细胞上存在表达，但不会引起免疫反应，而 MUC1 在肿瘤上的异常糖基化则会成为新的免疫表位。MUC 蛋白家族在癌细胞中异常表达可以参与肿瘤的发生和发展，包括细胞生长、增殖、凋亡抑制、化疗耐药、代谢重编程等。体外和异种移植模型的临床前研究验证了 MUC1 作为 CAR-T 疗法靶点的可行性，已有一项篮子临床试验探索晚期 HCC 患者中靶向 MUC1 的 CAR-T 是否有效，但结果尚未披露（NCT02587689）。

4. CD147

CD147 是一种 I 型跨膜糖蛋白，已发现其在 80% 的肝癌和其他恶性肿瘤（如乳腺癌、肺癌和膀胱癌）中显著表达。目前认为，CD147 通过刺激基质金属蛋白酶的分泌来促进肿瘤进展、侵袭和转移，CD147 的表达与 HCC 的不良预后相关。

中国人民解放军空军军医大学陈志南教授团队构建了一种由 Tet-On 系统控制的 CAR-T 细胞，这种细胞能够在多西环素（doxycycline，Dox）存在或去除时，可逆地开启或关闭 CAR 基因表达。当发生严重的不良事件时，可以立即终止 Dox 供应，T 细胞上 CD147 CAR 的表达将在 48 小时内恢复到基线水平。在体外实验中，与（Dox-）Tet-CD147 CAR-T 细胞和 PBMC 相比，（Dox+）Tet-CD147 CAR-T 细胞表现出更明显的细胞毒性和更高的细胞因子分泌水平；同时，（Dox+）Tet-CD147 CAR-T 细胞可有效抑制 HCC 异种移植模型中癌细胞的生长。这些结果表明，Tet-CD147 CAR-T 细胞可以在体外和体内通过 Dox 给药进行调节，从而降低 CAR-T 细胞疗法的毒性和副作用。基于此结果，该团队开展了 I 期研究（NCT03993743），旨在探索极晚期 HCC 患者中靶向 CD147 的 CAR-T 细胞的临床效果。

在另一项研究中，罗格斯大学 Tseng 等人利用 CD147 作为靶抗原，构建了 CD147 特异性 CAR-T 和 CAR-NK 细胞。结果显示，CD147 特异性 CAR-T 和 CAR-NK 细胞可以有效地杀死体外恶性 HCC 细胞系，并且抑制 HCC 异种移植小鼠模型的肿瘤增长。此外，他们还构建了 GPC-3-synNotch 诱导型 CD147 CAR-T 和 CAR-NK 细胞，这种逻辑门控细胞只能杀伤双抗原（GPC-3 和 CD147）阳性肿瘤细胞，不能杀伤单一肿瘤抗原阳性肿瘤细胞，大大提高了该细胞疗法的安全性。

5. CD133

CD133 是一种 V 跨膜糖蛋白，在 HCC、脑肿瘤、肺癌和胰腺癌中高表达。此外，CD133 也被认为是癌症干细胞（cancer stem cell，CSC）标志物，在肿瘤存活、增殖、转移和复发中起到重要作用。先前的研究表明，CD133 在 HCC 细胞中的表达有助于肿瘤细胞的生长和转移，CD133 表达水平较高的 HCC 患者的总生存率更短且复发率更高，因此，CD133 具有作为 HCC 患者免疫治疗靶点的可能性。

在一项开创性的研究中，中国人民解放军总医院韩为东教授团队构建了靶向 CD133 的 CAR-T 细胞（CART-133），他们发现 CART-133 细胞表现出显著的裂解靶细胞能力，并且可以产生更高的细胞因子水平，在体内可以显著抑制肿瘤生长。此外，与其他组相比，肿瘤组织中的 CAR 基因拷贝水平更高，这表明 CART-133 细胞可以浸润到肿瘤内。在此基础上，他们进行了一项临床试验（NCT02541370），以评估 CART-133 细胞在对一线治疗和索拉非尼无效的晚期 HCC 患者中的抗肿瘤作用。这项临床试验纳入的 14 例晚期 HCC 患者中，9/14 个（64%）患者病情稳定，6 个月疾病控制率为 43%。免疫组化结果显示，CART-133 输注后可以清除 CD133$^+$ 细胞。令人鼓舞的是，经 CART-133 细胞治疗的 HCC 患者的中位 PFS 可以达到 7 个月。

四、治疗性疫苗在肝细胞癌的应用

治疗性疫苗是一种免疫疗法，它将肿瘤抗原以各种形式引入患者体内，以期克服免疫抑制性肿瘤微环境，激活患者的免疫系统来对抗癌症。目前，用于 HCC 的治疗性疫苗主要包括肽类、树突状细胞类（DCs）和溶瘤病毒类。根据目前的临床前研究和临床试验结果，接种治疗性疫苗可以成功引起肿瘤免疫应答，并且具有安全性，但其临床效果大多乏善可陈。

用于 HCC 的肽类疫苗的主要抗原包括来自 AFP 和 GPC-3 的表位，以及人类端粒酶逆转录酶（hTERT）。在一项 I 期研究（UMIN000003514）中，对 15 名 HCC 患者施用 AFP 衍生肽，在这 15 名患者中，有 1 名患者出现完全缓解，有 8 名患者出现肿瘤生长速度减慢，完全缓解的患者 T 细胞表达由肽疫苗诱导的高功能 TCR。在另一项 I 期临床试验（UMIN000001395）中，GPC-3 衍生的多肽疫苗被用于 33 名晚期 HCC 患者，报告称该疫苗耐受性良好，并能诱导高比例 GPC-3 特异性 CTL 产生。此外，hTERT 衍生肽被用于 14 名 HCC 患者（UMIN000003511），研究人员发现 hTERT 衍生肽诱导出的特异性 T 细胞可以预防 HCC 复发。

DCs 负责 T 细胞的刺激和抗肿瘤免疫反应的增强。2003 年，日本科学家在无法手术的 HCC 患者中进行了一项基于 DCs 的 I 期试验（PMID：12649744），共纳入 8 名患者，其中 1 名患者出现肿瘤缩小，并在 CT 中显示出肿瘤坏死征象，而另有 2 名患者在接种疫苗后，血清中的肿瘤标志物水平出现下降。另一项 2008 年发表的 II 期临床试验结果（PMID：18980227）显示，使用 HepG2 细胞裂解液在体外脉冲注射的 DCs 疫苗是安全的，并有抗肿瘤功效。

肿瘤溶瘤病毒是经过设计的病毒颗粒，其可以裂解肿瘤细胞并诱发抗肿瘤免疫反应。JX-594 是一种疫苗病毒，经过基因修饰破坏了胸苷激酶（TK）基因以提高肿瘤选择性，插入了人粒细胞 - 巨噬细胞集落刺激因子（hGM-CSF）基因序列以进行免疫刺激。在一项 II 期临床试验（NCT00554372）中评估了 JX-594 在 30 名 HCC 患者中的可行性，发现与低剂量组相比，高剂量组取得了更长的中位 OS（14.1 个月 vs. 6.7 个月）。但是，III 期临床试验 PHOCUS（NCT02562755）研究了 JX-594 和索拉非尼组合治疗晚期 HCC 的效果，由于在中期分析中缺乏明显临床益处，现已被提前终止。

临床前研究已经显示，治疗性疫苗在治疗 HCC 方面拥有广阔的前景，但迄今为止，肝癌治疗性疫苗领域尚未出现成功的临床转化案例，其原因可能有多方面。

其一，HCC 的免疫抑制性肿瘤微环境（TME）可以诱导抗原特异性 T 细胞产生耐受，导致疫苗效果不佳，所以需要为 HCC 疫苗制定新的治疗策略，例如将疫苗与 ICI 联用，通过对抗免疫抑制性 TME 来增强抗肿瘤免疫反应。目前已有正在进行的临床试验使用 ICI 联用 DNAJB1-PRKACA 融合激酶肽疫苗（NCT04248569）来治疗 HCC 患者。

其二，目前研究中提出的大多数 HCC 疫苗是基于 TAA 的。TAA 不仅在癌细胞上表达，也在正常细胞上表达，这会导致 T 细胞免疫反应不充分。"新抗原"是肿瘤中新表达的抗原，可以由病毒蛋白、正常细胞蛋白或突变的宿主基因产生。由于对新抗原有反应的 T 细胞在胸腺成熟过程中没有被负向选择，并且可以被激发为有效的肿瘤杀伤 T 细胞，因此基于新抗原的 HCC 疫苗应该是理想目标，多项探索基于新抗原的 HCC 疫苗疗效的临床试验（NCT04251117、NCT04912765、NCT03674073）正在进行。

五、结语

如前所述，肝脏是一个免疫调节器官，含有高密度的先天性和适应性免疫细胞。在生理条件下，肝脏不断暴露于来自食物和微生物的肠道抗原。因此，肝脏具有内在的免疫耐受性，可以抑制不适当的炎症反应。与此同时，HCC 的 TME 由不同的免疫细胞群组成，主要包括肿瘤相关巨噬细胞、骨髓来源的抑制性细胞、癌相关成纤维细胞、肿瘤相关中性粒细胞、TILs、DCs 和细胞外基质等，影响免疫治疗的反应和患者的生存。与其他实体瘤相比，HCC 的 TME 表现出更强的免疫抑制作用，几乎所有的细胞亚群和众多的调节机制都对 HCC 的进展有贡献，这对进行有效的癌症免疫治疗提出了重大挑战。

近年来，癌症免疫治疗已取得重大突破，其在 HCC 中的应用也引起了越来越多的关注。然而，这一领域目前仍存在许多问题，如疗效不确定、客观缓解率低和存在抗药性等。因此，如何有效改善肿瘤免疫微环境，平衡机体免疫反应，使更多的患者受益，是 HCC 免疫治疗亟待解决的问题和未来发展方向。

（冯明杨　李秋）

参考文献

［1］ CHEN C, LI K, JIANG H, et al. Development of T cells carrying two complementary chimeric antigen receptors against glypican-3 and asialoglycoprotein receptor 1 for the treatment of hepatocellular carcinoma [J]. Cancer Immunol Immunother, 2017, 66(4): 475-489.

［2］ ZHAI B, SHI D, GAO H, et al. A phase Ⅰ study of anti-GPC3 chimeric antigen receptor modified T cells (GPC3 CAR-T) in Chinese patients with refractory or relapsed GPC3+ hepatocellular carcinoma (r/r GPC3+ HCC)[C]. Journal of Clinical Oncology, 2017, 35(15_suppl): 3049.

［3］ WANG Y, CHEN M, WU Z, et al. CD133-directed CAR T cells for advanced metastasis malignancies: A phase Ⅰ trial [J]. Oncoimmunology, 2018, 7(7): e1440169.

［4］ YU M, LUO H, FAN M, et al. Development of GPC3-specific chimeric antigen receptor-engineered natural killer cells for the treatment of hepatocellular carcinoma [J]. Mol Ther, 2018, 26(2): 366-378.

［5］ FINN R S, QIN S, IKEDA M, et al. Atezolizumab plus bevacizumab in unresectable hepatocellular carcinoma [J]. N Engl J Med, 2020, 382(20): 1894-1905.

［6］ CHARNEAU J, SUZUKI T, SHIMOMURA M, et al. Peptide-based vaccines for hepatocellular carcinoma: A review of recent advances [J]. J Hepatocell Carcinoma, 2021, 8: 1035-1054.

［7］ GUO J, TANG Q. Recent updates on chimeric antigen receptor T cell therapy for hepatocellular carcinoma [J]. Cancer Gene Therapy, 2021, 28(10): 1075-1087.

［8］ LIU Z, LIU X, LIANG J, et al. Immunotherapy for hepatocellular carcinoma: Current status and future prospects [J]. Front in Immunol, 2021, 12: 765101.

［9］ ROCHIGNEUX P, CHANEZ B, DE RAUGLAUDRE B, et al. Adoptive cell therapy in hepatocellular carcinoma: Biological rationale and first results in early phase clinical trials [J]. Cancers, 2021, 13(2): 271.

［10］ SANGRO B, SAROBE P, HERVÁS-STUBBS S, et al. Advances in immunotherapy for hepatocellular carcinoma [J]. Nat Rev Gastroenterol Hepatol, 2021, 18(8): 525-543.

［11］ FINN R S, RYOO B Y, HSU C H, et al. Results from the MORPHEUS-liver study: Phase Ⅰ b/Ⅱ randomized evaluation of tiragolumab (tira) in combination with atezolizumab (atezo) and bevacizumab (bev) in patients with unresectable, locally advanced or metastatic hepatocellular carcinoma (uHCC)[C]. Journal of Clinical Oncology, 2023, 41(16_suppl): 4010.

系统治疗在肿瘤学转化中的应用

　　肝癌的系统治疗始于 2007 年，历经了靶向、化疗、免疫检查点抑制剂（ICIs）和靶免联合之路。目前我国已获批用于中晚期肝癌系统治疗一线适应证的靶向药物包括：索拉非尼、仑伐替尼和多纳非尼；获批的化疗方案为含奥沙利铂 FOLFOX4 方案；获批的 ICIs 包括阿替利珠单抗、卡瑞利珠单抗、信迪利单抗和替雷利珠单抗。鉴于以 ICIs 为基础的联合治疗方案近、远期疗效优于单药治疗，目前指南和共识一致优先推荐方案为 PD-1/PD-L1 单抗联合抗血管生成药物以及 PD-L1 单抗联合 CTLA-4 单抗组合，相应的联合方案包括阿替利珠单抗联合贝伐珠单抗、信迪利单抗联合贝伐珠单抗类似物、卡瑞利珠单抗联合阿帕替尼、替西木单抗联合度伐利尤单抗。尚有 ICIs 联合抗血管生成药物相关Ⅲ期临床研究（派安普利单抗联合安罗替尼、特瑞普利单抗联合仑伐替尼或贝伐珠单抗、HLX10 联合 HLX04、SCT-I10A 联合 SCT510 等）、ICIs 联合化疗Ⅲ期临床研究（卡瑞利珠单抗联合 FOLFOX4）以及 ICIs 联合 ICIs 的Ⅲ期临床研究（纳武利尤单抗联合伊匹木单抗、信迪利单抗联合 IBI310）等正在进行中，部分已完成入组，结果值得期待。

　　中晚期肝癌系统治疗的疗效提升进一步促进了早中期肝癌联合治疗模式的发展，系统治疗已成为转化及围手术期应用的重要手段。本节仅涉及与转化治疗相关的系统治疗。通过搜索 PubMed、EMBASE、Cochrane 和中国生物医学文献数据库（CBM）以及近年来国际会议收录的论文摘要（主要来源于 ASCO 和 ESMO）等公共数据库，与转化治疗相关的系统治疗方案概览如下（表 4-3-1）。

　　从转化角度考察系统治疗方案，最重要的考量因素是 ORR 和缓解方式，包括肿瘤进展率、至缓解时间、病灶缓解持续时间和缓解深度。从以上数据可看出，东西方学者在转化治疗方案的选择上存在差异。基于药物可及性和

表 4-3-1 转化治疗相关系统治疗方案汇总

	系统治疗方案	年代	样本量/例	转化病例的CNLC分期	治疗周期	初始状态	客观缓解率†	转化率*
单药TKI	仑伐替尼	2023	5	3 Ⅱb/1 Ⅲa/1 Ⅲb	3m(2~8m)	肿瘤学UR	60.0%	mPR
	仑伐替尼	2022	9	2 Ⅱb/5 Ⅲa/2 Ⅲb	8w	UR	22.2%	88.0%
TKI+ICIs	信迪利单抗+仑伐替尼	2023	36	—	4.4m	UR	66.7%	33.0%
	替雷利珠单抗+仑伐替尼	2023	24	—	12w	肿瘤学UR	54.2%	70.8%(3pCR)
	PD-1单抗+仑伐替尼	2022	107	1 Ⅰa/3 Ⅰb/6 Ⅱb/17 Ⅲa/3 Ⅲb	90.5d	UR	—	28.0%(10pCR)
	TKI+PD-1单抗	2022	101	—	—	UR	49.5%	23.8%
	TKI+PD-1单抗	2022	187	9 Ⅱb/10 Ⅲa/10 Ⅲb	—	UR	37.4%	15.5%
	替雷利珠单抗+TKI	2022	44	—	—	UR	40.9%	36.4%(3pCR)
	PD-1单抗+TKI	2021	63	1 Ⅰb/2 Ⅱb/7 Ⅲa	2.4~8.3m	UR	—	15.9%(6pCR)
	纳武利尤单抗+卡博替尼	2020	1	Ⅲa	8w	肿瘤学UR	—	pCR
	PD-1单抗+仑伐替尼	2020	33	10 Ⅲa	—	—	45.5%	42.4%
大分子抗血管生成药物+ICIs	阿替利珠单抗+贝伐珠单抗	2023	156			—	32.0%‡	10.9%
	阿替利珠单抗+贝伐珠单抗	2023	1	Ⅲb	45w	外科学UR	—	mPR
	信迪利单抗+贝伐珠单抗类物	2022	30	—	4.3m	肿瘤学UR	33.3%	56.7%
	阿替利珠单抗+贝伐珠单抗	2022	1	Ⅲb	21w	外科学UR	—	pCR
	阿替利珠单抗+贝伐珠单抗	2021	32	17 Ⅱb/15 Ⅲa	—	肿瘤学UR	—	19.0%

注：†. 基于 mRECIST 评估；‡. 基于 RECIST v1.1 评估；* 转化率除根治性切除外，部分病例还包括根治性射频或根治性 TACE；—. 表示不能溯源；UR. 不可切除；mPR. >50% 的病理学缓解；pCR. 病理学完全缓解。

高抗肿瘤活性等原因，我国学者普遍采纳 PD-1 单抗联合酪氨酸激酶抑制剂（TKIs）的方案，且多数研究中采用的 TKI 为仑伐替尼，以实现更高的 ORR 获益。而在国外临床实践中，部分非病毒相关肝癌可单用仑伐替尼获得转化机会，部分晚期肝癌则采用阿替利珠单抗联合贝伐珠单抗。相应地，转化率波动范围大，适宜人群标准不一，根据分期路径选择转化治疗方案尚不成熟。综合上述小样本报道，单从系统治疗方案选择的角度，需要鉴别无法行根治切除的原因，重视病因学的处理，在多学科诊疗团队（MDT）框架下，关注肿瘤缓解持续时间和缓解深度，密切监测系统治疗的毒性及对转化切除的可能影响，积极探索转化治疗前后肿瘤免疫微环境的变化，积极开展高级别循证医学证据的大型临床研究，力争使患者最大程度获益。

总体而言，抗血管生成药物联合免疫检查点抑制剂、靶向药物和／或联合免疫检查点抑制剂治疗已成为不可切除或中晚期肝癌的重要治疗方式，也是肝癌转化治疗的重要手段。在 MDT 框架下，关注肿瘤缓解的持续时间和缓解深度，密切监测系统治疗的毒性及对转化切除的可能影响。

（秦叔逵　刘秀峰）

参考文献

［1］ FINN R S, QIN S, IKEDA M, et al. Atezolizumab plus bevacizumab in unresectable hepatocellular carcinoma [J]. N Engl J Med, 2020, 382 (20): 1894-1905.

［2］ REN Z, XU J, BAI Y, et al. Sintilimab plus a bevacizumab biosimilar (IBI305) versus sorafenib in unresectable hepatocellular carcinoma (ORIENT-32): A randomised, open-label, phase 2-3 study [J]. Lancet Oncol, 2021, 22 (7): 977-990.

［3］ QIN S, CHAN SL, GU S, et al. Camrelizumab plus rivoceranib versus sorafenib as first-line therapy for unresectable hepatocellular carcinoma (CARES-310): A randomised, open-label, international phase 3 study [J]. Lancet. 2023, 402(10408): 1133-1146.

［4］ ABOU-ALFA G K, CHAN S L, KUDO M, et al. Phase 3 randomized, open-label, multicenter study of tremelimumab (T) and durvalumab (D) as first-line therapy in patients(pts) with unresectable hepatocellular carcinoma (uHCC): HIMALAYA [J]. Journal of Clinical Oncology, 2022, 40(4_suppl): 379.

［5］ SHIOZAKI H, FURUKAWA K, HARUKI K, et al. A multidisciplinary treatment strategy with conversion surgery for hepatocellular carcinoma [J]. Anticancer Res, 2023, 43(4): 1761-1766.

［6］ KANEKO S, TSUCHIYA K, YASUI Y, et al. Conversion surgery for hepatocellular carcinoma after tyrosine kinase inhibitor treatment [J]. JGH Open, 2022, 6(5): 301-308.

［7］ HIDAKA M, HARA T, SOYAMA A, et al. The outcome of conversion liver resection surgery by lenvatinib treatment: A single center experience [J]. Anticancer Res, 2022, 42(6): 3049-3054.

［8］ WANG L, WANG H, CUI Y, et al. Sintilimab plus lenvatinib conversion therapy for intermediate/locally advanced hepatocellular carcinoma: A phase 2 study [J]. Front Oncol, 2023, 13: 1115109.

［9］ SONG T Q. A prospective, single-arm, phase Ⅱ clinical study of tislelizumab in combination with lenvatinib for perioperative treatment of resectable primary hepatocellular carcinoma with high risk of recurrence [J]. Journal of Clinical Oncology, 2023, 41(16_suppl): e16218.

［10］ YI Y, SUN B Y, WENG J L, et al. Lenvatinib plus anti-PD-1 therapy represents a feasible conversion resection strategy for patients with initially unresectable hepatocellular carcinoma: A retrospective study [J]. Front Oncol, 2022, 12: 1046584.

［11］ ZHU X D, HUANG C, SHEN Y H, et al. Hepatectomy after conversion therapy using tyrosine kinase inhibitors plus anti-pd-1 antibody therapy for patients with unresectable hepatocellular carcinoma [J]. Ann Surg Oncol, 2023, 30(5): 2782-2790.

［12］ XU B, ZHU X D, SHEN Y H, et al. Criteria for identifying potentially resectable patients with initially oncologically unresectable hepatocellular carcinoma before treatment with lenvatinib plus an anti-PD-1 antibody [J]. Front Immunol, 2022, 13: 1016736.

［13］ WANG L, ZHAO Y, ZHANG T, et al. Efficacy and safety of tislelizumab combined with targeted therapy as first-line treatment for unresectable hepatocellular carcinoma: A real-world study [J].Immuno-Oncology and Technology, 2022.16(1_suppl): 100253.

［14］ ZHU X D, HUANG C, SHEN Y H, et al. Downstaging and resection of initially unresectable hepatocellular carcinoma with tyrosine kinase inhibitor and anti-pd-1 antibody combinations [J]. Liver Cancer, 2021, 10(4): 320-329.

［15］ HO W J, SHARMA G, ZHU Q, et al. Integrated immunological analysis of a successful conversion of locally advanced hepatocellular carcinoma to resectability with neoadjuvant therapy [J]. J Immunother Cancer, 2020, 8(2): e000932.

［16］张雯雯，胡丙洋，韩骏，等．PD-1 抑制剂与多靶点酪氨酸激酶抑制剂联合方案用于进展期肝癌转化治疗研究的初步报告［J］. 中华肝胆外科杂志，2020，26（12）：947-948.

［17］ SHIMOSE S, IWAMOTO H, SHIRONO T, et al. The impact of curative conversion therapy aimed at a cancer-free state in patients with hepatocellular carcinoma treated with atezolizumab plus bevacizumab [J]. Cancer Med, 2023, 12(11): 12325-12335.

［18］ MIYATA T, SUGI K, HORINO T, et al. Conversion surgery after atezolizumab plus bevacizumab for primary and peritoneal metastasis after hepatocellular carcinoma rupture [J]. Anticancer Res, 2023, 43(2): 943-947.

［19］ SUN H, ZHU X, GAO Q, et al. Sintilimab combined with bevacizumab biosimilar as a conversion therapy in potentially resectable intermediate stage hepatocellular carcinoma (HCC): A phase Ⅱ trial [J]. Journal of Clinical Oncology, 2023, 41(16_suppl): e16220.

［20］ FUKUNAGA A, TAKATA K, ITOH S, et al. Complete tumor necrosis confrmed by conversion hepatectomy after atezolizumab–bevacizumab treatment for advanced-stage hepatocellular carcinoma with lung metastasis [J]. Clin J Gastroenterol, 2023, 16(2): 224-228.

［21］ KUDO M. A novel treatment strategy for patients with intermediate-stage HCC who are not suitable for TACE: Upfront systemic therapy followed by curative conversion [J]. Liver Cancer, 2021, 10(6): 539-544.

肝癌精准治疗探索，路在何方

近年来，肝癌精准治疗的理念与模式取得了重要突破。依托多学科诊疗团队（MDT），精准肝脏外科技术、局部干预策略及系统抗肿瘤治疗等多元化进展使更多的肝癌患者得到救治机会，肝癌精准治疗是改善患者总体生存的关键。依赖分子生物学的肝脏外科正在兴起，让外科医生对肝癌的异质性及复杂微环境有了更深的认识。新型药物靶点、分子分型特征、液态活检等为肝癌精准治疗开创了新的方向及疗效评价体系。肝癌的精准治疗对我国肝脏外科发展提出了新的要求及挑战，其疗效性、微创性、安全性并兼顾生活质量是 MDT 专家组一直探索的方向，亟需大数据平台及临床实践的循证医学证据提供支持，并服务于肝癌患者，为健康中国战略增砖添瓦。

一、肝癌精准治疗理念的发展

肝细胞癌（以下简称为肝癌）是我国第四大常见肿瘤，第二大常见癌症相关死亡原因。根治性手术切除是肝癌患者获得长期生存甚至治愈的主要手段。随着对肝段解剖及肝癌生物学特性的不断认识，肝癌外科手术切除经历了楔形肝切除、规则及不规则肝叶切除、解剖性肝切除等阶段。解剖性肝切除是肝脏精准外科手术的标志，最早由日本幕内雅敏教授于 1985 年提出并实施。2010 年在董家鸿教授等带领下，我国肝脏外科跨入精准肝切除时代。精准肝切除依托可视化、可量化和可控化为特征的关键外科技术，结合"病灶清除、脏器保护、损伤控制"三外科要素，实现外科个体化切除最优化和患者获益最大化的终极目标。

由于肝癌起病隐匿，一半以上的肝癌确诊时已丧失根治性手术切除机会，不同形式的肝癌治疗方式也在探索中。多种化疗药物如奥沙利铂、氟尿嘧啶、多柔比星等曾广泛应用于晚期肝癌的治疗，但大多数肝癌对化疗并不敏感。经导管动脉化疗栓塞术（TACE）自 20 世纪 70 年代应用于临床治疗肝癌以来，经过 40 余年发展，已成为肝癌最常用的非手术治疗方法。我国肝癌放疗研究起源于 20 世纪 50—60 年代，但较长时间处于停滞状态，90 年代开始得益于三维适形放疗技术的发展，其疗效才彰显出来。我国应用射频消融（RFA）治疗肝癌始于 90 年代末。2007 年，多靶点酪氨酸激酶抑制剂（TKIs）索拉非尼在晚期肝癌中的成功应用，开创了肝癌靶向药物治疗的时代。2017 年 9 月，FDA 批准 PD-1 抑制剂纳武利尤单抗应用于肝癌患者，开启了肝癌免疫药物治疗的先河，给部分患者带来生存获益。此外，部分不可切除中晚期肝癌患者在接受局部和 / 或系统治疗后出现肿瘤缩小或降期，符合肝脏移植标准进行移植手术或从不可切除转化为可根治性切除状态，进而获得长期生存获益。多项研究结果表明，中晚期肝癌患者转化治疗后手术切除与早期肝癌切除术后的 5 年生存率接近。目前，对肝癌的转化治疗也进入精准医学时代。

2011 年美国国立医学院推出精准医学的概念，即通过基因组学成果将临床信息学与分子生物医学信息学有效结合，进而探索疾病的分子表型特征、筛选生物标志物、寻找病因及分子治疗靶点，针对性筛选并应用特异性靶向药物，从而实现疾病的个体化精准治疗。2015 年美国总统奥巴马宣布启动精准医学计划，我国于 2017 年启动。肝癌的异质性很高，其遗传背景、致病因素、驱动突变及微环境差异严重影响肿瘤的进化及转归，精准医学的应用可对肝癌的异质性进行精确亚型分类，指导临床医生针对不同亚型人群制订更准确的治疗策略，进而提升肝癌疗效。

在新兴技术和诊疗水平提升的推动下，肝癌由单纯的手术治疗逐步过渡到以手术为主，辅以 TACE、放疗、HAIC 等局部治疗、靶向治疗、免疫治疗、中医中药以及针对病因学等的综合治疗。肝癌的精准治疗仍在不断探索中，依托多维度、系统化以及个体化多学科 MDT 模式，涉及肝癌的早诊早筛、精准肝切除、精准转化治疗、精准新辅助治疗、精准姑息治疗、术后辅助治疗、术后监测等各个阶段，确保肝癌精准治疗的疗效性、微创性、安全性并兼顾生活质量，从而最大程度使患者生存获益。本节就肝癌精准治疗的探索进展及挑战做一总结。

二、肝癌精准外科手术治疗的探索

精准肝切除理念的核心是在达到最佳疗效的目标下，实现肝肿瘤根治性切除、最大程度保留肝脏和创伤最小化。精准肝切除贯穿于整个治疗过程中，包括术前精准评估和规划、手术方案实施和术后康复。

（一）术前精准评估及规划

术前需对肝癌患者的全身情况、肝脏储备功能、残余肝脏体积、病因学等进行综合评估。采用 ECOG PS 功能状态评分、Child-Pugh 评分、吲哚菁绿清除试验评价全身及肝脏储备功能情况。通过 CT、MRI 等肝脏三维可视化重建技术明确脉管变异、确定断肝平面进行术前虚拟仿真手术及残肝体积（FLR）计算，有助于手术方案的制订。结合 3D 打印技术，将三维可视化图像通过逐层打印的方式构造出个体化肝脏肿瘤及脉管分布的立体物理模型，实现肿瘤周围血管重建关键区域的立体可视化、脉管浸润需切除长度的预估等，为制订手术方案提供参考。HBV 或 HCV 感染引起的病毒性肝炎是我国肝癌的主要病因，术前应特别注意监测病毒载量，若发现 HBV/HCV复制活跃（DNA 拷贝数≥1 000/ml），需及时有效进行抗病毒治疗，避免术后病毒复制活跃导致肝功能损伤。指南指出，肝功能 Child-Pugh A 级、ICG 15min 滞留率（ICG-R15）<30% 是实施手术切除的必要条件；剩余肝脏体积须占标准肝脏体积的 40% 以上（伴有慢性肝病、肝实质损伤或肝硬化者）或 30% 以上（无肝纤维化或肝硬化者），也是实施手术切除的必要条件。有肝功能损害者，则需保留更多的剩余肝脏体积。肝移植是肝癌根治性治疗手段之一，尤其适用于肝功能失代偿、不适合手术切除及消融治疗的小肝癌患者。

（二）精准术中导航及手术操作

完整切除肿瘤，切缘无肿瘤残余是精准肝切除的前提。解剖性肝切除可在切除主癌灶的同时将肝内荷瘤门静脉供血段的肝内播散转移灶完整切除，进而达到根治性手术切除。术中超声联合近红外显影示踪技术（ICG 分子荧光影像正染或反染）的应用对于术中肝脏肿瘤边缘界定、微小转移灶的显像、切除范围的标记以及淋巴结的示踪具有显著优势，对于个体化精准解剖性肝切除的实施起到重要作用。虚拟现实（VR）技术是在三维可视化技术的基础上，创建虚拟的肝脏三维立体手术场景，术者在术前可通过头戴式眼镜对虚拟环境中的 3D 模型进行全方位、多角度观察，再对模型进行旋转、缩放、透视化、删减处理，使使用者能够精准、立体、清晰地了解肿瘤的位置及其与周围脉管的关系，术者可模拟真实手术过程，反复练习，寻求最佳的手术路径，有助于手术组成员进一步熟悉手术流程，从而缩短手术时间，减少术中出血及损伤。目前，新兴的多模态术中影像导航的增强现实（AR）技术将三维可视化、三维腹腔镜场景及 ICG 荧光进行实时融合与交互，安全准确地识别肝内血管、胆管，实现可视化导航肝切除术，增强手术安全性。区域性肝血流阻断技术、控制性低中心静脉压技术、确切止血及微创是精准肝切除的关键技术。"No touch"原则是肿瘤切除过程中的重要原则之一，腹腔镜及机器人辅助微创肝切除可减少肝脏肿瘤挤压及翻动，符合无瘤切除原则，并能减少患者损伤，促进术后康复。

三、肝癌精准局部治疗的探索

肝癌精准局部治疗的发展体现在肝癌病灶的精准定位、干预的超选择性、病灶治疗的持续性及损伤可控性。针对不能手术切除的早期肝癌患者（单发肿瘤直径<5cm，或 2～3 个肿瘤、最大直径<3cm），消融治疗被公认为首选治疗方案。多极射频消融针置于肿瘤的周围而非直接穿刺肿瘤，不仅可扩大消融范围，还可以降低肿瘤细胞种植转移风险。超声 - 磁共振影像融合容积导航技术在疑难部位微小肝癌病灶的精准定位、实时穿刺引导和疗效评价方面有显著优势。为提高栓塞疗效，减少肝功能损伤等并发症，目前提倡肝癌精细 TACE 治疗，即超选择插管至肿瘤供血动脉分支进行精准栓塞。多次 TACE 易使化疗药物发生沉淀，化疗药物进入血液循环诱发不良反应，载药微球具有药物释放靶向性及缓释性特点，在保证瘤内药物浓度的同时降低化疗药物的全身血药浓度，减少不良反应的发生，且在肿瘤的客观有效率方面有一定优势。肝动脉灌注化疗（HAIC）可保持肿瘤内持续泵入高浓度化疗药物（FOLFOX、三氧化二砷等），在晚期肝癌患者中有良好的近期疗效。

肝癌放疗模式从传统的二维、三维发展到结合呼吸移动的四维，技术手段从传统的平面放疗演变到三维适形放疗、三维调强放疗、旋转调强、图像引导的调强放疗（IGRT）以及立体定向放疗（SBRT）。通过精准定位、体位固定、精准靶区勾画、精确放疗计划（靶区高剂量，正常肝耐受剂量）、精确验证、精准影像导航以及精准照射等进而实现肝癌的精准放疗。SBRT 应用于早期肝癌，可取得类似手术的效果，可作为早期肝癌患者因身体原因不适合手术或者拒绝手术的替代治疗方式。对于合并门脉癌栓或侵犯血管的肝癌，放射治疗具有独特的优势。近年来，采用钇 -90 微球、碘 -131 单抗、放射性碘化油、粒子植入等内照射治疗可持续杀伤肿瘤细胞，被证实为晚期肝癌的有效治疗方式。

四、肝癌系统治疗的探索

化疗、分子靶向药物治疗、免疫治疗及中药治疗等系统治疗仍是不可切除肝癌治疗不可或缺的手段。2011 年，FOLFOX4 方案为主的系统化疗被推荐用于治疗我国晚期肝癌，但作用有限。分子生物学的发展对深入了解肝癌发生发展过程中的分子机制起到重要作用。血管生成因子（VEGF）、干细胞生长因子及其受体 c-met、RAF/MEK/ERK 信号通路、血小板衍生生长因子（PDGF）、成纤维细胞生长因子（FGF）等信号通路的激活有助于肝癌细胞的增殖及转移，同时也为肝癌的靶向治疗提供分子靶标。2007 年，索拉非尼是最早被用于肝癌的分子靶向药物。2018 年 REFLECT 全球多中心Ⅲ期临床对照研究显示，仑伐替尼的中位生存时间非劣于索拉非尼，奠定了仑伐替尼肝癌一线靶向治疗药物的地位。随着研究的深入，对肝癌发生发展的认识不仅局限在肿瘤本身，逐步扩展到肿瘤所在的免疫微环境。肝癌系统治疗新药及组合方案层出不穷，较大程度上改善了中晚期肝癌患者的生存期。2020 年，IMbrave150 全球多中心临床研究显示免疫疗法及抗血管生成在肝癌治疗中取得重大突破，阿替利珠单抗联合贝伐珠单抗（A+T 方案）被批准为不可切除肝癌患者的一线用药。基于 ORIENT32 研究成果，国产信迪利单抗联合贝伐珠单抗类似物获批一线治疗晚期肝癌。2021 年，与索拉非尼头对头的 ZGDH3 研究展现了多纳非尼的生存优效性，我国国产创新药多纳非尼打破了肝癌一线靶向治疗的瓶颈。此外，FDA 批准双重免疫疗法（PD-1 和 CTLA-4 单抗）用于既往接受过索拉非尼治疗的肝癌患者。HIMALAYA 研究更是以 STRIDE 方案（替西木单抗联合度伐利尤单抗）开启肝癌一线双免疫治疗新时代，对于晚期肝癌患者 4 年 OS 率可达 25.2%。瑞戈非尼、阿帕替尼、卡瑞利珠单抗、替雷利珠单抗被推荐为肝癌的二线治疗。中药制剂槐耳颗粒等在抗肝癌中也存在一定疗效。除免疫检查点抑制剂（ICIs）之外，包括肿瘤疫苗、过继性细胞疗法（CAR-T、CAR-NK、肿瘤浸润淋巴细胞治疗、细胞因子诱导的杀伤细胞治疗）、溶瘤免疫治疗等新免疫治疗方案仍在进一步探索中，为肝癌的临床治疗提供更多思路。针对肝癌术后辅助治疗的探索，IMbrave 050 研究成果表明 A+T 方案可显著改善高复发风险患者的无复发生存期。

五、肝癌精准转化治疗的探索

早期转化治疗的定义为技术上不可切除的肝脏肿瘤缩小降期为可切除的肿瘤，随着精准医学概念的提出，中晚期肝癌的转化治疗扩展为既包括外科可切除性的转化，又涉及向肿瘤学获益的转化，以期进行安全的 R0 根治性肝切除术。转化治疗早期由单一治疗模式，如单纯 TACE（ORR 为 17.9%）、放疗（ORR 为 23%）等局部治疗、靶向（仑伐替尼 ORR 为 21.5%）或免疫治疗（ORR 为 20%），逐步过渡到两联或三联疗法，目标是为了使晚期肝癌患者获得较好的客观缓解，甚至是完全缓解进而行转化切除。介入或放疗引起的肝癌细胞死亡，可暴露肿瘤新抗原、增强抗原呈递效应，诱发肿瘤新生血管生成、促进肿瘤细胞 PD-L1 表达等，可与 TKIs 及 ICIs 联合应用促进优势互补，现有的联合治疗临床研究结果为肝癌的精准转化治疗提供了新的探索方向。采用 PD-1 抑制剂联合 TKIs 治疗不可切除肝癌的转化切除率为 15.9%。前瞻性 LTHAIC Ⅱ期单臂临床研究表明，特瑞普利单抗联合 HAIC（FOLFOX 方案）和仑伐替尼治疗晚期肝癌的 ORR 可达 63.9%，转化切除率为 13.9%。LAUNCH 研究表明 TACE 联合仑伐替尼一线治疗肝癌的 ORR 可达 54.1%，转化切除率为 15.3%。仑伐替尼联合 PD-1 抑制剂和 TACE 治疗不可切除的中晚期肝癌患者的 ORR 为 78.9%，转化切除率为 50.7%。

针对 FLR 不足的肝癌转化治疗，门静脉栓塞（PVE）、联合肝脏分隔和门静脉结扎的二步肝切除术（ALPPS）及肝静脉剥脱术（LVD）具有较高的转化治疗后手术切除率。PVE 术后 FLR 增生率为 37.9%～49.4%，转化治疗后切除率为 75.9%～96.1%。ALPPS 显著优势是第一步术后 2 周内可使 FLR 增生 47%～110%，使二步肝切除率达 95% 以上。绕肝止血带下的腹腔镜 ALPPS、射频辅助的 ALPPS、末梢门静脉栓塞的计划性肝切除等探索进一步降低了 ALPPS 引起的创伤及并发症发生率。然而，ALPPS 仅实现了外科技术上的切除，并未实现肿瘤生物学的获益。在精准医学模式下，要提高 FLR 不足肝癌患者的远期生存率，倡导以肿瘤生物学转化为先、FLR 增生为后的双转化策略和技术。LVD 联合 TACE 在促进肝脏增生的同时可有效控制原发肿瘤病灶，LVD 联合 TACE 术后 3 周增长率为 31.2% ± 9.4%，75% 的肝癌患者达到外科手术切除标准，显示出较好的应用前景。

六、肝癌精准治疗的探索方向

（一）肝癌手术及局部干预治疗的精细化及损伤再控制

对肝脏解剖的再认识对肝癌外科手术的精细化操作提出了更高要求。肝脏的"动态流域学说"结合肝段解剖学优势，突出了肝段与肝段间的动态联系。肝癌也可能通过肝段间的交通支向毗邻组织播散，此时需要在保证肝功能的前提下，将肿瘤所在区域的所属流域完整切除。这也为术前影像组学或术中实时导航对于肝癌微小转移灶的筛查及鉴定提出了更高的要求，力争完成根治性手术切除。进一步优化手术入路或操作可减少肿瘤挤压引起的肿瘤细胞肝内流域或全身播散从而减少术后转移及复发。另外，手术切除联合术中多种局部治疗手段，如 DSA、射频消融、介入、放疗和影像学检查的复合手术室，实现手术与局部治疗的优势互补进而提升肝癌患者的治疗效果。

（二）精准评估筛选不同治疗方式的敏感人群

精准药物治疗的核心是通过生物标志物、基因突变或多组学表达谱等为肝癌患者选择最有效的治疗方案。多项临床研究结果根据上述指标对患者分层进行精准治疗。PI3K/AKT/mTOR 通路的突变影响索拉非尼的疗效，具有相关突变的患者具有较差的 ORR 及生存预后。此外，FMS 样酪氨酸激酶 3 激活状态、酰基辅酶 A 合成酶长链家族成员 4（ACSL4）表达、VEGFA 扩增被证明对索拉非尼的疗效具有预测能力。VEGF、人血管生成素 2（ANG2）、FGF21、FGFR4 等表达对于仑伐替尼的治疗反应具有预测性。PD-L1 表达、肿瘤突变负荷可作为预测肝癌 ICIs 治疗的潜在生物标志物。Wnt/β-catenin 信号通路激活等特异性基因组改变与肝癌的免疫治疗耐受相关。研究发现相较于索拉非尼单药，肝癌肿瘤中预先存在的免疫状态（CD274 分子高表达，T 细胞效应信号和 CD8$^+$T 细胞密度）高的肝癌患者往往更能从 T+A 方案中获益，而临床获益的降低与高调节性 T 细胞（Treg）/ 效应 T 细胞（Teff）比值和癌胚抗原（GPC3 和 AFP）高表达相关。与单独使用阿替利珠单抗相比，肿瘤中 VEGFR2（KDR）、Treg 和髓系炎症特征的高表达与联合治疗的改善结果相关。此外，循环肿瘤 DNA（ctDNA）等液体活检手段也被证实可作为肝癌免疫治疗疗效的潜在标志物。

（三）精准选择药物耐药逆转及增敏的有效治疗方案

靶向药物及联合用药为主的系统治疗引发的原发性及继发性耐药问题是影响肝癌疗效的巨大挑战，精准医学的发展为耐药逆转及药物增敏方案的制订带来了曙光。EGFR 表达阳性的晚期肝癌患者口服仑伐替尼无效后，联合应用 EGFR 抑制剂（吉非替尼）有望打破肝癌原发性耐药，有效抑制肿瘤进展，ORR 可达 33.3%。IFN-α 可通过糖代谢重塑肝癌免疫微环境激活免疫应答，进而克服 PD-1 抑制剂耐药，两药联合治疗肝癌的 ORR 可达 40%。瑞戈非尼可有效阻断 VEGFR、EGFR 和 c-met 信号通路间的窜扰，进而逆转 TKIs 类药物耐药。通过全基因组 CRISPR/Cas9 文库筛选发现肝癌对索拉非尼等靶向药物耐药的关键基因 *FGF21*、磷酸丝氨酰 -tRNA 激酶（PSTK）、磷酸甘油酸脱氢酶（PHGDH），利用相应的小分子抑制剂联合索拉非尼可起到协同致死作用。此外，通过阻断肿瘤免疫屏障的空间结构可促进 ICIs 治疗肝癌的疗效。

（四）基于多基因组学成果及临床前模型精准探索个体化治疗方案

随着基因组、转录组、蛋白质组、代谢组和免疫等多组学技术蓬勃发展，肝癌的异质性被深入剖析，建立了不同的分子分型系统，可作为肝癌表型特征、药物响应及临床预后的评价体系。肝癌中高频体细胞突变驱动基因包括影响端粒完整性（*TERT* 启动子，44%）、细胞周期（*TP53*，30%）、WNT 信号通路（*CTNNB1*，27%）和 *ARID1A*（7%）等。整体上可将肝癌患者分为增殖型和非增殖型两大类。其中，增殖型肝癌患者增殖及生存相关信号通路被激活（PI3K/AKT/mTOR、IGF2、RAS/MAPK 等），包括 *CCND1* 和 *FGF19* 高频局灶扩增伴侵袭性临床特征，与 HBV 感染相关且预后较差。非增殖型以 WNT 信号通路激活为特征，包含 *CTNNB1* 突变及类似肝细胞谱的基因表达，预后相对较好，主要富集 HCV 感染及酒精代谢相关肝癌。基于蛋白质组及磷酸化组学特征，将 HBV 感染的早期肝癌样本分为 S-Ⅰ（解毒及尿素循环等肝细胞特征）、S-Ⅱ（增殖特征）和 S-Ⅲ（胆固醇代谢紊乱特征）亚型。其中 S-Ⅲ型预后较差，依赖其高表达的甾醇 -O- 酰基转移酶 1（SOAT1）促进肿瘤进展，利用多种动物模型证实 SOAT1 抑制剂（阿伐麦布）有望成为肝癌精准治疗新靶点。此外，基于免疫组学的分子也可为肝癌的免疫治疗提供精准的指导方案。根据肝癌免疫微环境功能状态分为免疫正常型（具有正常 T 细胞浸润，B 细胞浸润较少）、免疫缺陷型（较低淋巴细胞浸润、较高树突状及 NK 细胞浸润）和免疫抑制型（Treg、Breg 及 M2 极化巨噬细胞等免疫抑制细胞聚集）。免疫正常型可联合使用 T 淋巴细胞反应激活剂（IL-12 等）和 ICIs 进行治疗；免疫缺陷型对 ICIs 不敏感，需要肿瘤血管生成抑制剂（如使用小剂量 TKIs 或 VEGFA 单抗）促进 T 淋巴细胞浸润；对于免疫抑制型，ICIs 也可能促进 T 淋巴细胞浸润或活化，发挥抗肿瘤效应。人体肝癌肿瘤组织小鼠移植（PDX）体内用药模型、依靠肝癌类器官的大规模高通量药物筛选等临床前模型，针对特异药物靶点的药物设计及筛选技术、基于人工智能和大数据整合分析的新型药物筛选技术等可作为肝癌精准靶点治疗的有力工具。

（五）建立肝癌精准治疗的标准化流程方案

规范的 MDT 诊疗模式是保障肝癌患者全程个体化治疗的有力保障。对于中晚期肝癌患者，各种精准治疗方案组合的必要性、序贯性、疗效性及安全性仍是重要的探讨方向，包括术前新辅助、术后辅助治疗方案的制订。既要保证肝癌患者的治疗效果，又要避免过度医疗，制订精准合理的治疗方案。精准医学时代，治疗前后肝癌标本的组织学、多组学信息显得尤为重要，如何规范并高效应用样本信息，根据相应的临床信息等量化指标，制订肝癌患者不同阶段的标准化个体化治疗策略是我们一直探寻的方向。

七、结语

纵观肝癌精准治疗探索的历史长河，新兴研究技术和手段的不断涌现正在颠覆肝癌治疗理念和模式。随着多学科合作的不断深入探索和共同发展，肝癌精准治疗取得了长足发展，也让我们有信心直面更多新的问题和挑战。大规模、高质量的生物样本库及统一标准的大数据共享机制是指导肝癌精准决策的关键步骤，大数据处理及人工智能的应用可实现不同分子亚型对药物疗效的评估及标准制定。分子影像组学及液态活检能够通过各种成像及捕获手段，从肿瘤细胞基因表达、功能变化、生化代谢等分子和细胞水平对肝癌的多样性和异质性进行评价，进而指导个性化精准治疗。目前对于肝癌精准治疗的多组学检测仍处于临床前探究阶段，未来肝癌精准治疗需立足于我国肝癌实际情况，以瓶颈性临床科学问题为牵引，开展高质量的基础及临床研究，制定更高级别证据指南，是我国肝脏外科同道共同努力的方向。

（刘连新）

参考文献

[1] 杨世忠，冯晓彬，董家鸿. 精准外科理念指导下的肝癌外科治疗 [J]. 精准医学杂志，2018，33（3）：189-192.

[2] 国家卫生健康委办公厅. 原发性肝癌诊疗指南（2022 年版）[J]. 临床肝胆病杂志，2022，38（2）：288-303.

[3] 中国抗癌协会肝癌专业委员会转化治疗协作组. 肝癌转化治疗中国专家共识（2021 版）[J]. 中华消化外科杂志，2021，20（6）：600-616.

[4] JIN H, SHI Y, LV Y, et al. EGFR activation limits the response of liver cancer to lenvatinib [J]. Nature, 2021, 595(7869): 730-734.

［5］ HU B, YU M, MA X, et al. IFNα potentiates anti-PD-1 efficacy by remodeling glucose metabolism in the hepatocellular carcinoma microenvironment [J]. Cancer Discov, 2022, 12(7): 1718-1741.

［6］ JIANG Y, SUN A, ZHAO Y, et al. Proteomics identifies new therapeutic targets of early-stage hepatocellular carcinoma [J]. Nature, 2019, 567(7747): 257-261.

第五节

多学科模式从"0"到"1"，如何形成更多合力

一、肝癌恶性程度高、治疗效果差，多学科模式应运而生

原发性肝癌作为常见发生以及主要癌症相关死亡原因之一的肿瘤，严重威胁我国人民身体健康及生命。从世界卫生组织国际癌症研究机构公布的最新数据来看，2020 年全世界大约有 905 677 例新发肝癌，而同时因肝癌而死亡的人数更是达到了 83 万人。作为第一项全球性大规模 HCC 观察性研究，韩国学者 Park 教授主持的 BRIDGE 研究，真实记录并了解全球各地初治肝癌的诊断、治疗和生存特征。从调查结果发现，我国乙肝及丙肝相关肝癌患者的比例约 80%，显著高于欧美国家，而且大多数就诊患者已处于中晚期，整体比例接近 70%，由此导致中国肝癌患者的中位生存时间仅 23 个月，明显低于欧美及日韩等国。

随着针对慢性乙肝、丙肝的治疗效果的显现，近年来我国 HBV、HCV 的流行率也在下降，肝癌的发病率已经开始趋于平稳，正逐步抵消了过去 30 年所产生的进展情况。但是我国人口基数大，肝炎感染者绝对数值仍然处于

高位，相较于乙肝表面抗原和丙肝抗体阴性的所谓"NBNC"肝细胞癌患者，肝炎相关肝癌患者的预后更差。而且我国幅员辽阔，各地区发展及资源不平衡，部分地区针对慢性肝炎及肝癌的治疗仍很不规范。同时肥胖超重、糖尿病、非酒精性脂肪肝等肝癌高危因素的出现，使得肝癌的诊治模式出现极大变化。因此，应用合理的诊疗模式确保肝癌患者能够获得最佳疗效及预后，对于降低肝癌发病及死亡率起到了举足轻重的作用。

众所周知，原发性肝癌恶性程度高，治疗效果差，从20世纪60年代起我国逐步开展并相继报道了肝肿瘤外科切除手术。随着手术技术、麻醉技术、影像诊断技术等的提升，外科手术已成为肝癌最有可能获得根治机会的治疗手段。然而相较于西方国家，我国大多数肝癌患者有严重的肝炎肝硬化疾病背景，而且这部分患者中有较大一部分在发现肝病后并没有加以重视，甚至对于医师给出的治疗建议置若罔闻，进而导致肝病逐年加重，继而引发肿瘤病变，而定期随访治疗的缺失更使得这部分肝癌患者就诊时70%～80%已处于中晚期，此时单纯的外科手术或局部介入治疗很难再有施展拳脚之地。近10多年来，随着医学技术发展以及药物研发，介入治疗、射频治疗、放化疗、药物系统治疗连同外科精准肝切除技术等均取得了显著的进步，为肝癌患者的治疗及远期预后带来了一线曙光，但是肝癌患者病情复杂、预后差，肝切除术后早期复发转移、肝癌患者一人身兼"肝炎肝硬化肝癌"三病甚至于糖尿病、脂肪肝等多种疾病的情况，使得治疗方案的选择显得尤为棘手。

目前我国肝癌患者5年总体生存率不到15%，显著低于日本、韩国等其他国家和地区，距离《"健康中国2030"规划纲要》的肝癌总体生存率提高15%的目标还有非常大的距离。不同的治疗手段好比不同的手指，针对不同分期的肝癌患者，如何有效整合目前行之有效的各类治疗手段，将各个"手指"紧紧攥在一起，捏合并挥出有力的一拳，显著提升肝癌综合治疗效果，通过多学科团队的合作有效改善肝癌患者的远期预后也是目前肝病学者面临的重要学科问题。在这样的背景下，针对肝癌患者的多学科团队诊疗模式应运而生，多学科诊疗团队（MDT）模式在肝癌治疗中占据举足轻重的地位，运用MDT模式治疗肝癌势在必行。

二、肝癌多学科诊疗模式从"0"到"1"的必要性和重要性

目前针对肝癌患者的治疗手段丰富多样，在不同分期的肝癌患者中，手术、介入治疗、放化疗及系统药物等治疗方案均在肝癌治疗中发挥着各自的作用，也给不同分期的肝癌患者带来良好的治疗效果和远期预后。但是大多数肝癌发生在有慢性肝病肝硬化的疾病背景下，其疾病严重程度有着很大差异，考虑到潜在肝病的严重程度、表现状况、肿瘤分期和转移性疾病的存在，同时肝癌发病的复杂性、治疗方式的多样性使得以上任何一种治疗都无法覆盖肝癌治疗的全程，必须采用多学科模式全程指导管理。临床治疗过程中我们经常会碰到这样的局面，在肝病科定期随访的患者出现了肝肿瘤的情况，被推荐到了肝外科进行诊治，而外科医生诊断后发现肿瘤相对晚期无法手术，患者再次被转到介入科或者肿瘤科进行治疗，患者经历了 2~3 次甚至更多的转诊才能够接受到相对比较合理的治疗，时间以及经济费用的消耗暂且不提，患者在等待诊疗过程中也承受了更多的心理煎熬。而更为不利的是，之前针对肝癌的治疗模式多是单打独斗，患者首诊科室医生的态度往往决定了患者会主要接受何种治疗，如果再牵涉到相关地区医疗水平、医院科室绩效分配等多种因素，往往很难进行客观评估及拟定个体化治疗方案，势必严重影响肝癌患者的疗效及预后。随着肝脏诊断、局部和全身治疗的进展，肝癌患者综合治疗的前景不断发展，复杂性也不断增加。从最初接触患者到最终确定有效的个体化治疗方案往往是最具有挑战性的一项工作，需要许多不同治疗方案的专业知识，同时也需要包括肝病学、肝胆外科、移植外科、放射影像学、肿瘤学、介入放射学，超声科等专家积极共同参与。因此MDT 在肝癌的诊治中就显得尤为重要，能够彻底改变肝癌各亚专科医生之间在制订治疗计划时单打独斗的局面。2018 年《欧洲肝脏研究学会临床实践指南：肝细胞癌管理》也强调应该在多学科团队中充分讨论肝癌患者的病情，定制个性化治疗方案。

肝癌患者治疗的第一步需要一个正确的诊断，由于肝癌的诊断很少需要通过组织病理来确定，慢性肝病史、甲胎蛋白、异常凝血酶原等肿瘤标志物以及典型的影像学表现往往可以明确诊断肝癌，其中影像学诊断尤为关键，除了对肿瘤病变进行定性诊断之外，影像科医生对于判断肝内肿瘤的位

置、是否多发、是否伴有血管侵犯、是否伴有肝外转移等起到决定性作用。近年来，随着超声造影技术的发展，超声科医师利用局部造影技术也可以有效发现一些微小肝肿瘤。曾有单中心研究发现，通过多学科团队会诊的肝癌患者，有接近20%的患者改变了原有的影像学解释，并因此改变了诊断及治疗方案。而除了明确诊断之外，多学科会诊模式也可以显著缩短预约等待时间，提高临床疗效，提高远期生存率。更为重要的是，通过多学科诊疗模式的影像读片培训及讨论分析，使得更多的微小肝癌能够在临床随访中被甄别发现，同时也使得肝癌各相关专科医师能更好地关注发现早期肝癌。鉴于此，利用多学科诊疗模式的资源和优势，可以有效提高早期肝癌的诊断发现率和远期生存率，另一方面也可以相应增加肝癌诊断及治疗方案制订的容错率，避免因为漏诊误诊以及不当分期等原因导致患者治疗受到延误，或者接受不恰当的治疗而影响患者治疗效果等。

三、国内外肝癌多学科诊疗开展的现状

随着对恶性肿瘤的认识越来越深，越来越多的学者逐步意识到恶性肿瘤作为一种全身疾病，单一的经验治疗模式以及治疗方案很难提高整体治疗效果。在此背景下，由肿瘤相关亚专科的医生组建而成的多学科诊疗团队（MDT），在循证医学证据的指导下，通过定期多学科会诊，针对肿瘤患者展开讨论分析，最终制订出符合患者病情的最佳个体化治疗方案，并借此将整体医护服务水平进一步提高。这种医学诊疗模式在转变单一诊疗模式为多学科协作联合治疗模式的同时，也有效提高了针对患者的临床疗效和医学管理。

在越来越强调肿瘤综合治疗的当下，肿瘤多学科诊疗模式也代表了当今肿瘤治疗的国际趋势。20世纪90年代，MDT模式起源于美国医学中心，欧美等国在20世纪较早时期也针对肝癌相继开展多学科团队诊疗模式，英国已将肝癌MDT模式作为标准推广，其他如意大利肝脏研究协会等，也已发表肝癌多学科管理等共识。在临床实践中指导治疗，实现肝癌综合管理的规范化与个体化，期望在改变原有的传统经验医学模式的基础上，利用MDT会诊，更好的整合医疗资源，并专业化规范化的制定诊治策略，最大限度提

高肝癌患者治疗效果及远期生存，由此也取得了不错的效果。

　　早在 2010 年，针对肝癌的 MDT 模式已经在美国退伍军人事务医疗保健系统中开展并得到有效实施，Atoosa Rabiee 等总结回顾了近 10 年的研究数据，发现通过 MDT 模式实施会诊并制订治疗计划的肝癌患者，可以有效避免一些非必要的侵袭性操作、减少医疗支出、并最大限度提升患者的治疗效果。而通过肝癌相关多学科专家的会诊，患者也有机会接受更为积极有效的治疗，并因此获得了较为显著的死亡率下降等获益。而在整个 MDT 模式的执行过程中，必须严格遵守相关程序和流程，例如整理记录需要参与多学科讨论患者的病史及相关文档、协调多学科会议召开的时间、上传需要讨论的案例并完善会诊意见的填写和记录，后续治疗方案的实施跟进以及随访反馈等，每一步都必须有明确的专人负责及实施。同时针对每一步流程实施过程中可能涉及的问题，比如会诊可能需要涉及哪些专家、多学科诊疗过程中谁来汇报陈述案例、谁来负责主持讨论及综合最终建议，患者最终进入哪个专科进行治疗以及后续病理结果，治疗效果由谁跟进等也提出了相应的解决方案，以确保 MDT 模式能够顺畅有序得进行，而不是简单的流于形式。

　　而类似的 MDT 模式流程也出现在美国约翰霍普金斯医院中，所有需要多学科会诊的患者由专职护士进行分诊筛选，并进行病史及相关检查的回顾和记录，同时安排进一步检查，确保患者进入会诊后不存在资料缺失的情况。MDT 会诊固定每周进行一次，会诊前一天由住院医师回顾患者的病史和体检，并确定具体需要参会的多学科专家，针对患者制订个体化建议。

　　相较于国外先进的肝病治疗中心，我国的肝癌多学科诊疗模式相对起步较晚。国内陈敏山教授针对这一情况，对肝癌 MDT 模式建立的方式方法、组成和运行模式进行了详尽的阐述，同时对于 MDT 运行过程中可能出现的一些问题提出了相应的解决原则，主张以患者为中心，以治疗效果为最终目的，以循证医学为依据，避免以一技之长决定患者的治疗方案，不要过多的单一治疗，切忌以经济利益来决定治疗方案。而在 2020 年，《中国肝癌多学科综合治疗专家共识》的推广，对于如何构建肝癌多学科诊疗团队、针对不同分期肝癌如何更好开展多学科会诊等进行了更为细致详尽的补充和指导，在规范我国肝癌临床诊疗行为、保障医疗质量安全、避免医疗资源浪费、优化资源配置等方面发挥了积极作用。然而我国幅员辽阔，东西部发展不平衡，各个地区间医疗资源配置以及经济发展存在相对差异，各地医疗中心对于多学科诊疗模式的理解和执行程度也不尽相同，这在一定程度上造成了肝癌 MDT 模式规范执行和推广的困难局面，会诊时某一专科一家独大，长期"一言堂"，过度采用单一治疗方案；或者多个学科各执己见争论不休，使患者无法明确针对自己的个体化治疗方案，进而对于多学科团队失去信任；甚至有些专家因个人事务长期缺席团队会诊等情况比比皆是。因此如何规范多学科诊疗模式，进一步做细做深，不流于形式、喊喊口号，为了 MDT 而MDT，如何形成更多合力值得探讨和深思。

四、凝心聚力，合作共赢，肝癌多学科诊疗增添更多合力

近 10 年来，我国肝癌多学科诊疗模式得到了迅速发展，各地区各肝病中心纷纷成立肝癌多学科诊疗团队，借鉴国外先进经验，开展肝癌多学科诊疗。复旦大学医学院附属中山医院樊嘉教授及北京清华长庚医院董家鸿教授多次在学术会议上提出在肝癌综合治疗的新时代，各专科更应打破彼此间的壁垒，依靠多学科联合诊疗，为肝癌患者提供最佳的个体化治疗方案，从而有效改善肝癌的综合治疗效果。但是如何让多学科团队真正运作起来、如何通过多学科诊疗模式给肝癌患者带来切实的好处，笔者结合工作单位 10 年来的多学科团队工作经验，认为除了必须严格遵照指南规范来开展多学科诊疗工作之外，切实做到以下几点对于保证多学科诊疗工作有序平稳开展非常重要，也更有利于为多学科诊疗工作增添更多合力。

（一）突出多学科团队领导及协调者的重要性

肝癌多学科团队好比一个强大的多边形战士，感染科、肝胆外科、影像科、介入科、超声科、肿瘤科、移植科都是其中重要的一环，各学科专家在工作中结合本学科专业知识对疾病提出各自见解，为肝癌患者排忧解难。但是彼此在讨论中经常会有争论，对于疾病治疗方案也会存在不同的意见及分歧。此时，一个优秀的多学科团队负责人就显得尤为重要，除了必须具有丰富的团队管理理念和经验之外，负责人更应在多学科团队中具有一定的声望，能够在公平的基础上保证各学科展开平等的讨论，并能够将肝癌各专科

指南规范及共识等融会贯通，在多学科会诊讨论意见不一时能够结合指南规范等统一治疗方案。在笔者工作的上海交通大学医学院附属瑞金医院，作为肝癌多学科团队的负责人，感染科谢青教授在肝病业界具有崇高的声望，作为科主任也具有丰富的团队管理经验，将瑞金医院肝癌 MDT 团队管理得井井有条，而肝胆外科陈拥军教授、影像科严福华教授、放射介入科丁晓毅教授等各专科团队带头人不仅业务水准精良，在各自学术领域也担任着重要的学术兼职，有效保证了对会诊患者的精准诊断及个体化治疗方案制订。

如果说团队领导及学科专家能够提供患者有效的诊治，那么团队中一名负责的协调者则能够保障多学科团队诊疗活动有序平稳进行。及时收集填写待会诊患者的详细病史资料、及时落实需要完善的影像学及血液检查、及时联系确保每位专家都能准时参加多学科诊疗活动、会诊完毕后患者后续治疗方案的落实实施等，这些看似简单实则繁琐的工作如果没有处理好，那么多学科团队会诊现场可能会出现患者资料不全、病史提供不准确、专家临时有事无法来到现场等情况，进而造成患者无法得到明确诊断及有效治疗方案，甚至造成患者不满、医疗纠纷等情况。因此笔者单位在 10 多年来的多学科团队工作中，梳理制定了完整的会诊流程，并安排了两名专职秘书负责多学科诊疗工作。在各接诊医师提出并填写会诊申请后，由专职秘书接待患者完善病史并安排落实相关检查，在会诊前联系确定参加会诊专家，会诊当日完成会诊记录后上传电子系统，登记患者治疗流向，待后续治疗完成后获取患者治疗结果及相应手术、病理结果等，上传肝癌专病资料库。近 3 年来参与会诊患者年均 350 例，无论是早期或者中晚期患者，均得到有效诊治，会诊意见执行率、一次性诊断率及随访率均达到 100%，会诊患者手术率超过35%，住院率接近 45%。由此可见团队领导人及专职协调秘书对于多学科诊疗工作的重要性。

（二）打破学科壁垒，迸发思维火花

随着肝癌综合治疗的药物研发进展、精准切除理念的推广、局部治疗联合全身治疗效果的初步显现，原发性肝癌诊疗指南也在近年来多次更新，在此基础上更多的肝癌综合治疗临床研究也开展得热火朝天。肝癌 MDT 模式可以将各学科组有效整合起来，制订出合理的个体化治疗方案，然而对其他学科指南规范的不熟悉，一味站在自己专业角度观察问题、解决问题显然有悖于多学科诊疗模式精神，也不利于学科发展。因此作为肝癌专科医生非常有必要掌握肝癌各学科组的最新指南规范，在 MDT 活动中更应打破学科壁垒，以指南规范为基准，以循证医学为依据，制订最为合理的治疗方案。而更为重要的是，一旦学科壁垒被打破，多学科诊疗团队（MDT）作为一个学术交流的平台，切忌一家独大，长期"一言堂"，要有百家争鸣，允许有不同声音，在诊治过程中各学科间更多的思维火花得到碰撞，各专业间的知识鸿沟，也会由专业的多学科讨论来填平。而在此基础上，进一步开展多学科临床研究合作、更有利于推动学科发展及指南规范的更新。而在多学科团队中学习的年轻医生，通过了解相关专业的知识进展，潜移默化中培养形成多学科诊疗理念，为成为更好的复合型医学人才打下了良好的基础。

（三）持之以恒，梯队培养，传经送宝

肝癌 MDT 工作能否持续有效的开展，团队各学科医师对工作重要性的认可以及参与态度是非常关键的。参加多学科工作的各团队医师往往是科室正副主任级别，或是各相应科室的重要医疗骨干，日常医教研工作非常繁忙，经常会有某位成员手术下不来、另一位成员临时参加医疗会议等情况发生，甚至出现原本多学科会诊变成单学科或二、三学科会诊局面或者各成员先后前来，导致会诊流程极不顺畅，严重影响多学科会诊质量及患者满意度等。而在笔者单位 10 多年的多学科会诊中，以上情况几乎没有发生，总结原因主要是，团队各学科主任本着极其认真负责的态度，严格遵守会诊秩序，暂停了会诊时几乎所有的手术、外出会诊、学术会议等，心无旁骛地参加多学科会诊，即使有时因为不可抗力必须缺席，也一定会事先了解患者病史，给出本学科诊疗意见，并安排同级医生替代，确保会诊质量不受影响。而梯队培养则是另一个重要的原因，团队各主任参加会诊时经常安排一名主治医生一同参与，并指导其在多学科诊疗中沟通发言，在学习肝癌相关诊疗规范指南知识的同时，讲述本专业的知识进展，不仅有利于其快速成长，更为重要的是加强了 MDT 后备力量的建设，有效保障了多学科团队的完整性。

常言道：一花独放不是春，百花齐放春满园。MDT 模式仅在一些大的肝病医疗中心开展是明显不够的，只有做到将多学科理念积极传播到一些中小型肝病中心，那才能从根本上改变目前肝癌诊疗尚不规范的局面。在本团队开展工作之初就已经意识到这一问题，近10年来前往无锡、舟山、苏州、宁波等地，多次开展多学科诊疗及义诊，积极帮助当地医院构建肝癌多学科团队，指导多学科会诊工作，开展多学科病例讨论，宣传多学科诊疗模式及理念，取得了显著的工作成绩。

（四）借助云端及媒体力量，更多惠及患者

近3年来，新冠疫情肆虐，学科专家及患者因各种原因无法参加多学科会诊，肝癌线下多学科诊疗活动受到严重影响。此时线上诊疗、云端会诊犹如救命稻草，在最大程度上帮助患者获得及时诊断及治疗。瑞金医院肝癌多学科团队在近3年的工作中，保证线下会诊的同时，积极利用学科公众号、媒体力量加大宣传力度，多次通过线上线下联合的方式开展多学科诊疗活动。尤其是在2022年大上海保卫战时，团队利用各会议软件积极开展线上诊疗，累计帮助到肝癌患者近100例，获得了极好的反响。而在近年来的多学科团队工作中，团队成员多次在人民网–人民健康、上观新闻、劳动报等主流媒体发表科普文章，以最接地气、最实际的方式宣传肝癌防治及多学科诊疗理念，惠及患者，助力健康。

五、结语

肝癌发病迅速，诊治复杂，在目前循证医学治疗模式下，MDT是针对肝癌患者的最佳治疗模式。然而多学科诊疗模式实施过程中会碰到各类困难，严重影响其有效开展。在以往保障多学科诊疗模式顺利开展的方案下，笔者认为加强团队管理、注重学科合作共赢、借助新媒体力量、将多学科理念有效融入日常工作等策略可以为肝癌患者获得合理诊治增添重要砝码，更重要的是，为肝癌多学科诊疗模式增添更多合力，保障多学科诊疗活动规范合理、有效开展。

（马迪　陈拥军）

参考文献

［1］ SUNG H, FERLAY J, SIEGEL R L, et al. Global cancer statistics 2020: GLOBOCAN estimates of incidence and mortality worldwide for 36 cancers in 185 countries [J]. CA Cancer J Clin, 2021, 71(3): 209-249.

［2］ PARK J W, CHEN M S, COLOMB M, et al. Global patterns of hepatocellular carcinoma management from diagnosis to death: The BRIDGE Study [J]. Liver Int, 2015, 35(9): 2155-2166.

［3］ PETRICK J L, FLORIO A A, ZNAOR A, et al. International trends in hepatocellular carcinoma incidence, 1978—2012 [J]. Int J Cancer, 2020, 147(2): 317-330.

［4］ UTSUNOMIYA T, SHIMADA M, KUDO M, et al. A comparison of the surgical outcomes among patients with HBV-positive, HCV-positive, and non-B non-C hepatocellular carcinoma: A nationwide study of 11, 950 patients [J]. Ann Surg, 2015, 261(3): 513-520.

［5］ European Association for the Study of the Liver. EASL clinical practice guidelines: Management of hepatocellular carcinoma [J]. J Hepatol, 2018, 69(1): 182-236.

［6］ BYRD K, ALQAHTANI S, YOPP A C, et al. Role of multidisciplinary care in the management of hepatocellular carcinoma [J]. Semin Liver Dis, 2021, 41(1): 1-8.

［7］ RABIEE A, TADDEI T, AYTAMAN A, et al. Development and implementation of multidisciplinary liver tumor boards in the Veterans Affairs Health Care System: A 10-year experience [J]. Cancers (Basel), 2021, 13(19): 4849.

［8］ 广东省抗癌协会肝癌专业委员会，中山大学肿瘤防治中心肝胆科. 肝癌多学科综合治疗团队建立——广东专家共识（1）［J］. 中国实用外科杂志，2014，（8）：732-734.

［9］ 中国抗癌协会肝癌专业委员会. 中国肝癌多学科综合治疗专家共识［J］. 肝癌电子杂志，2020，7（4）：2-8.